CHRISTIAN HENZE

SCHLANK GEHT AUCH ANDERS

Ganz entspannt zur Wunschfigur

FOOD-FOTOGRAFIE **Hubertus Schüler**
PORTRÄTS **Stefan Pielow, Kay Johannsen (Cover)**

mdr

BECKER JOEST VOLK VERLAG

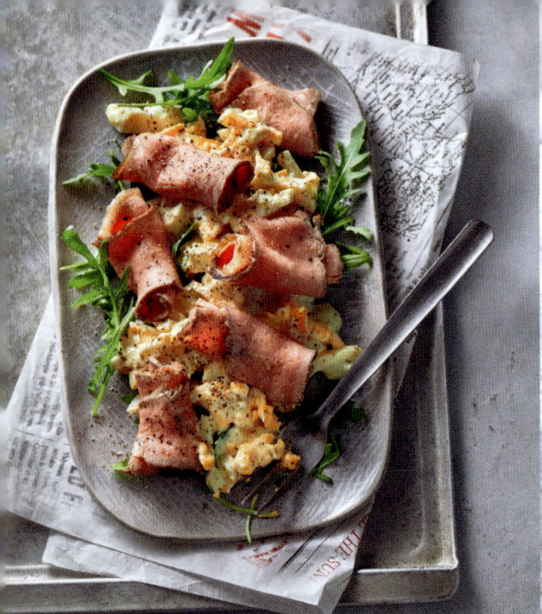

Leckeres Roastbeef mit Eiersalat und Rucola

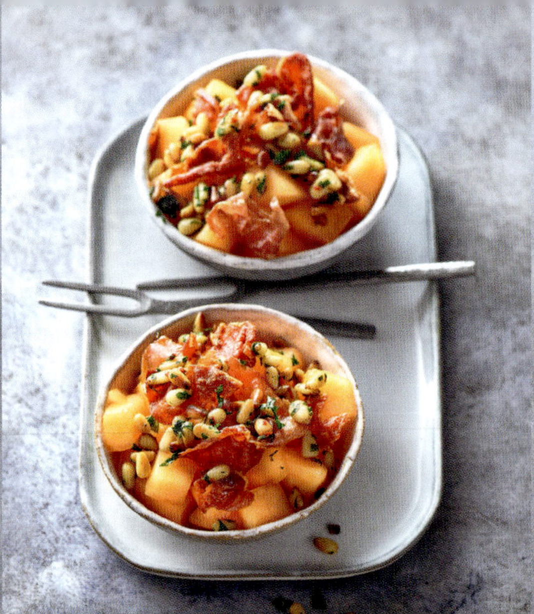

Honigmelone mit gebratenem Parmaschinken

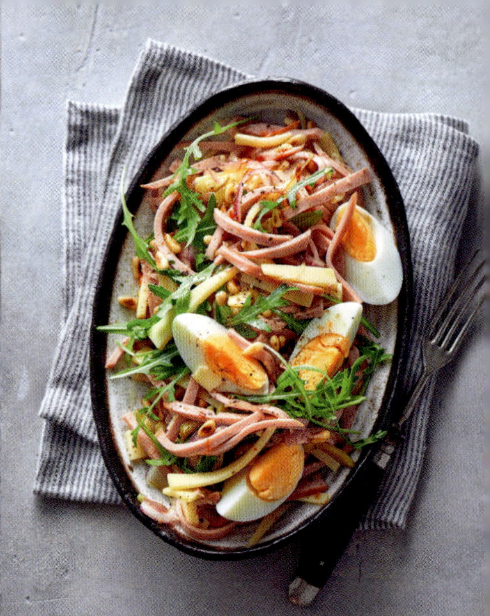

Mediterraner Wurstsalat

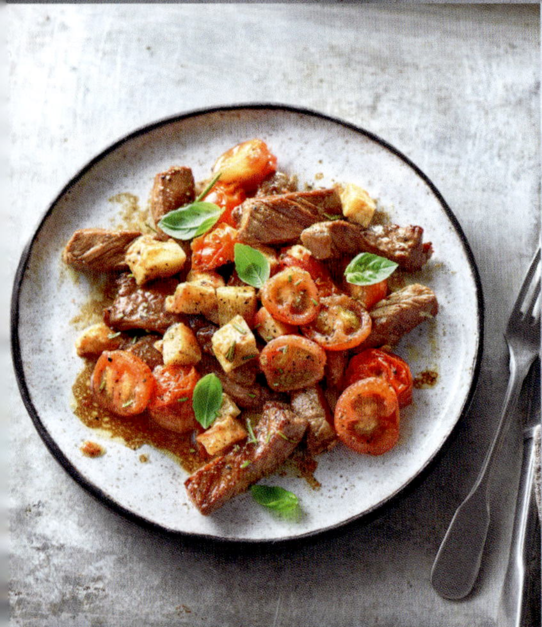

Roastbeefstreifen mit marinierten Tomaten

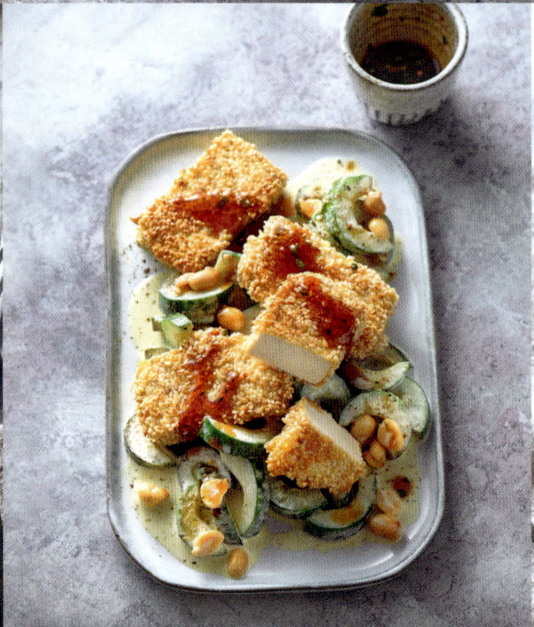

Tofu-Sensation mit Schmorgurken und Erdnüssen

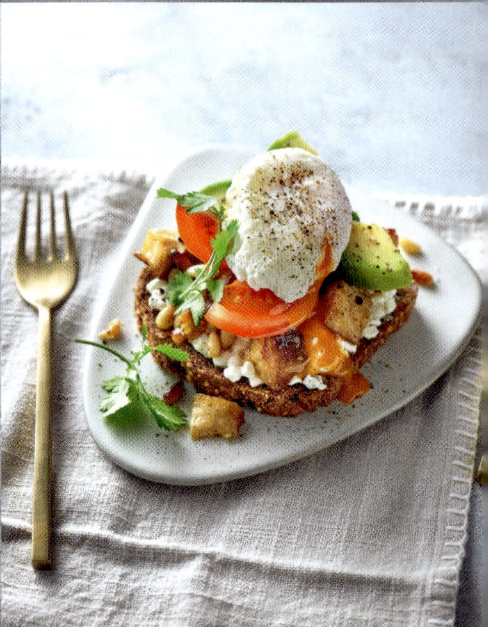

Avocadobrot mit Honigtofu und pochiertem Ei

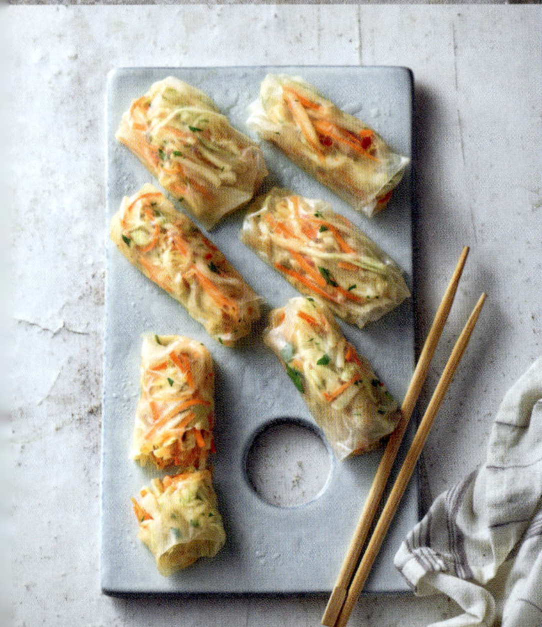

Asia-Gemüserollen

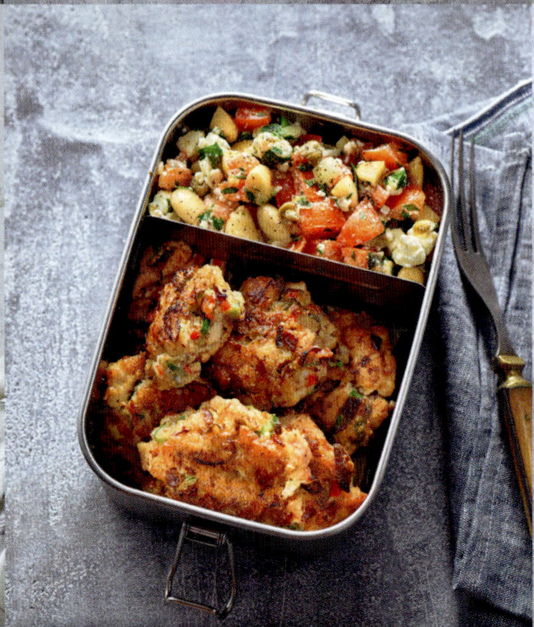

Hähnchen-Nuggets mit Mandelsalsa

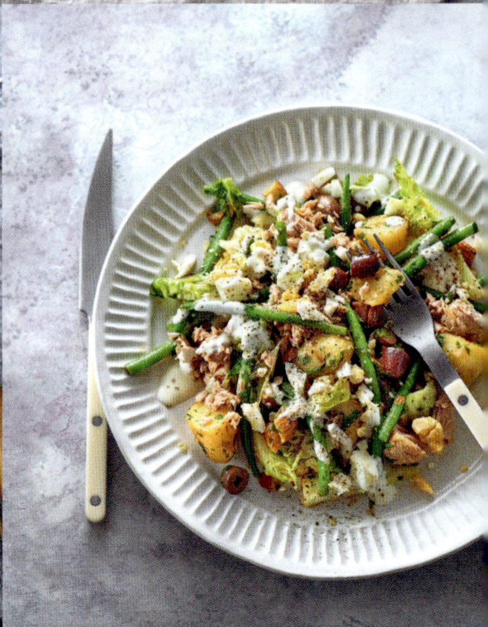

Christians Niçoise-Salat

Rezepte

Facebook-Gruppe

Ein Tipp vorab: Abnehmen und gesünder leben – zu zweit oder mit mehreren Leuten gemeinsam – fällt leichter und macht einfach mehr Spaß. Das Gleiche gilt für den Sport: Mit anderen ist es einfacher dranzubleiben. Fragt deshalb doch mal in der Familie, im Freundes- oder Kollegenkreis, ob ihr Mitstreiter findet.

Ihr alle seid in unserer Facebook-Gruppe „Schlank geht auch anders", wo wir Erfahrungen, Rezepte sowie Tipps austauschen und gern auch mal Fragen beantworten, die über das Buch hinausgehen, herzlich willkommen. Wir freuen uns auf euch!

Christian Henze und Team sowie das Team vom Becker Joest Volk Verlag

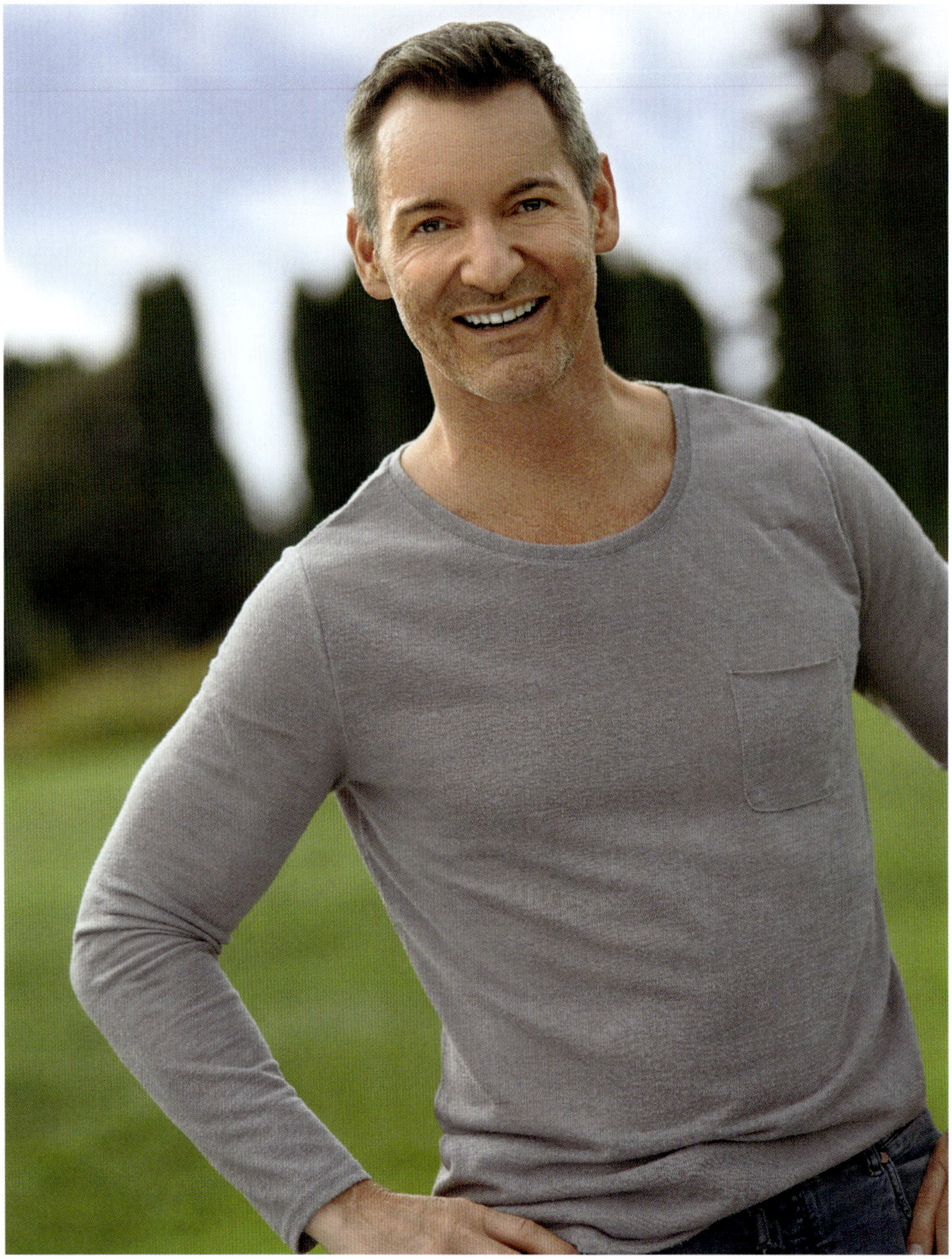

Gaumenfreude statt Entbehrungen

Zaubert Leckeres auf den Tisch und nehmt dabei ab!

Durch und durch bin ich Genussmensch und möchte mit euch diese Freude am Essen teilen, auch und gerade dann, wenn es darum geht, ein paar überflüssige Pfunde loszuwerden. Denn das geht nämlich ganz einfach! Dafür habe ich neue Rezepte entwickelt, die euch durch die Woche begleiten, euch optimal versorgen, gut sättigen und trotzdem die Pfunde schmelzen lassen. Einfach Buch aufschlagen und loslegen!

Meine Rezepte sind ehrlich, gelingen euch garantiert, die Zutaten bekommt ihr nahezu überall. Dann heißt es schnell: Essen ist fertig! Und es schmeckt: zum Frühstück, im Büro, mittags oder nach Feierabend. Lasst euch überraschen!

Ihr werdet dieses Mal Erfolg haben, denn schlank werden geht auch anders. Wir wollen alle gesund bleiben – ich helfe euch dabei. Wichtig ist, dass ihr euch dabei immer wohlfühlt und gelassen bleibt. Verbote, unzählige Regeln und Theorietexte waren gestern. Erlebt mit mir neue Gaumenfreuden beim Schlankwerden und -bleiben!

Nach zwei Jahren Vorbereitung mit wissenschaftlicher Begleitung renommierter Fachleute bin ich mir sicher: Schlankbleiben oder -werden funktioniert. Mit 60 Teilnehmern haben wir das Konzept drei Monate gründlich geprüft. Die Erfolge waren durchweg beeindruckend. Einige Erfolgsgeschichten und Erfahrungen haben wir im Buch abgedruckt. Allen Teilnehmern noch mal herzlichen Dank und herzlichen Glückwunsch!

Startet mit System in den Tag und – wenn ihr wollt – im Rahmen unserer Facebookgruppe zum Buch! Und alles ohne großen Verzicht. In meinen Rezepten steckt die ganze DNA aus drei Jahrzehnten Küchenerfahrung. Das bin einfach ich. Und der aktuellste Stand der Ernährungsforschung ist für euch bereits in den Rezepten.

Lasst euch von meiner Begeisterung anstecken und ihr werdet Erfolg haben. Probiert es doch gleich aus!

Ich gebe euch mein Wort, ihr werdet abnehmen – nachhaltig und ohne Jo-Jo-Effekt!

Euer Christian Henze

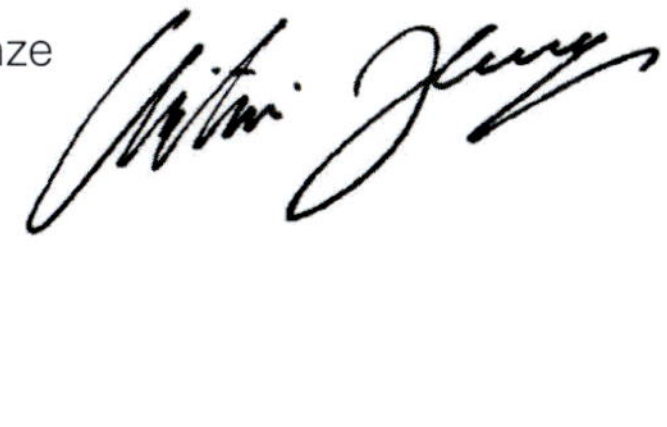

Gut zu wissen – die Ernährungsgrundlagen

Überfluss macht Spaß – und dick

Erst seit wenigen Jahrzehnten sind Essen und Trinken für die meisten von uns im Überfluss – jederzeit und überall – verfügbar. Wohin man schaut, locken die Versuchungen von Werbetafeln, aus dem TV und längst auch auf dem Telefon. Ein ganzes Heer von Werbestrategen arbeitet an noch besser ausgefeilten Warenpräsentationen, die Lebensmittel noch unwiderstehlicher machen sollen.

Nachdem wir seit grauer Vorzeit gelernt haben, möglichst viel der zur Verfügung stehenden Nahrung aufzunehmen, bevor sie ein anderer bekommt, hat uns die Evolution noch nicht mal ein Jahrhundert Zeit gegeben, uns auf die Tücken dieses Überangebots und der ständigen Präsenz vor unseren Augen einzustellen.

Gleichzeitig gehen jedoch immer weniger Menschen einer körperlichen Tätigkeit nach. Dementsprechend mehren sich auch die Zeichen dieses Wohlstands in Form kleiner oder großer Speckrollen, die im Laufe der Jahre auch gern mal zu einem handfesten Übergewicht heranwachsen können. Zu den ganz wenigen Glücklichen, die damit überhaupt kein Problem haben, gehöre auch ich leider nicht – trotz meines Wissens um gesunde Ernährung, frische, saisonale Küche und nährstoffschonende Zubereitungsarten.

Der ständigen Präsenz an wunderbaren Speisen kann ich mich beruflich und privat nur schwer entziehen. Spätestens nach ein paar Monaten sehe ich dann mit Besorgnis den Zuwachs auf meiner Waage. Es wird also wieder Zeit, etwas Gewicht loszuwerden.

Jede Diät wirkt – aber nicht jede macht Freude

Auf den ersten Blick sollte das einem Koch leichtfallen. Jeder Profikoch lernt in seiner Karriere neben der richtigen Zubereitung auch eine Vielzahl an grundlegenden Dingen über Lebensmittel, den Stoffwechsel, die Unverträglichkeiten und auch eine ganze Menge über Diäten als Teil seines Berufsbilds. Jeder Gastronom oder Koch ist heute gut beraten, sein Wissen über Ernährung zu vertiefen, wenn er nicht gerade einen Hähnchengrill betreibt. In der Tat habe ich heute als Gastronom mehr denn je mit Menschen zu tun, die auf unterschiedlichste Weise ihre Ernährung anpassen wollen oder müssen. In meinem Restaurant, in meiner Kochschule und im Catering, aber auch bei den Anfragen für Rezepte für TV-Sendungen ist die Ausnahme längst Normalität. Der eine möchte keine Kohlenhydrate, der zweite wenig Fett, der dritte alles ohne Tier, der nächste ist laktoseunverträglich oder verzichtet seit vielen Jahren auf Gluten.

Für den versierten Koch ist es eine spannende Aufgabe, alle diese Dinge auf dem Teller umzusetzen und in die minutiös geplanten Arbeitsabläufe in einem Restaurant zu integrieren. Aber Diäten gehören heute eben auch zum Berufsbild. Ich glaube, die meisten meiner Kollegen sind schon mehr als einmal daran verzweifelt. Für mich war das Thema „Schlemmen ohne Reue“ aber immer auch eine besondere Herausforderung, an der man wachsen konnte.

Viele Jahre durfte ich für den prominenten Industriellenerben Gunter Sachs – sein extrovertierter Lebensstil und seine Präsenz in den Gazetten machten ihn als

Die wissenschaftlichen Erkenntnisse über die Zusammenhänge bei Übergewicht haben sich dank computergestützter Testverfahren und Auswertungen sowie des weltweiten Austausches von Forschungsergebnissen rasant entwickelt.

Prototyp des Gentleman-Playboys weltweit bekannt – und seine illustren Gäste kochen und ihn auf Reisen zu seinen mondänen Urlaubsdomizilen begleiten. Fast alle seiner zahlreichen Gäste standen in der Öffentlichkeit, waren Schauspieler, Regisseure, Bankiers, Politiker oder berühmte Models, Letztere unterwegs auf den Laufstegen der Welt. Nahezu jedes Model, jede Schauspielerin und fast jeder Prominente, den ich im Laufe meines Lebens kennenlernen durfte, hatte schon damals ein eigenes Ernährungskonzept, um nicht zuzunehmen. Meist handelte es sich dabei um gerade angesagte Diäten von wieder anderen Prominenten. Das Verrückte daran war, dass eigentlich alle diese Diäten immer irgendwie funktioniert haben, egal, wie unterschiedlich sie konzipiert waren. Bis heute habe ich keine einzige Diät erlebt, die gar nicht funktioniert.

Ein eklatanter Unterschied fiel mir aber schon früh auf: Einige der jungen Damen oder der figurbewussten Schauspieler waren übellaunig während ihrer Diät, andere geradezu vergnügt. So kam es vor, dass wir an einem Tisch zwei junge Menschen gleichzeitig als Gast hatten, von denen einer lustlos klare Suppe bestellte oder nur an Rohkoststicks knabbern wollte, während der andere lustvoll Appetit auf feinen Fisch oder bestes Rindfleisch mit Salat kundtat, beide aber in der gleichen Absicht, Gewicht verlieren zu wollen. So konnte ich jahrelang beobachten, dass es nicht das Problem „Übergewicht" ist, was den Menschen unglücklich macht, sondern die Vorahnung der Strapazen, dieses Übergewicht wieder loswerden zu müssen. Und das bedeutet für den einen eine Phase schrecklicher Entbehrungen und der andere freut sich sogar darauf, weil er weiß, dass ihn eine Phase der Besinnung mit besonders gutem, gesundem und feinem Essen erwartet. Der Austausch der Erfahrung über die eine oder andere Methode gehörte damals fest zu den Themen am Tisch.

Diätkonzepte wie Sand am Meer

Seither sind viele Jahre ins Land gegangen, die Probleme sind die gleichen geblieben und Diäten gibt es immer noch wie Sand am Meer. Was sich aber seither dramatisch verändert hat, sind die wissenschaftlich gesicherten Erkenntnisse über die Zusammenhänge von Nahrung und Übergewicht. Der Fortschritt auf diesem Gebiet ist rasant, vor allem dank computergestützter Testverfahren und Auswertungen sowie des weltweiten Austausches von Forschungsergebnissen über Internetdatenbanken. Damals wie heute dauert es aber unendlich lange, bis neue Erkenntnisse wirklich draußen beim Menschen auf seinem Teller angekommen sind. Auch wenn alle Infos heute im World Wide Web jedem zugänglich sind, ist es doch sehr schwierig, diese in ihrer Komplexität und Menge überhaupt zu verarbeiten, zumal sie dann auch noch oft auf den ersten Blick nicht wirklich zusammenpassen wollen.

Wer sich ernsthaft für diesen Themenkreis interessiert und sich hineinbeißen will, wird erst mal fast von einer unermesslichen Flut beeindruckender Diätratgeber erschlagen, die allesamt lesenswert sind, leider aber gern als einzig wahre Heilslehre daherkommen. Auch hier kann ich nur feststellen: Alle diese Konzepte würden, konsequent angewendet, vermutlich gut funktionieren.

Sie machen Menschen vielleicht nicht glücklich, aber hält man sich daran, nimmt man ab. Was dabei aber oft genug vom Autor verlangt wird, um ein paar Kilos abzunehmen, bedrückt mich schon mal. In vielen sehr guten Büchern werden immer wieder aufs Neue Lebensmittel verteufelt, dass man nach spätestens drei Diätbüchern irgendwann das Gefühl hat, dass man gar nichts mehr essen kann. Und manchmal sind mir die Gerichte einfach zu aufwendig, sodass ich mich frage, wie man das für ein Frühstück oder fürs Büro im Alltag hinbekommen soll. Ein versierter Koch hat nämlich schon bei der Rezeptentwicklung im Kopf, wie viele Flammen auf dem Herd, Töpfe, Schalen, Brettchen und Teller er benötigt. Plant er nur aufwendige Gerichte, geht er mit seinem Küchenteam bald baden. Zu Hause sind solche aufwendigen Dinge erst recht nicht sinnvoll.

Im Genre der Diätbücher hat sich anscheinend aber auch etwas anderes verselbstständigt, was vermutlich dem Wettbewerb geschuldet ist: der Hang zu immer komplexeren Theorien, die irgendein Alleinstellungsmerkmal aufs Podest stellen. Die Erklärung liegt wohl im Streben nach einem guten Verkauf: Eine einfache, machbare und unprätentiöse Diät würde sich vermutlich eben auch nicht so bombastisch verkaufen wie ein krasser, radikaler und neuer Ansatz mit komplexen Erklärungsansätzen. Was mir hier fehlt, ist die Einfachheit. Dabei ist die ganze relevante Theorie keine Hexerei und eigentlich in wenigen Sätzen oder auf drei Seiten erklärt.

Binsenweisheit: Man soll weniger essen als sonst

Beginnt man, die Komplikationen in den Büchern und Ernährungskonzepten wegzustreichen, kommt man schnell zu dem Ergebnis, dass es am Ende nur sehr begrenzte wirksame Möglichkeiten gibt, um abzunehmen. In ganz wenigen Worten zusammengefasst bedeutet das, weniger Energie aufzunehmen, als man verbraucht.

Wohl kaum ein Diätratgeber, der je erschienen ist, funktioniert nach einem anderen Prinzip. „Na klar“, werdet ihr sagen, „wie denn auch sonst!“ Unterschiedlich sind allerdings die Wege dorthin. Sie funktionieren, wie ich immer gern sage, alle. Ich kann in meiner Ernährung die Kalorienmenge einschränken, wie man es vor 25 Jahren getan hat, indem ich das Fett reduziere. Ich kann aber auch meine Kohlenhydratmenge reduzieren, wie es heute verbreitet ist. Oder ich kann lange Esspausen einlegen, wie es Intervallfasten propagiert. Noch mal möchte ich an dieser Stelle sagen: Alle diese Dinge funktionieren. Aber macht das so auch Spaß? Ist das überhaupt durchzuhalten? Macht es zufrieden und glücklich, und zwar für Wochen und – wenn es sein muss – sogar für Monate? Ist die Energiezufuhr niedriger als der Verbrauch, kann euch nämlich in einem Fall der Hunger quälen und eure Laune auf dem Nullpunkt sein, im anderen Fall seid ihr gesättigt und happy. Das ist ein gewaltiger Unterschied, wenn man eine längere Zeit durchhalten will.

Tatsächlich alles nur eine Frage der Zusammensetzung des Essens

Genau an dieser Stelle habe ich angefangen, die ersten Ansätze für „Schlank geht auch anders“ zu entwickeln. Mich hat es nicht in Ruhe gelassen, dass man plötzlich auf keinen Fall Eier oder gerade Eier, keinen Tofu oder gerade Tofu oder Früchte oder eben keine essen soll. In diesen Details unterscheiden sich Diätratgeber. Tatsächlich bringen solche vermeintlich wirksamen Detailverbote oder -gebote meiner Erfahrung nach wenig. Verbiete ich stringent alles mit Weißmehl, nimmt man davon nicht ab. Man nimmt höchstens deswegen ab, weil man dann keine Wurstsemmel mehr am Vormittag, keinen Döner zu Mittag und abends keine Fertigpizza mehr essen darf. 5 oder 10 g Weizenmehl zum Mehlieren eines Fisches sind ernährungstechnisch ein wenig sinnvolles Verbot, machen aber für den Genuss einfach den Unterschied.

„Die Dosis macht das Gift“ – so steht es in beinahe jedem Ernährungsratgeber, aber kaum einer setzt diese Erkenntnis auch in die Praxis um. Um die Hintergründe

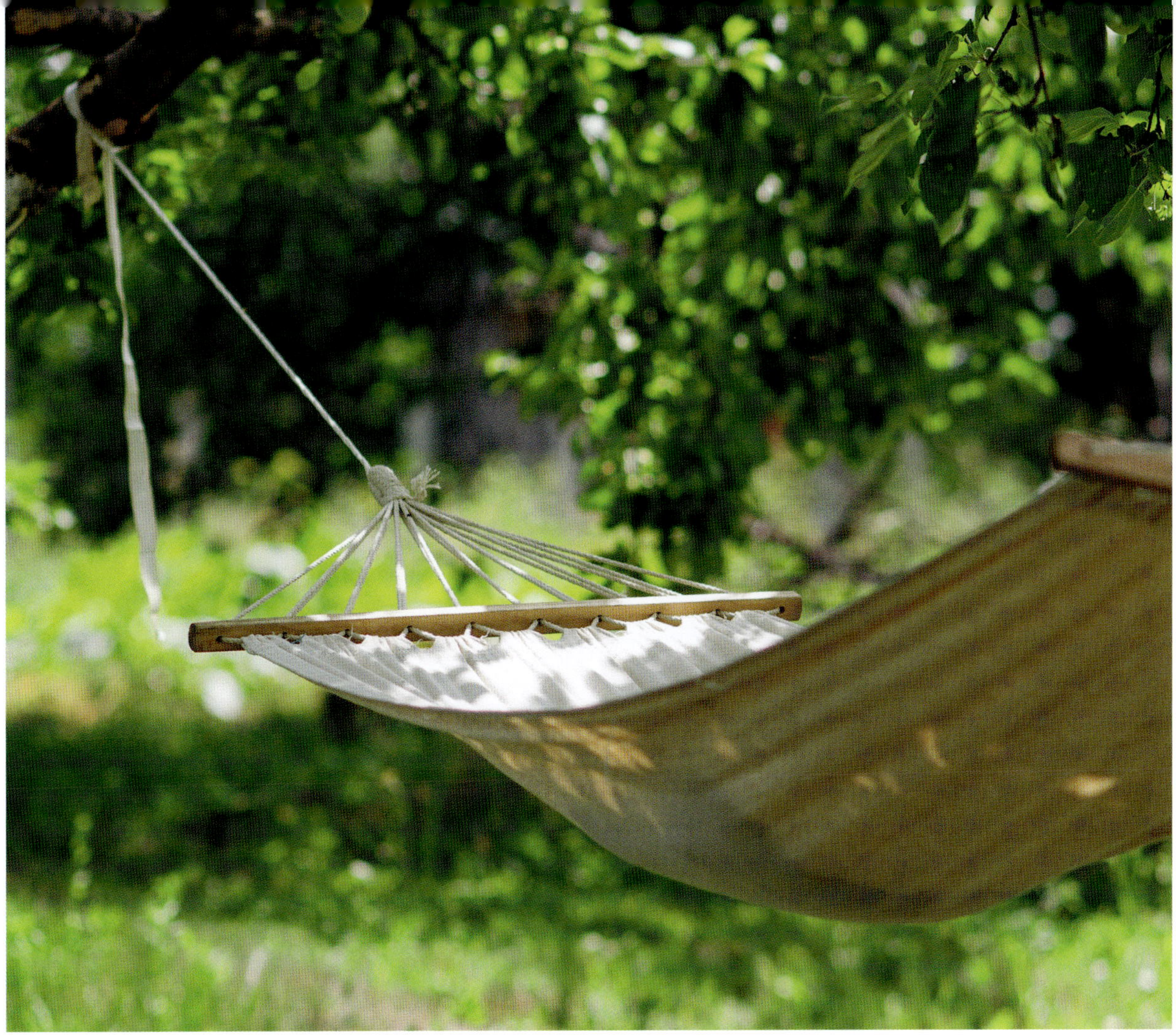

Tägliche Gaumenfreuden und eine Portion Gelassenheit helfen, gut gelaunt und bei der Sache zu bleiben.

und Zusammenhänge zu verstehen, habe ich eine Vielzahl von Ernährungsbüchern und Berichte über Studien gelesen sowie Gespräche mit vielen Spezialisten auf diesem Gebiet geführt.

Bei mir hat sich immer mehr der Eindruck verdichtet, dass diese Theorie zu Hause nur dann funktionieren kann, wenn die Menge an Wissen überschaubar und anwendbar bleibt. Sonst bin ich als Anwender schnell verwirrt, vor allem dann, wenn schon der zweite gute Tipp dem ersten widerspricht. So ist es mir bei vielen Büchern ergangen. Ein Beispiel: Wenn man abnehmen will, so weit ist sich die Wissenschaft einig, darf man nur eine begrenzte Menge an kohlenhydratdichten Lebensmitteln zu sich nehmen, wie es Kartoffeln, Reis, Nudeln, Pizza, Brot und Hunderte andere Lebensmittel sind. Wenige Seiten später oder im nächsten Buch oder in der nächsten Studie erfährt man dann, dass 30 bis 40 g Ballaststoffe pro Tag wichtig für Darm, Gesundheit und die langfristige Gewichtsentwicklung sind. Doch Ballaststoffe stecken eben vor allem in kohlenhydratdichten Lebensmitteln. 30 bis 40 g sind eine ganz schöne Menge an Ballaststoffen. Und nun?

Natürlich gibt es Lebensmittel, die wenig Kohlenhydrate, aber trotzdem genug Ballaststoffe haben. Diese aber zum Beispiel in einem wohlschmeckenden Brot zu verbacken, was kein Weiß- oder Vollkornmehl enthält, ist eher die Aufgabe für einen versierten Koch oder Bäcker als für einen Arzt oder Ernährungs-Doc. Schmecken diese Brote nämlich nicht oder misslingen, ist die Freude bald verflogen und die Diät schnell für beendet erklärt.

Solche widersprüchlichen Ansätze sind mir oft genug begegnet. Bei gleich mehreren blieb die empfohlene Gesamtmenge der Kalorien unter 1.200 pro Tag, wenn man die empfohlenen Mengen für die drei Bausteine Kohlenhydrate, Fett und Eiweiß addierte. Die einzelnen Mahlzeiten hatten aber 600 Kalorien und mehr, bei einer Empfehlung von drei Mahlzeiten am Tag. Eine Antwort auf die Frage, was denn nun richtig ist, habe ich leider nicht gefunden.

Überhaupt habe ich trotz ungezählter Diätratgeber und Recherchen im Netz auf unzählige Fragen nie eine Antwort gefunden. Beispiele gefällig? Wie viel Prozent der Kalorien oder Kohlenhydrate zieht man für das ab, was auf dem Teller, in der Pfanne oder auf dem Backblech bleibt? Wie viele Kohlenhydrate verbrennt man eigentlich bei welcher Bewegung? Über Kalorien gibt es dazu unzählige Angaben. Und ist es nun egal, wann ich was esse, oder stellt das in der Energiebilanz einen wichtigen Faktor dar? Gibt es tatsächlich Lebensmittel, die mehr Energie bei der Verdauung verbrennen, als sie eigentlich enthalten, wie es von Mandeln und Eiern schon mal behauptet wird?

Darüber hinaus gibt es eine Vielzahl von Fragen, zu denen es zwar reichlich Theorien und Behauptungen gibt, aber kaum schlüssige Beweise. Für mich gilt bei all diesen theoretischen Dingen ein einfacher Ansatz: Wenn ich von A nach B will, dann will ich hinkommen, und zwar möglichst ohne Schwierigkeiten. Das Ergebnis muss stimmen. Warum das Auto oder der Bus fährt, dass mich von A nach B bringt, also die Technik dahinter und die Frage, wie überhaupt ein Motor funktioniert, ist mir persönlich gar nicht so wichtig. Ob ich es allerdings bequem und vielleicht klimatisiert habe, das kann für mich ein bedeutender Unterschied sein. In Sachen Ernährung heißt das für mich: Diäten müssen machbar, abwechslungsreich, einigermaßen bezahlbar und vor allem genussvoll sein, aber ich möchte die Vorgaben auch ohne Studium von 100 Seiten Theorie und Diagrammen verstehen und brauche auch keine zehn Seiten Literaturhinweise.

Crashdiäten lehne ich für mich selbst ab. Die ersten sieben Tage nur Eiweißshakes, Kohlsuppe oder verdünnte Fruchtsäfte ist wohl eher für Leute geeignet, die eine spirituelle Erfahrung machen wollen, weniger für mich. Ich möchte mich auf jede einzelne Mahlzeit freuen und mir fehlt schnell der Genuss, wenn ich auch nur zwei oder drei Mahlzeiten nacheinander essen soll, die lustlos zusammengestellt sind. Unterwegs ziehe ich es deswegen vor, lieber nur ein oder zwei Espressi zu trinken. Wird der Hunger zu arg, besorge ich mir einfach eine Wurst, natürlich ohne Brot, ein paar Nüsse oder eingelegte Oliven oder Schafskäse. Was auch immer schnell und gut hilft, sind gesalzene Rauchmandeln.

„Diäten werden am Herd entschieden, nicht in Ratgebern“

Ich habe mir fest vorgenommen, euch in diesem Buch nicht mit ausufernden Ernährungstheorien und kleinlichsten Verboten zu quälen, sondern einen Weg aufzuzeigen, der wirklich anders ist. Er basiert auf der folgenden einfachen Erkenntnis: Es gibt Lebensmittel, die – richtig miteinander kombiniert – nicht nur gesund sind, sondern satt machen, auch wenn sie eure benötigte

Es gibt Lebensmittel, die – richtig miteinander kombiniert – nicht nur gesund sind, sondern satt machen, auch wenn sie eure benötigte Energiemenge unterschreiten.

Energiemenge unterschreiten. Und zum Glück sind das sehr viele, die da infrage kommen. Allerdings gibt es auch viele Lebensmittel, auf die man eine gewisse Zeit verzichten muss. Das allerdings fällt sehr leicht, wenn man dafür köstlichen Ersatz bekommt. Und genau an dieser Stelle ist es gut, dass ich nicht Arzt und nicht Ernährungsmediziner bin, sondern Koch. Als Koch gehe ich mit vielen Dingen sehr viel entspannter um. Bei Kleinstmengen drücke ich zum Beispiel gern ein Auge zu, weil meine Erfahrung in der Praxis gezeigt hat, dass meine Methode trotzdem ungewöhnlich erfolgreich ist. Ganz so, wie man sein Geld wirksam zusammenhalten kann, ohne restriktiv auf wirklich alles zu verzichten.

Ernährungsmediziner sind unverzichtbar. Sie haben dafür gesorgt, dass wir heute unendlich viel mehr über Ernährung wissen, Zusammenhänge erkennen und eine belastbare Studienlage haben. Nur die wenigsten Ärzte wären aufgrund ihrer Ausbildung aber in der Lage, aus einer Liste guter und sättigender Lebensmittel wirklich perfekte Speisen zu zaubern, die so schmecken, als würde es an nichts fehlen. Für einen versierten Koch und Rezeptentwickler ist das wiederum eine lösbare Aufgabe. So habe ich angefangen, Rezept um Rezept zu entwickeln, selbst zu testen, um sie wieder und wieder zu optimieren, um sie dann erneut mit vielen Menschen auszuprobieren. Die herausragende Erkenntnis dieser langjährigen Selbstversuche mit Bekannten und Familie sowie Facebook-Gruppe war, dass man viele Verbote weitestgehend weglassen kann, wenn man nur grob alles richtig macht. Niemand muss 16 Stunden nichts essen, auf absolut alle Kohlenhydrate verzichten, Eiweißshakes trinken, ganze Lebensmittelgruppen weglassen, wenn das Gesamtkonzept stimmig ist. Dadurch wird das Prinzip absolut praxistauglich und bedarf keiner ständigen Kontrolle.

Deswegen sind Buch und Konzept wirklich anders. Im Zusammenspiel verzichten sie auf Theorieschnörkel und üppige wissenschaftliche Erklärungen, sondern geben vor allem eine gut durchdachte Anleitung, wie man sich köstlich ernähren kann, nach wenigen Tagen weitestgehend hungerfrei ist – und dabei die Kilos purzeln lässt. Tatsächlich steckt allerdings hinter jedem Rezept eine sehr ausgeklügelte und fein bemessene Zusammenstellung der Makro- und Mikronährstoffe. Diese Arbeit ist aber bereits gemacht und ihr müsst euch keinen Kopf mehr darum machen. Wer hier seine Lieblingsrezepte zur Hand nimmt und diese ausreichend abwechselt, weiß, dass alle seine Nährstoffspeicher bald gefüllt sind – und währenddessen der Körper sich sichtbar verschlankt.

Mehr Theorie braucht man gar nicht

Zum Leben braucht der Körper neben Wasser und Sauerstoff Fette, Eiweiße und Kohlenhydrate, dann noch Spurenelemente und andere Vitalstoffe in sehr niedrigen Mengen (Vitamine sind in der Regel Aminosäuren, also Eiweiße). Fette dienen der Energiespeicherung, Eiweiße überwiegend der Reparatur von Zellen und dem Muskelaufbau. Kohlenhydrate, die der Körper übrigens auch selbst aus Fett oder Eiweiß herstellen kann, brauchen wir zur Energieversorgung. Jede einzelne Zelle benötigt 24 Stunden am Tag Energie, die größte Menge

Alle Gerichte in „Schlank geht auch anders" sind so zusammengestellt, dass der Insulinspiegel niedrig, der Genuss aber nicht auf der Strecke bleibt.

davon ist für unser Gehirn und den Erhalt der Körpertemperatur. Energie wird überwiegend in Form von Kohlenhydraten aufgenommen. Sind zu viele davon vorhanden, werden sie über die Blutbahnen mittels Insulin in die Zellen eingeschleust und als Fett eingelagert. Besonders schnell verarbeiten kann der Körper alle Formen von Zucker und schnell verdaulichen Kohlenhydraten wie Weißmehl, Zucker oder auch Alkohol. Studien zeigen, dass viel Insulin im Blut, also ein hoher Insulinspiegel, zu einer Gewichtszunahme führt. Sinkt der Insulinspiegel, beginnt die Fettverbrennung in der Zelle und die Versorgung des Körpers aus eigenem Körperfett. Deswegen müssen am Anfang aller Abnehmbemühungen die Insulinwerte reduziert werden, um die körpereigene Fettverbrennung in Gang zu setzen. Jedes Eis und jedes Stück Pizza unterbricht zunächst diesen Vorgang, wenn man die enthaltene Energie nicht sofort in Bewegung umsetzt. Wenn ihr also mal Opfer einer Verlockung werdet, hilft sofortige Bewegung – es genügt, etwa 30 Minuten zu gehen, um den „Schaden" zu reparieren.

Studien belegen, dass Schlanke einen geringeren Insulinspiegel als Übergewichtige haben. Vereinfacht gesagt, läuft bei schlanken Menschen permanent die Fettverbrennung, bei Übergewichtigen permanent die Umwandlung von Kohlenhydraten in Fett.

Der Hunger verschwindet schnell

Alle Gerichte in „Schlank geht auch anders" sind so zusammengestellt, dass der Insulinspiegel ganz stressfrei niedrig ist, der Genuss aber nicht auf der Strecke bleibt. Mit Selbstkasteiung hat das Ganze zum Glück nichts zu tun, denn selbst aus Lebensmitteln mit niedriger glykämischer Last – also Lebensmittel, die den Insulinspiegel niedrig halten – lassen sich leckere und einfache Gerichte zaubern. Toller Nebeneffekt: Mit niedrigem Insulinspiegel geht auch der Hunger nach wenigen Tagen sehr deutlich zurück. Konsequent angewendet, verschwindet er sogar ganz. Ein Effekt, den man auch vom Fasten kennt.

Die wissenschaftlichen Erkenntnisse stammen aus Metaanalysen (Studien als Auswertung vieler anderer Studien) beziehungsweise aus Publikationen und Ernährungsbüchern, die solche Studien auswerten. In den Hauptaussagen gibt es überwältigende Übereinstimmungen. Dennoch tritt immer wieder das Problem auf, dass es nahezu unmöglich ist, ausreichend viele Probanden beim Essen über längere Zeiträume präzise zu beobachten. Das würde höchstens in Justizvollzugsanstalten funktionieren, aber nicht bei Probanden, die sich zu Hause über einen längeren Zeitraum in vorgegebener Weise ernähren sollen. Randomisierte Doppelblindstudien, wie sie bei Arzneimitteln Usus sind, sind bei Ernährungsthemen schlicht nicht möglich.

Also versucht man, Zusammenhänge aus Erfahrungen mit großer Probandenzahl abzuleiten. Zum Beispiel gilt die mediterrane Kost als besonders gesund, weil Herz-Kreislauf-Erkrankungen im Mittelmeerraum seltener auftreten. Dazu hat man die statistischen Erhebungen zu Erkrankungs- und Todesfallstatistiken der Anrainerstaaten ausgewertet. Ob dieses Ergebnis vielleicht aber auch an der langen Mittagspause, dem größeren Familienzusammenhalt, einem niedrigeren

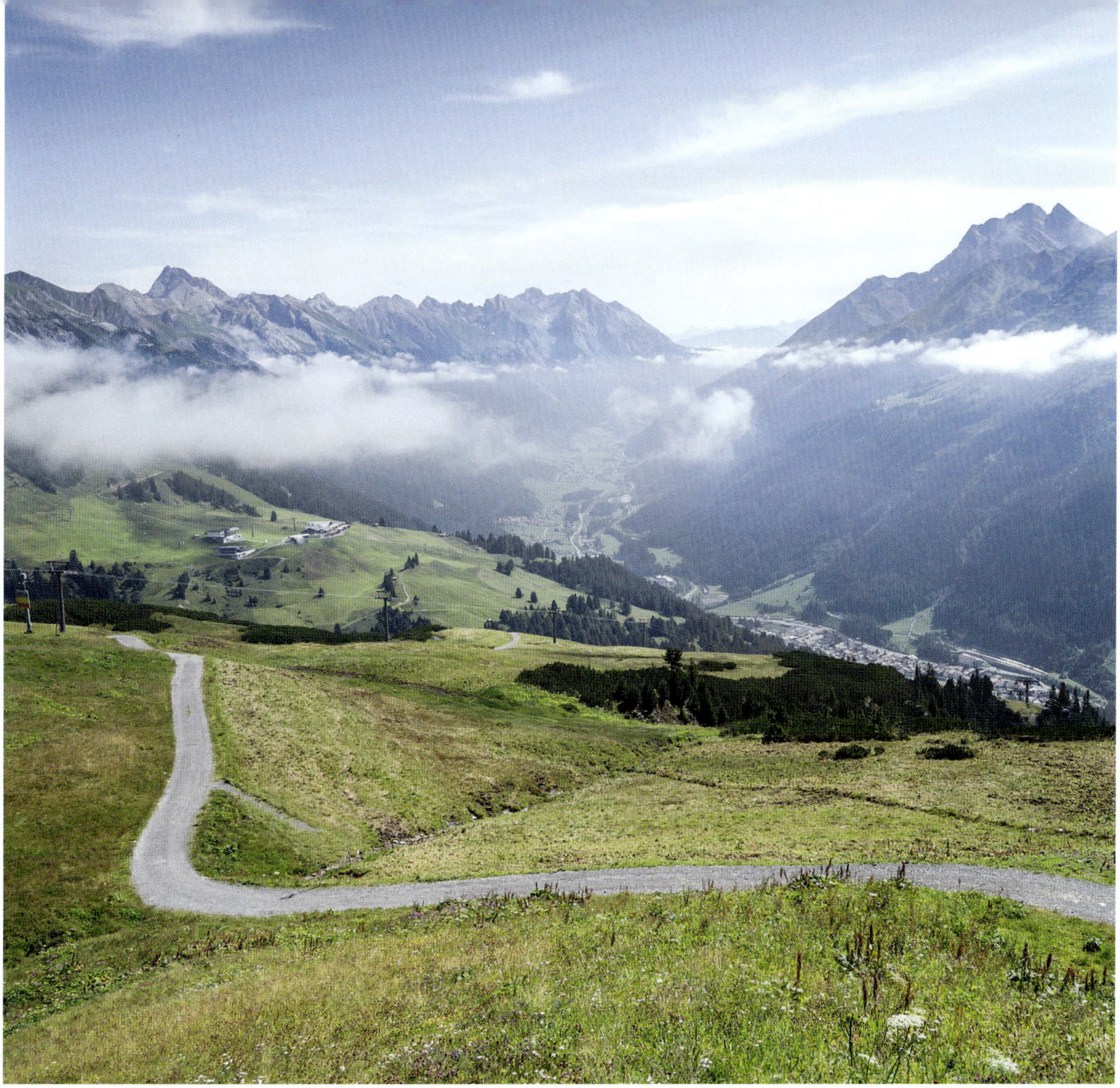

Schon der Weg darf ruhig ein Stück vom Ziel sein …

Stresslevel oder an den Genen liegt, weiß eigentlich niemand. Jeder Mensch ist anders. Und bei der Ernährung sowieso.

Deswegen möchte ich in diesem Buch auf ernährungsphysiologisches Glatteis verzichten und nur die als gesichert geltenden Regeln zusammenführen. Unsere Trümpfe dabei sind eine gewisse Lockerheit und Lässigkeit. Das große Ganze muss stimmen und niemand muss verzweifeln, weil er gerade mal ein Stück Schokolade essen oder ein Glas Wein trinken möchte. Wenn ich vier Wochen fast alles richtig mache, fällt das nicht ins Gewicht.

Bei bester Laune 18 Kilo in drei Monaten

In der letzten Testgruppe mit 60 Teilnehmern konnten mein Team und ich zeigen, dass die von uns entwickelten Rezepte zu einer sehr deutlichen Gewichtsabnahme führten und unsere Testesser dabei gut gelaunt blieben. Bei bis zu 18 Kilo in drei Monaten lagen die Rekordwerte für die Gewichtsabnahme. Durch die Bank haben die Teilnehmer ihre Ziele für diese Zeit erreicht. Der Durchschnitt lag bei den Rückmeldungen mit konkreten Zahlen (bei 60 Testpersonen), die wir via Facebook mit Rezepten und einer kurzen Anleitung versorgt haben,

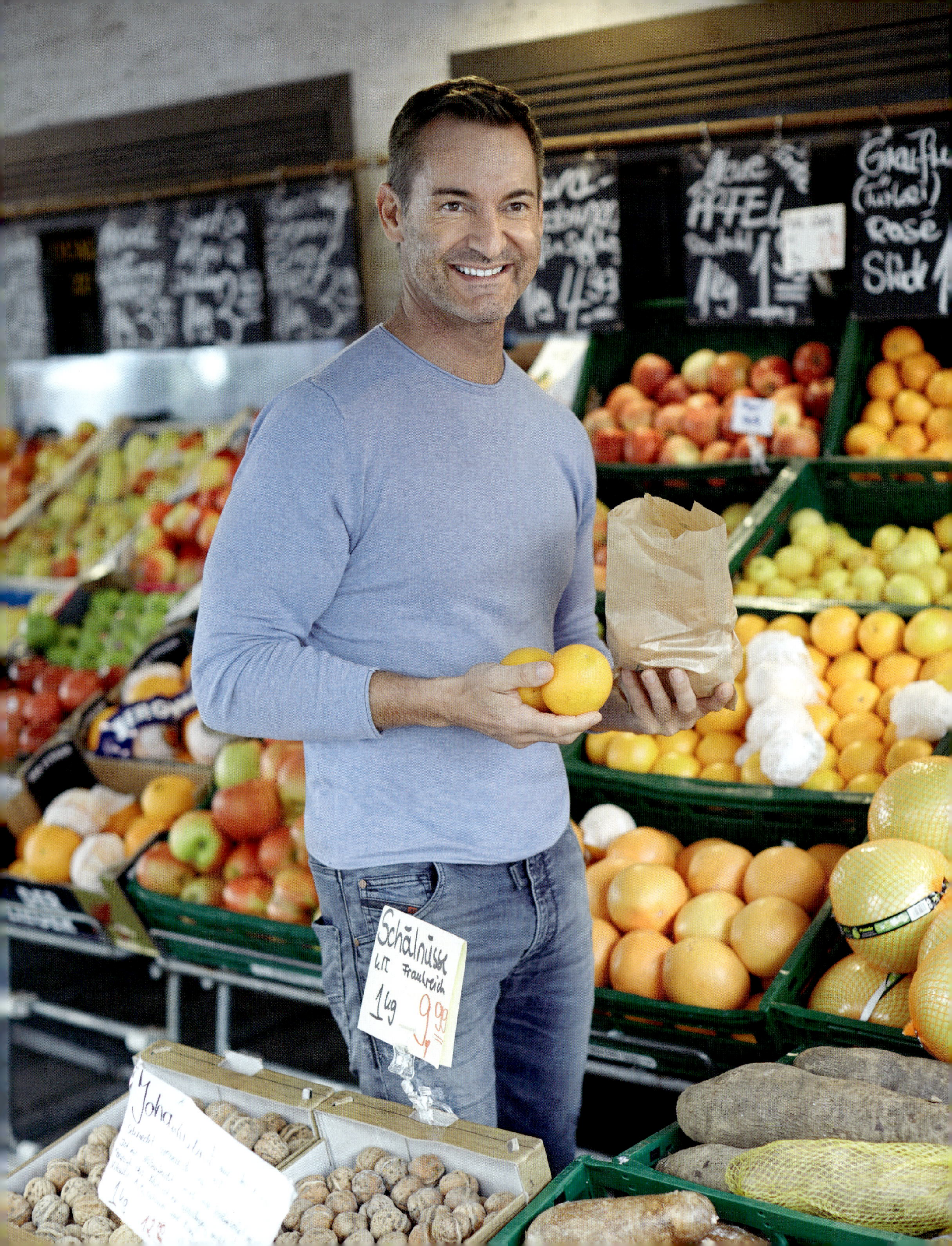
Schälnüsse
Kl. II Frankreich
1 kg 9,99
Rosé

etwa bei stolzen 8 kg. Teilnehmer, die von vornherein nicht oder nur 3 kg abnehmen wollten, durften natürlich mitmachen, wurden aber nicht ins Ergebnis reingerechnet. Die übereinstimmende Meinung der Teilnehmer war am Ende, dass die Betreuung über Facebook und der Teamspirit unter den Teilnehmern beim Durchhalten erheblich geholfen haben.

Generell empfehle ich deshalb, beim Abnehmen die Familie, den Nachbarn, den Arbeitskollegen oder einen anderen Best Buddy einzubeziehen. Außerdem steht euch die Möglichkeit offen, kostenlos in der Facebook-Gruppe „Schlank geht auch anders" mitzumachen. Ihr seid herzlich willkommen! Für die Anmeldung auf Facebook benötigt ihr lediglich eine E-Mail-Adresse und ein Kennwort. Wenn ihr euch mit Facebook nicht auskennt, lasst euch einfach von einem Freund oder einer Freundin etwas unterstützen oder schaut euch unsere Anleitung zur Facebook-Anmeldung inklusive einiger Tipps hinsichtlich der Privatsphäre unter www.bjvvlinks.de/8066 an.

Für mich waren die guten Ergebnisse keine Überraschung, da ich diese Form der Ernährung selbst seit Jahren nutze, wenn mir der Gürtel mal wieder kürzer als sonst vorkommt. Ich selbst verwöhne mich in diesen Phasen ganz besonders. Wenn ich schon weniger esse, soll es richtig schmecken und ein Maximum für meine Gesundheit leisten. Das größte Problem für mich ist dabei eher, einen Zeitraum zu finden, der geeignet erscheint – ohne viele Einladungen, Feiern und andere Events. Ist es dann so weit, freue ich mich wieder richtig darauf, eine Zeitlang konsequent gut, bewusst und gesund zu schlemmen und so erneut mein Idealgewicht zu erreichen. Ein schöner Nebeneffekt des begrenzten Verzichts ist bei mir: Ich kann mich wieder auf ganz einfache Lebensmittel wie Brot, Nudeln, Kartoffeln und Reis freuen.

Es geht eben auch anders

Zum Konzept meines Schlank-geht-auch-anders-Ansatzes gehört auch, dass ihr nicht von morgens bis abends nach festen Rezepten kochen müsst. Es gibt einfach Tage im Leben, an denen die Zeit knapp ist. Hierfür werdet ihr auf den folgenden Seiten konkrete Tipps finden, wie man mal eben und sozusagen aus dem Handgelenk etwas auf den Teller bringen kann, das gut schmeckt, praktisch keine Arbeit macht und im Handumdrehen eingekauft ist. Dennoch empfehle ich euch, möglichst oft und mit möglichst viel Zeit euer Essen genussvoll zuzubereiten und neue Rezepte aus diesem Buch auszuprobieren.

Zum Thema „Einkauf": Versucht bitte, euch vom Zwang zu befreien, dass immer alles schnell gehen muss. Geht bitte bewusst langsam und entspannt einkaufen, freut euch auf ein üppiges Warenangebot, nutzt eure Sinne. Kauft nicht einfach die billigsten Tomaten, Gurken und Zwiebeln, variiert lieber und achtet ganz bewusst auf den Geschmack. So entwickelt ihr neue Fähigkeiten, erreicht eine tiefe Zufriedenheit und langfristig mehr Ausgewogenheit in eurer Ernährung. Und Einkaufen macht plötzlich Spaß.

Nach dem Einkauf solltet in eurem Kühlschrank und euren Schränken genug Dinge sein, auf die ihr euch freuen könnt. Wenn ihr noch Sachen wie Schokolade, Chips und Kekse rumliegen habt, packt sie entweder so gut weg, dass es lästig ist, sie wieder auszugraben, oder verteilt sie an Freunde, Nachbarn oder im Büro. So seid ihr gut gerüstet für die ersten Tage. Macht euch am besten vorher schon Gedanken, was es zum Frühstück, zu Mittag und zum Abendessen geben wird. Deponiert Notfallversorgung wie Nüsse an typischen Stellen: in der Schreibtischschublade, im Handschuhfach oder in einer Tasche, die ihr bei euch habt. Und jetzt kann's losgehen – mit dem ersten Frühstück.

Das Schlank-geht-auch-anders-Diätkonzept

DAS FRÜHSTÜCK

Ideal ist ein Frühstück zum Beispiel aus Eiern. Fügt ganz nach eurem Geschmack Speck, Schinken, Zwiebeln, Paprika, Tomaten und Schnittlauch hinzu. Egal, ob ihr gekochte Eier, Spiegel- oder Rühreier bevorzugt: Ein solches Frühstück, wie es die Engländer seit Jahrzehnten bevorzugen, hilft, lange satt zu bleiben. Wenn ihr es gern sehr deftig mögt, könnt ihr direkt dem englischen Beispiel folgen und Würstchen (bitte ohne Zusätze) hinzufügen. Nehmt ganz nach Appetit zwei, drei oder vier Eier, die ihr mit Sahne verrühren könnt, wenn ihr Rührei macht.

Wer lieber süß in den Tag startet, kann das sehr gut mit Joghurt oder Quark, Blaubeeren, Himbeeren, Erdbeeren, Brombeeren oder Johannisbeeren und zum Beispiel einem Esslöffel Haferflocken oder Weizenkleie tun, am besten mit einem Spritzer Zitrone. Dabei könnt ihr gern auf fetthaltige Joghurts und Quarks zurückgreifen, da wir weniger auf Kalorien, sondern vor allem auf Kohlenhydrate achten. 10-prozentiger Joghurt oder Quark mit 20 oder gar 40 Prozent Fett schmeckt nicht nur besser, sondern hält länger satt. Generell solltet ihr von allen Light-Produkten die Finger lassen, da sie in der Regel weder besonders schmecken noch gut sättigen und oftmals mit Zusätzen angereichert sind, die in den Originallebensmitteln gar nicht vorkommen.

Denjenigen, die jetzt gerade nervös werden, weil noch kein Brot aufgetaucht ist, kann ich selbst gebackenes Brot empfehlen, was fast ohne Kohlenhydrate auskommt, aber trotzdem richtig lecker ist. Das ist zugegebenermaßen ein bisschen Vorbereitungsaufwand, aber es lohnt sich. Die Brote sättigen gut und versorgen euch gleichzeitig mit den notwendigen Ballaststoffen. Aufs Brot könnt ihr bedenkenlos Butter, Wurst und Käse tun. Versucht aber auch mal gequetschte Avocado mit Zitrone und Salz als Aufstrich. Verziert eure Brote mit appetitlichen Toppings wie dünnen Gurken- und Tomatenscheiben, halbgetrockneten Tomaten in Streifen, frischen Kräutern, selbst gerösteten Zwiebeln, Kresse, Kapern, ein paar Speckwürfeln, dazu Meersalz und frischer Pfeffer aus der Mühle. So viel Zeit muss sein.

Wem Backen zu lästig ist, kann auch ein fertiges Roggenbrot mit 80 Prozent Anteil an ganzen Körnern kaufen. Das enthält zwar Kohlenhydrate, diese sind für den Körper aber kaum zu verdauen, weil die noch im ganzen Korn eingeschlossen sind. Übrigens: Bestimmte Nuss-Nugat-Cremes sind auch in Ordnung. Das klingt verrückt, ist aber so, weil sie im Idealfall vor allem fast nur aus Nüssen und guten Fetten bestehen. Geeignete Produkte findet ihr im Bioladen, im Reformhaus oder im Internet. Achtet beim Kauf einfach darauf, dass möglichst wenig Zucker bzw. Kohlenhydrate enthalten sind, und verwendet diesen Brotaufstrich nicht in großen Mengen. Noch ein kleiner Hinweis an die Brotfraktion: Versucht bitte, die Brotmenge zu beschränken, auch wenn diese Spezialbrote sehr wenig Kohlenhydrate enthalten. Maximal zwei Scheiben zum Frühstück sollten genügen, um bis zum Mittagessen satt zu bleiben.

Mit einem dieser Frühstücke seid ihr schon mal optimal in den Tag gestartet, ohne euren Blutzuckerspiegel über allzu viele Kohlenhydrate in die Höhe zu treiben. Ihr werdet sehen, dass ihr relativ lange satt bleibt und das zweite Frühstück ohne große Mühe entfallen kann. Viele

Haltet ihr euch an diese Frühstücksregeln, ist schon mal der erste große Kohlenhydratschub des Tages ausgeblieben.

Mahlzeiten am Tag sind nämlich kontraproduktiv, weil der Insulinspiegel dann fortlaufend erhöht bleibt und die Fettverbrennung das Nachsehen hat. Im Rezeptteil findet ihr weitere leckere Anregungen fürs Frühstück. Selbstverständlich könnt ihr zum Frühstück auch andere Köstlichkeiten zusammenstellen und genießen, wenn euch der Sinn danach steht. Ich persönlich mag zum Beispiel einen schnellen Thunfischsalat, Mozzarella-Tomaten oder eine Avocado mit frischen Krabben.

Haltet ihr euch an diese Frühstücksregeln, ist auf jeden Fall schon mal der erste große Kohlenhydratschub des Tages ausgeblieben.

DAS MITTAGESSEN

Wenn ihr zu den Menschen gehört, die lieber nach präzisen Rezepten kochen, werdet ihr im Buch eine Vielzahl köstlicher Rezepte finden, die auch schnell gehen und als Mittagessen geeignet sind. Achtet dabei darauf, dass ihr pro Tag insgesamt maximal 50 bis 80 g Kohlenhydrate zu euch nehmt, in der Startwoche sogar nur 30 bis 50 g. Das klingt schwieriger, als es ist. Tatsächlich nimmt der Durchschnittsdeutsche, wenn es ihn denn überhaupt gibt, zwischen 250 und 400 g Kohlenhydrate pro Tag zu sich. Das sind definitiv viel zu viele, um gesund und schlank zu bleiben. Nur ein Schwerstarbeiter wäre in der Lage, diese Mengen an Kohlenhydraten zuverlässig zu verbrennen.

Für die ganz Eiligen unter euch: Im Folgenden findet ihr eine Liste guter Lebensmittel, die man ohne Kochen toll kombinieren kann. Im Handumdrehen ist daraus etwas Köstliches und Gesundes zubereitet. Auf der nächsten Seite findet ihr fünf Beispiele, wie so eine Zusammenstellung aussehen kann. Sie schmecken wunderbar, wenn sie aus hochwertigen Zutaten zubereitet sind, und sind auch ideal, um sie mit ins Büro zu nehmen. In der Regel reichen weniger als 5 bis 10 Minuten, bis eine frische Mahlzeit fertig auf dem Tisch steht oder fürs Büro verpackt ist.

Bedient euch dabei aus der nun folgenden Liste. Fast alle Zutaten lassen sich hervorragend zu abwechslungsreichen Salaten oder Bowls kombinieren und sind gleichzeitig förderlich, um weiter abzunehmen.

Einfache Vinaigrette oder Mayonnaise als Dressing

Nahezu zu allen Zutaten aus der Liste passt eine einfache Vinaigrette aus reichlich hochwertigem nativem Olivenöl (wer den Olivenöl-Geschmack nicht liebt, kann auch ein gutes neutrales Raps- oder Sonnenblumenöl verwenden), frischem Zitronensaft, Meersalz und Pfeffer aus der Mühle.

Alternativ passt zu einigen Zutaten auch etwas Mayonnaise (bitte die mit wenig Kohlenhydraten bevorzugen; Mayonnaise wird nämlich gern reichlich Zucker zugegeben) mit Zitrone, Salz und Pfeffer.

Frisch Blattsalat (ideal ist zum Beispiel Rucola, der auch nach Stunden im Dressing noch gut schmeckt), Gurke, Tomate, Zwiebel, Paprika, Avocado

Vorgegart (auch vorgegarte Tiefkühlware) Eier, Linsen, Rote Bete, Spargel, Edamame, Bohnen,

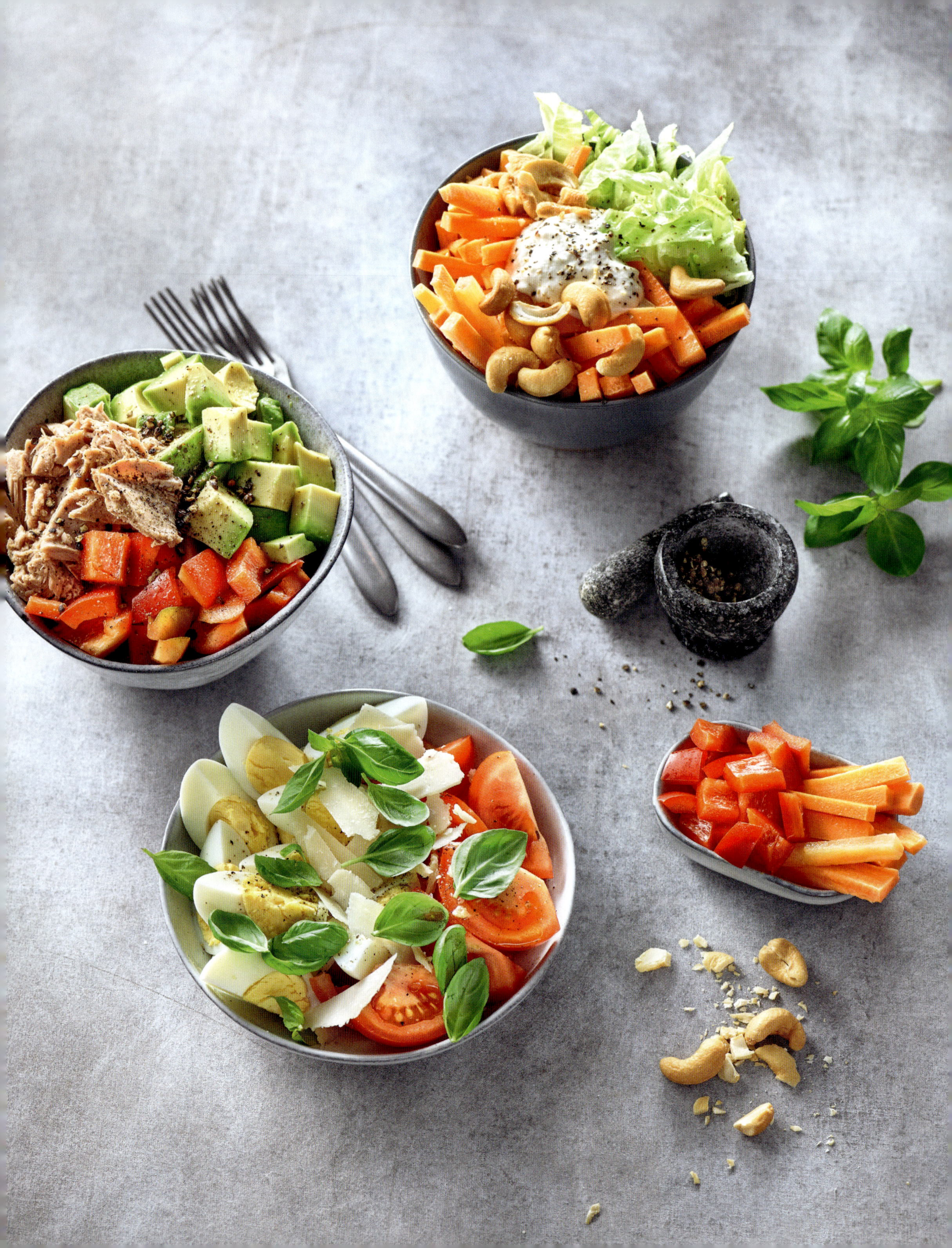

Mal eben was Leckeres zaubern

Bowls oder Salate gehen schnell und einfach immer. Und sie haben sehr wenig Kohlenhydrate. Der Vorteil liegt auf der Hand: Es werden nur gesunde, frische oder vorgegarte Lebensmittel wie Eier, Hähnchenfleisch oder Thunfisch verwendet und dann mit einem einfachen Dressing aus Olivenöl, Zitronensaft, Salz, Pfeffer und eventuell frischen Kräutern verarbeitet. Dazu gibt es grünen Salat, gegartes Gemüse oder frisch geraspelte Rohkost, Tomaten, Gurken, Paprika und Zwiebeln. Mit Käse, Schinken, Nüssen und Mayonnaise bitte nicht übertreiben! Erlaubt ist, was gefällt, solange ihr die Zutaten in meiner Liste auf der vorigen und nächsten Seite findet.

Ein Klassiker sind zum Beispiel Mozzarella-Tomaten mit frischem Basilikum und Olivenöl. Aber auch aufgeschnittenes Roastbeef mit etwas Salat und Mayonnaise passt perfekt. Das sind eben Mahlzeiten, die nahezu ohne Kohlenhydrate auskommen.

Als Utensilien werden in der Regel nur ein Brettchen, ein Messer, eine Schale und Besteck gebraucht. In weniger als 10 Minuten steht so ein gesundes Essen auf dem Tisch, das sich meist gut fürs Büro vorbereiten lässt. Alle Zutaten werden einfach gewaschen, eventuell geschält, grob geschnitten oder geraspelt. Es lohnt sich dabei, gekochte und geschälte Eier, gewaschenen Salat, Zwiebeln und vielleicht gehobelten Parmesan für den nächsten Tag vorzubereiten. Wer Bowls und Salate mit ins Büro nimmt, sollte das Dressing getrennt einpacken und erst kurz vor dem Servieren darübergeben. Man kann das Dressing aber auch unten als erste Komponente einfüllen, dann Zwiebeln, Tomaten und Gurken daraufgeben und erst im Büro dann durchmischen. Grünen Salat dabei ganz oben einschichten!

Ein paar meiner Lieblingskombis zeige ich euch hier:

Thunfisch-Bowl Thunfisch, Avocado, rote Paprika, Zitronensaft, schwarzer Pfeffer

Eier-Bowl Hart gekochte Eier, Tomate, Parmesan, Basilikum, Essig und Öl

Hähnchen-Bowl Gebratenes Hähnchen, Gurke, Sojasauce, Zitronensaft

Pesto-Bowl Grünes oder rotes Pesto, Tomate, rote Zwiebel, Essig und Öl

Karotten-Bowl Karotten, Cashewkerne, Eisbergsalat, Sahnemeerrettich, Zitronensaft

Erbsen, Spinat, Blumenkohl, Auberginen, Zucchini, Kohlrabi, Möhren

Eingelegt Oliven, Paprika, getrocknete oder halbgetrocknete Tomaten, eingelegte Zwiebeln, Kürbis, Artischockenböden

Herzhaft Käsewürfel, gehobelter Parmesan, Schafskäse, Ziegenkäse (auch warm ein Knaller), Mozzarella, roher oder gekochter Schinken, aufgeschnittenes Roastbeef, Hähnchenstreifen, gebratene Rindfleischscheiben, Räucherfischstücke, Thunfisch (roh in Sushi-Qualität oder aus der Dose in Olivenöl), geräucherte Forelle, Garnelen (nur bio), Krabben (nur bio), geräucherter Lachs (nur bio)

Toppings Frische Kräuter (Schnittlauch, Petersilie, Oregano zu allen mediterranen Zutaten, Basilikum zu Tomaten), Rucola-Sprossen, Keimlinge, Körner, Samen, Nüsse, Weizenkleie (immer mindestens ein großes Glas Wasser dazu, sonst kann sich die positive Wirkung der Weizenkleie auf die Verdauung unangenehm ins Gegenteil verdrehen)

Optional: etwas Obst im Salat Melone, Himbeeren, Feigen lassen sich mit Salaten und zum Beispiel mit Schafskäse sehr gut kombinieren.

Versucht, bei der Zusammenstellung des Mittagessens aus jeder der fünf ersten Rubriken mindestens eine Zutat auszuwählen. Obst bleibt optional. So sorgt ihr für viel Abwechslung bei den Lebensmitteln. Übertreibt es dabei nicht mit Käse, Nüssen und Obst – maximal eine kleine Handvoll pro Tag sollte nicht überschritten werden. Größere Portionen Salat, Gemüse oder Fleisch sind dagegen in Ordnung.

DAS ABENDESSEN

Für die letzte Mahlzeit des Tages solltet ihr euch die Zeit nehmen, richtig zu kochen und in Ruhe zu genießen. Sucht euch dafür aus dem Rezeptteil des Buches eure Lieblingsspeisen aus und achtet dabei darauf, dass das Tageskontingent von maximal 80 g Kohlenhydraten (erste Woche unter 50 g) nicht am Abend noch überschritten wird.

Vieles lässt sich mit Blick auf den nächsten Tag auch in größeren Portionen vorkochen. Das reduziert den zeitlichen Aufwand. Wichtig für eine optimale Nährstoffversorgung ist, nicht immer das Gleiche zu kochen, sondern spätestens jeden zweiten Tag ein neues Rezept mit anderen Nahrungsmitteln zu probieren.

ZWISCHENMAHLZEITEN

Der beste Tipp ist sicherlich: weglassen. Jeder von uns kann auch mal sehr gut 1 bis 2 Stunden Hunger aushalten, vor allem, wenn man sich klar macht, dass der Körper gerade ein Zeichen gibt, auf eigene Fettreserven zuzugreifen. Und das könnte er viele Tage lang, ohne ernsthaft Schaden zu nehmen.

Hunger ist in dieser Phase wie ein guter Freund zu sehen. Allerdings verschwindet das Hungergefühl nach wenigen Tagen fast komplett, wenn ihr es richtig anstellt. Das liegt daran, dass die Steuerung des Hungergefühls vor allem über den Insulin- und Blutzuckerspiegel läuft. Niedrige Spiegel dämpfen das Hungergefühl sehr deutlich.

Zwischenmahlzeiten: Wer es irgendwie schafft, sollte sie weglassen. Nach wenigen Tagen hat man sich daran gewöhnt.

Allerdings gibt es immer wieder Situationen, wo man einen knurrenden Magen nicht gebrauchen kann. Das kenne ich bestens, vor allem vor TV-Sendungen. Dann stehen verschiedene Möglichkeiten zur Verfügung, das Hungergefühl loszuwerden, ohne den Gesamterfolg zu gefährden. So könnt ihr kleine Mengen von all den Dingen zu euch nehmen, die in der Mittagsliste aufgeführt sind – aber daraus bitte keine ganze Mahlzeit zubereiten. Ideal sind ein paar Nüsse oder noch besser Mandeln, alternativ ein paar Oliven oder etwas Fleisch. Dazu ein großes Glas Wasser und der große Hunger ist vergessen.

Was meiner Erfahrung nach gegen Hunger noch besser hilft als zu essen: Ablenkung. Die Natur hat dafür gesorgt, dass unser Gehirn Dinge nach Wichtigkeit sortieren kann. Wenn wir uns intensiv mit einer Sache beschäftigen, ist der Hunger untergeordnet und deswegen gar nicht wahrnehmbar.

Jeder Mensch hat seine eigene Technik, wie er sich ablenken kann. Ein Freund gab mir den guten Tipp, in solchen Momenten ein paar ärgerliche Dinge abzuarbeiten, weil emotional geladene Tätigkeiten noch besser ablenken. Das hat gleich einen doppelt positiven Effekt: Ärgerliche Dinge belasten nicht mehr und der Hunger ist erst mal gegessen.

Getränke

Wie bei allen Diäten sind schwarzer Kaffee, Tee und Wasser optimal. Wer gern Milch im Kaffee trinkt, sollte eine Zeitlang darauf verzichten und lieber etwas Sahne nehmen, da diese deutlich weniger Milchzucker, also Kohlenhydrate enthält. Wer gern Milchschaum mag, kann Sahne 1:1 mit Wasser mischen und aufschäumen. Ein Café latte mit Milch enthält oft schon 10 bis 15 g Kohlenhydrate nur über die Milch und ist deshalb gerade in der Anfangsphase erst mal tabu. Auch später sollte der Café latte nur einmal am Tag genossen werden – dann besser nur mit der Hälfte Milch und ohne Zucker und am besten am Ende einer Mahlzeit. Auf diese Weise geht der Insulinspiegel nur einmal hoch und die Phase, in der der Insulinspiegel sinken kann, wird länger. Das ist gut fürs Abnehmen. Aus dem gleichen Grund sind Kaugummis und andere kleine Naschereien zwischendurch zu vermeiden.

Wem Wasser zu langweilig schmeckt, der kann es mit frisch gepresster Zitrone oder Minzeblättern aufwerten. Alle Säfte, Saftschorlen, gezuckerte oder mit Süßstoff versehene Getränke, alkoholhaltige Drinks oder alkoholfreie Biere und Weine sollten erst mal nicht auf den Tisch. Gemüsesäfte, auch wenn sie Basis vieler anderer Diäten sind, sollten nicht auf dem Speiseplan stehen, auch nicht verdünnt. Viele davon enthalten nämlich erhebliche Mengen an Kohlenhydraten.

Ab der zweiten Woche ist zwei- bis dreimal in der Woche ein Glas trockener Weißwein okay. Da Alkohol noch schneller als reiner Traubenzucker verstoffwechselt wird, ist er in größeren Mengen kontraproduktiv und wirft euch schlagartig zurück. Zudem bringt Alkohol schnell das wirksam bekämpfte Hungergefühl wieder zurück. Auch hier gilt, einfach ganz bewusst und intensiv jeden Schluck zu genießen. So ist das Erlebnis definitiv größer, als quasi nebenbei und mal eben drei Gläser Wein zu trinken.

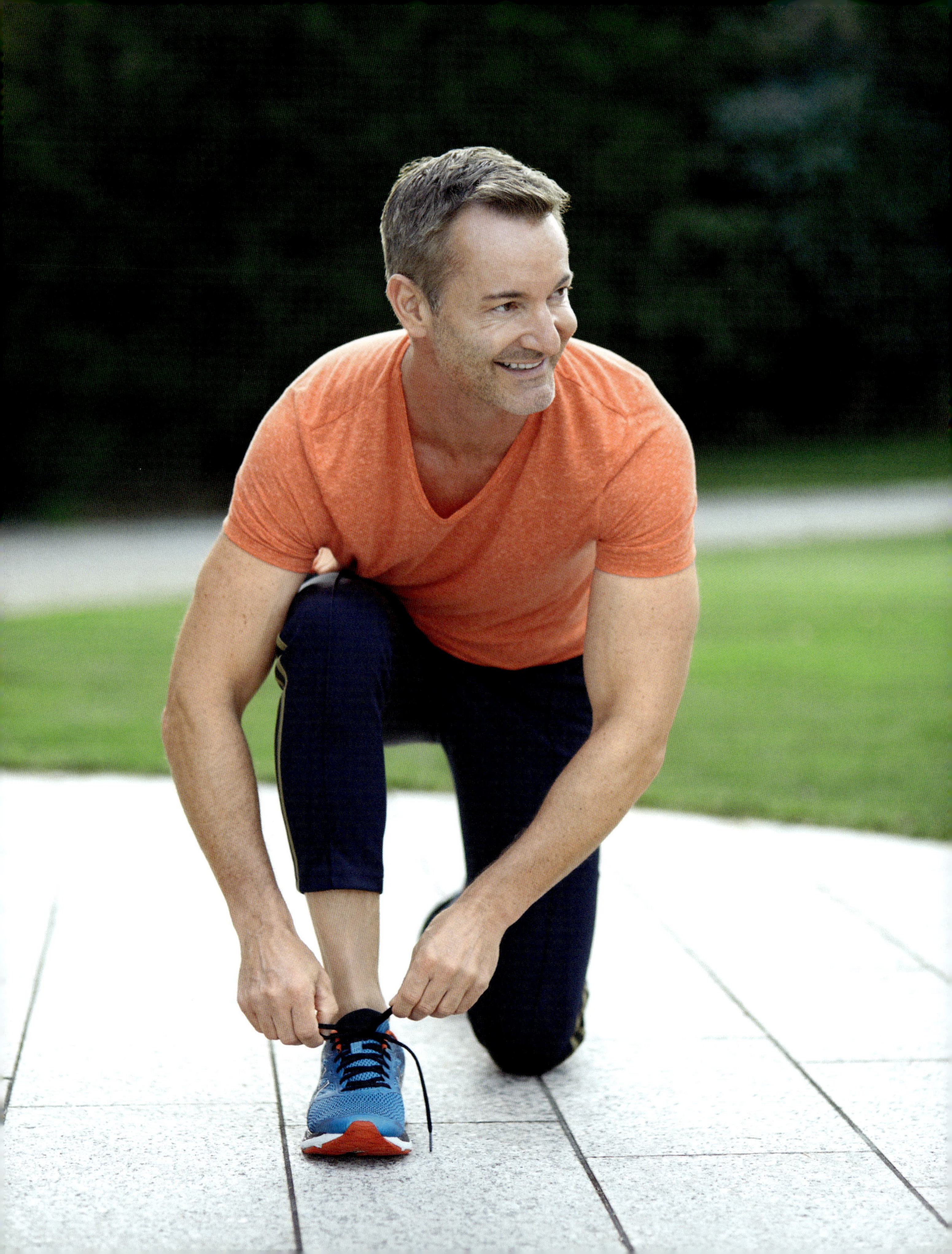

Bewegung allein macht nicht schlank, aber sie kann euch hervorragend dabei helfen, eure eigenen Ziele zu erreichen und euch insgesamt besser zu fühlen.

Sport: die Gretchenfrage

Ich kenne nur sehr wenige Menschen, die es geschafft haben, allein mit Sport abzunehmen. Aber Bewegung kann euch hervorragend dabei helfen, eure eigenen Ziele zu erreichen und euch insgesamt besser zu fühlen. Ich selbst mache seit ewigen Zeiten dreimal die Woche eine halbe Stunde Kraftsport und gehe zusätzlich ein- bis zweimal die Woche joggen. Ehrlich gesagt, bemerke ich diese Form des Trainings gar nicht mehr wirklich, so sehr ist sie in meinen Alltag übergegangen. Bei mir genügt das, die Muskulatur zu erhalten und zu kräftigen und gleichzeitig eine gute Cardio-Fitness zu haben. Es genügt aber leider nicht, um ganzjährig mein Gewicht zu halten.

Der notwendige Zeitaufwand für jeden ist von mehreren Faktoren abhängig – zum einen von der Frage, ob Mann oder Frau, und dann von der Frage, was für ein Grundtyp man ist. Menschen mit eher athletischem Körperbau können in der Regel sehr viel einfacher Muskeln aufbauen als schlanke, schlaksige Typen. Diese Grundveranlagung lässt sich selbst durch viel Training nur sehr langsam ändern. Darauf kommt es aber auch nicht an. Wichtig ist vor allem, den Körper auf Trab zu halten, damit er zum einen genug Energie verbrennt und zum anderen genug Muskulatur aufbaut, um leistungsfähig zu bleiben oder zu werden. Zudem hat Muskulatur den Vorteil, dass sie mehr Kalorien verbrennt als zum Beispiel Bindegewebe oder Fettpolster. Wer also einmal viele Muskeln hat, dem fällt es leichter, schlank zu bleiben.

Welche Sportart ihr betreibt, ist nahezu egal. Sie sollte euch Spaß machen, dazu anregen, sich mit anderen zu treffen, und möglichst ganzjährig anwendbar sein. Nicht wirklich gelten lassen würde ich Schach, Darts, Bogenschießen und andere Konzentrationssportarten, bei denen weder der Kreislauf noch die Muskulatur im Vordergrund steht, auch wenn diese Sportarten vielleicht viel Spaß machen.

Das beste Prinzip, wieder in Form zu kommen, ist übrigens, sich schon über den Tag verteilt einfach ein bisschen mehr zu bewegen und sich dabei immer wieder zu steigern. Dazu ist jedes Mittel recht. Das beginnt bei kleinen Dingen wie beim Telefonieren nicht zu sitzen, sondern zu stehen oder umherzugehen, geht weiter bei der Möglichkeit, das Auto jeden Tag 30 Meter weiter weg vom Büro abzustellen, um zusätzlich einen Trainingseffekt zu erzielen. Oder eine Bushaltestelle weiter entfernt einzusteigen, die Treppen statt der Rolltreppe zu nehmen. Vielleicht ist es auch möglich, den Einkauf zu Fuß oder mit dem Rad statt mit dem Auto zu erledigen. Und wenn wir mit Besen und Harke den Bürgersteig vom Laub befreien, ist das sehr viel besser für den Körper, als einen Laubbläser oder -sauger zu verwenden. Euer Nachbar wird euch außerdem danken. Am Ende geht es generell darum, lieb gewonnene Bequemlichkeit abzuschaffen und wieder Freude an der Belastung zu finden. Warum also nicht auch mal Freunden beim Umzug, bei der Renovierung oder dem Bau eines Gartenhauses helfen, auch wenn man eigentlich eine ganz passable Ausrede hätte? Oder einfach mal zu Fuß für die 90-jährige Nachbarin einkaufen oder ihr die Wasserkästen in den dritten Stock tragen? Herausforderungen gibt es, wo immer man hinsieht. Und jede Bewegung hilft! Innerhalb von nur einem Jahr kann fast jeder seinen Körperbau spürbar verbessern, wenn er aus der Bequemlichkeit wieder rauskommt.

Definitiv ist die Anschaffung teurer Sportgeräte erst mal nicht notwendig. Ein paar Sportschuhe, ein Jogginganzug, zwei Funktionsshirts, eine kurze Sporthose und eine Badehose genügen in den meisten Fällen. Das sind Dinge, die fast jeder im Schrank hat. Damit kann man bereits unzählige Übungen mit dem eigenen Körpergewicht machen. Oder joggen, Rad fahren, walken, wandern, schwimmen und vieles andere mehr.

So funktioniert Abnehmen nach Stand der neuesten Ernährungsforschung

In der weltweit größten Ernährungsstudie „PURE“ (Prospective Urban Rural Epidemiology Study, veröffentlicht 2017) der vergangenen Jahre wurde das Essverhalten von mehr als 138.000 Personen aus 21 Ländern über einen Zeitraum von durchschnittlich 7,4 Jahren ausgewertet. Aus dieser gigantischen Datenmenge haben Wissenschaftler sogenannte PURE Healthy Diet Scores entwickelt, also frei übersetzt ein Punktesystem, das die Chancen auf ein langes Leben errechnet, je nachdem, welche Lebensmittel man zu sich nimmt.

Die Gültigkeit dieser PURE Healthy Diet Scores wurde von Wissenschaftlern anschließend an über 200.000 Personendaten validiert, die aus drei anderen namhaften Großstudien stammten. Demnach sind Gemüse, Früchte, Nüsse, Hülsenfrüchte und Fisch förderlich für ein langes Leben – überraschenderweise aber auch Milchprodukte und unverarbeitetes rotes Fleisch.

Ein hoher Anteil an guten Fetten zeigt sich für die Gesundheit förderlich, ein hoher Anteil an Kohlenhydraten jedoch als schädlich in Sachen Lebenserwartung. Damit bestätigt diese weltweit größte verfügbare Studie alle wichtigen Forschungsergebnisse der vergangenen 20 Jahre und führt die früheren Low-Fat-Ernährungsgewohnheiten und die Kalorienzählerei ad absurdum. Für alle, die also noch auf fettarme Produkte setzen, ist es höchste Zeit, komplett umzudenken. Geschmeckt haben diese Produkte sowieso noch nie – und als professioneller Koch würde ich sie auch nicht einsetzen wollen, weil sie geschmacklich weit hinter den Originalen zurückbleiben.

Längst gibt es ausreichend Studien, die belegen, dass fast alle Volkskrankheiten auf eine zu kohlenhydratreiche und nicht auf eine zu fettreiche Ernährung zurückzuführen sind. Krebs, Diabetes, Herz-Kreislauf-Erkrankungen, Übergewicht, Demenz und andere Krankheiten nehmen mit der Menge an aufgenommenen Kohlenhydraten zu. Die Datenlage ist dabei so überzeugend, dass es kaum mehr sichtbaren Widerspruch gegen die aktuellen Forschungsergebnisse gibt. Stolpert man dann noch mal über irgendeinen Artikel, in dem die gesundheitlichen Aspekte kohlenhydratreicher, überzuckerter Produkte gepriesen werden, handelt es sich wohl eher um Lobbyarbeit als um seriöse medizinische Studien.

Die beiden wichtigen Einschränkungen beim Fett besagen, gehärtete Fette (muss auf der Verpackung angegeben sein) strikt zu meiden und Fette niemals zu hoch zu erhitzen. Der sogenannte Rauchpunkt eines Fettes, der beim Braten, Backen oder Frittieren nicht überschritten werden sollte, wird auf den Verpackungen dafür geeigneter Fette in aller Regel genannt.

Nur ein paar Regeln

Versucht, immer entspannt zu bleiben. Ganz wichtig ist, dass der Genuss im Vordergrund bleibt.

▸ **Verwendet möglichst oft frische, unverarbeitete Produkte mit hoher Qualität.** Gebt dabei saisonalen und regionalen Produkten den Vorrang vor Exoten aus Übersee oder Südeuropa. Das spart Geld und ist gesund. Viele Vitalstoffe sind empfindlich gegen lange Lagerzeiten und Transporte. Deswegen: Je kürzer der Transportweg eines Lebensmittels ist, umso mehr kann es für die Gesundheit tun.

▸ **Meidet Fertiggerichte und verarbeitete Produkte,** also alles, was industriell verarbeitet wurde, mit folgenden Ausnahmen bei Grundnahrungsmitteln (alle ohne Zugaben wie Früchte, Zucker, Zuckeraustauschstoffe, Emulgatoren): Öle, Milch, Joghurt, Quark, Crème fraîche, Schmand, Käse, Tiefkühlprodukte ohne weitere Zusätze, kohlenhydratarme Mayonnaise und Senf.

Ein Beispiel: Thunfisch in Öl aus der Dose ist perfekt, Thunfisch in Gemüsesauce solltet ihr nicht verwenden, da mit hoher Wahrscheinlichkeit Zucker, Emulgatoren, Stabilisatoren und Ähnliches zugesetzt sind. Euer Körper wird es euch danken, wenn ihr eine Zeitlang auf chemische Zusätze verzichtet. Viele dieser Stoffe belasten unsere Gesundheit, ohne dass wir den Zusammenhang erkennen können. Das beginnt morgens beim Zähneputzen mit dem Süßstoff in der Zahnpasta, geht weiter mit den Schaumzusätzen im Shampoo auf der Kopfhaut, danach geht es munter auf dem Frühstückstisch weiter. Hier warten dann Emulgatoren, Konservierungsmittel, Farbstoffe und vieles mehr. Beim zweiten Frühstück kommen dann noch mit Croissants oder Teilchen gehärtete Fette dazu, die in vielen Ländern inzwischen sogar beschränkt oder gar verboten sind. Und schon hat man mittags bereits ein Füllhorn an Stoffen zu sich genommen, von denen niemand weiß, wie sie unseren komplexen Stoffwechsel akut oder dauerhaft schädigen.

Jeder, der an Unverträglichkeiten, Allergien oder ungeklärten Symptomen leidet, sollte diese Stoffe eine längere Zeit drastisch reduzieren, um herauszufinden, ob diese als Ursache infrage kommen. Viele Menschen schaffen es deswegen, in einer Phase des Abnehmens auch lästige chronische Beschwerden loszuwerden.

▸ **Das Ziel: nur drei Mahlzeiten am Tag** Jeder kann 4 oder 5 Stunden nichts essen. Daran kann man sich sehr schnell gewöhnen. Wem es gelingt, der wird auch später viel einfacher schlank bleiben.

▸ **Bleibt pro Tag zunächst unter 50 g Kohlenhydraten,** und zwar so lange, bis ihr spürbar abnehmt (1,5 bis 3 kg), danach könnt ihr etwa 30 g pro Tag mehr hinzufügen. Auch bei 100 bis 120 g pro Tag nimmt man noch ab, aber langsam, unter 30 g Kohlenhydraten pro Tag fällt das Gewicht schnell. Nach etwa drei Wochen und etwa 3 bis 5 schnellen Kilos stagniert die Gewichtsabnahme für eine Weile. Dem könnt ihr entgegenwirken, indem ihr euch in der Apotheke oder im Reformhaus hochwertiges Basenpulver besorgt. Das hilft tatsächlich in den meisten Fällen, was daran liegt, dass der Körper bei kohlenhydratreduzierten Diäten zu Übersäuerung neigt und gegensteuert, indem er wichtige Funktionen erhält, aber unwichtige runterfährt. Im Ergebnis sinkt der Energieumsatz.

▸ **Wer sündigt, sollte sich entweder sofort mindestens 30 Minuten bewegen** (zum Beispiel schnell gehen) oder mindestens einen Tag (besser zwei Tage) mit unter 30 g Kohlenhydraten zum Ausgleich einschieben, bis der Körper wieder gezwungen wird, eigene Fettreserven anzugehen. Dann sind nämlich die schnellen Zwischenspeicher unter anderem in der Leber wieder geleert. In den ersten beiden Wochen sind solche Cheat Days tabu. Eine gute Körperanalysewaage mit mindestens einer Dezimalstelle hinter dem Komma in der Digitalanzeige hilft, die Gewichtsentwicklung präzise zu kontrollieren. Viele dieser Waagen arbeiten inzwischen mit praktischen Apps zusammen. Selbst verwende ich die Feelfit-App (kostenlos), die mit vielen Waagemodellen kompatibel ist. Die App speichert alle wesentlichen Werte und erstellt daraus übersichtliche Diagramme. Zudem kann ich ein Zielgewicht eingeben.

▸ **Achtet grob auf die richtige Menge Eiweiß.** Eiweiß ist vor allem in Fleisch, Fisch und Geflügel enthalten, aber auch in Hülsenfrüchten und Keimen. Die richtige Menge an Eiweiß ermittelt ihr, indem ihr pro Kilo Körpergewicht 1 g Eiweiß pro Tag rechnet. Wer älter ist als 60, sollte etwa 20 Prozent mehr Eiweiß zu sich nehmen. In Phasen starken Muskelwachstums oder mit Schwerstarbeit darf die Eiweißmenge erheblich gesteigert werden, bis zum Doppelten oder Dreifachen der sonst notwendigen Menge, je nach Grad der Belastung. Hier die richtige Menge zu finden, ist wichtig, weil zu viel Eiweiß die Nieren belastet, ja sogar schädigt und den Körper übersäuert. Bei zu wenig Eiweiß allerdings können die Reparaturprozesse in den Muskeln und Sehnen nicht richtig ablaufen. Deshalb meine Empfehlung: ab und zu mal einen Tag lang die Eiweißmengen protokollieren und prüfen, ob alles grob im Rahmen ist.

Ein Beispiel: eine Frau, 65 kg schwer, ohne schwere körperliche Arbeit und 50 Jahre alt, benötigt täglich etwa 60 bis 70 g Eiweiß. 100 g Steak enthalten zum Beispiel bereits 25 g. Und der Rest vom Steak? Vor allem Wasser. Ein 70-Jähriger, der 75 kg auf die Waage bringt, benötigt zum Beispiel circa 100 g Eiweiß.

▸ **Die Weltgesundheitsorganisation empfiehlt nach Auswertung unzähliger Studien und Metastudien eine Menge von 30 bis 40 g Ballaststoffen pro Tag.** Eine solche Menge an Ballaststoffen, also Stoffen, die den Darm unverdaut wieder verlassen und dabei wirksam gegen Darmträgheit sind, geht mit einer erhöhten Lebenserwartung einher. Ballaststoffe können sehr gut zum Beispiel über Weizenkleie aufgenommen werden, dazu aber bitte immer mindestens ein großes Glas Wasser pro Esslöffel Weizenkleie trinken, da sonst sogar die Gefahr einer ernsthaften schweren Verstopfung besteht, weil Weizenkleie extrem aufquillt und ohne Flüssigkeit dann einen Pfropfen im Darm bilden kann. Da verdrehen sich der Vorteil des Quellens und die Verbesserung der Darmbewegung sozusagen genau ins Gegenteil. Weizenkleie lässt sich geschmacksneutral und unauffällig in einem Joghurt mit Früchten verrühren oder dem Salat zufügen. Aber auch hier immer ein Glas Wasser dazu!

Ebenfalls empfehlenswert ist geschrotete Leinsaat, deren Geschmack aber nicht jeder mag. Wer will, kann sich im Reformhaus beraten lassen. Es gibt inzwischen eine Vielzahl kohlenhydratarmer Ballaststoffe, die sich bequem verarbeiten lassen.

▸ **Während der gesamten Phase des Abnehmens bitte keine Diätlimonaden,** keine Lebensmittel mit Emulgatoren oder Zuckeraustauschstoffen, keine Zucker oder weißmehlhaltigen Produkte! Alles führt zu einem Anstieg der Insulinspiegel und unterbricht damit die laufende Fettverbrennung. Kleinstmengen dürfen die Ausnahme von der Regel sein.

Sehr gut sind die fetten Fische wie Lachs, Hering und Makrele aus ökologischer Zucht oder Wildfang.

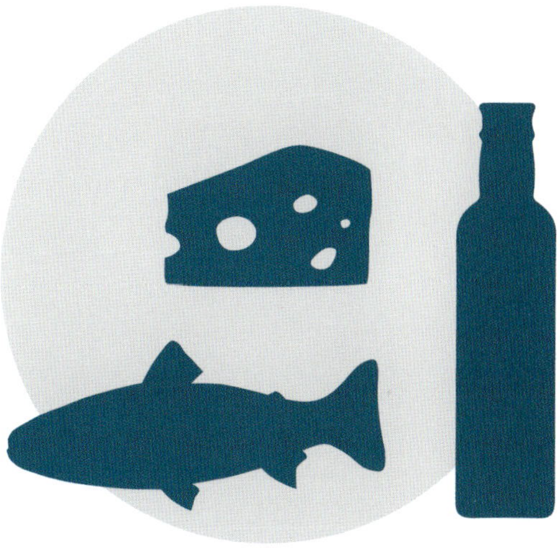

Bei fast allen Diätbüchern wird immer eine reine Lehre vertreten, nach dem Motto: „Wenn du mal ein Eis isst, bist du raus!" Das ist nur bedingt richtig und praktisch nicht belegt. **Die Mengen müssen insgesamt stimmen.** Am Ende des Tages oder der Woche ist es dem Körper in Sachen Versorgung mit Kohlenhydraten egal, ob man 100 g Eis oder 1,5 kg Blattsalat gegessen hat. Allerdings enthält der Blattsalat mehr wichtige Vitalstoffe und fördert die Verdauung, Eis fördert dagegen eher die Laune, aber nur kurzfristig.

Damit ihr euch schnell zurechtfindet, erhaltet ihr im Folgenden wichtige Hinweise zu den einzelnen Lebensmittelgruppen.

LEBENSMITTEL NACH GRUPPEN

Fleisch Ja, am besten Rind, Wild oder Geflügel in Bioqualität. Andere Fleischsorten sollten sehr deutlich reduziert werden.

Fisch, Schalentiere Sehr gut sind die fetten Fische wie Lachs, Hering und Makrele aus ökologischer Zucht oder Wildfang, am besten selbst gebeizt, geräuchert, gekocht, gebraten. Schalentiere unbedingt immer frisch und in Bioqualität kaufen, immer ohne Benzoesäure haltbar gemacht. Schalentiere können gern mit Mayonnaise, Salz und etwas Zitrone angemacht werden. In Plastik verpackte, lange haltbare Schalentiere vor dem Verzehr sehr gut spülen, dann gut trocken tupfen und wieder nachsalzen.

Fette, Öle Auch in größeren Mengen problemlos, aber bitte überwiegend in Form hochwertiger kalt gepresster pflanzlicher Öle. Pflanzliche Fette sind nämlich besser als tierische. Mayonnaise und Butter sind aber auch nicht verboten.

Schädlich sind nach aktueller Wissenschaft nur gehärtete Fette, wie sie vor allem in industriellen Produkten vorkommen. Diese sind angabepflichtig. In Dänemark sind Produkte mit mehr als 2 Prozent gehärteten Fetten bereits verboten, andere Länder bereiten Ähnliches vor.

Milchprodukte Milch sollte in der ersten Woche wegen des hohen Milchzuckergehalts gar nicht auf dem Speiseplan stehen. Besser: Sahne, Quark, Joghurt, Crème fraîche, Kefir, Skyr. Die Fettstufe geht einfach nach Geschmack. Keine Angst vor griechischem Joghurt oder Sahnequark (ohne Zusätze)!

Käse Käse ist okay, Menge nicht übertreiben, Parmesan ist perfekt, hat 0 bis 4 g Kohlenhydrate und keinen Milchzucker, ist sehr gut lagerbar und gut zu reiben. Er

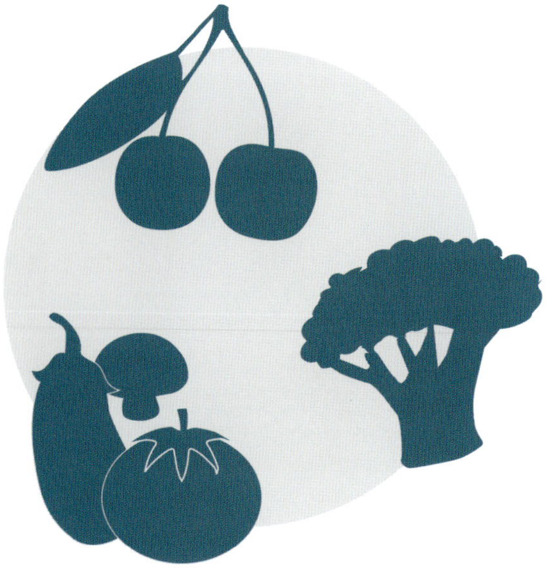

Perfekt sind: Avocado, Rote Bete, Spinat, Brokkoli, Spargel, Zucchini, Gurke, Tomate und alle Kohlsorten.

passt zu fast allem, auch zum Überbacken. 50 bis 100 g Käse am Tag sind kein Problem, solange er sich nicht auf einer Pizza befindet.

Gemüse Frische, eingelegte oder gute Tiefkühlprodukte (geringer Wasseranteil ist gut bei TK-Gemüse, weil es nach dem Auftauen nicht matscht) sind perfekt. Bestimmte Gemüsesorten wie Süßkartoffeln, Kartoffeln, Mais sollten gemieden werden, da sie sonst die Tagesbilanz an Kohlenhydraten verhageln.

Perfekt sind: Avocado, Rote Bete, Spinat, Brokkoli, Spargel, Zucchini, Gurke, Tomate, alle Kohlsorten.

Nicht gut: Zuckermais, Zuckerschoten, Zuckererbsen, Gemüse wie Süßkartoffeln, Kartoffeln, Zuckerrüben.

Pilze Sie sind wie Nüsse, Sprossen und Kerne wichtige Lieferanten für Mikronährstoffe wie sekundäre Pflanzenstoffe. Vorsicht bei sehr großen Portionen: Pilze sind schwer verdaulich und haben schon so manchen um den Schlaf gebracht.

Blattsalate Sie sind immer okay. Die Menge ist egal. Sie enthalten wichtige essenzielle sekundäre Pflanzenstoffe und Ballaststoffe. Wer in Sachen Mikronährstoffe richtig abheben will, nimmt ein paar Blätter vom wilden Löwenzahn mit in den Salat! Besonders köstlich ist frischer Rucola (auch Rauke genannt), der nicht nur mit seinem nussigen Geschmack punktet, sondern auch nach Stunden im Dressing eine gute Figur macht.

Nüsse Generell sehr gut, möglichst Nussmischungen nehmen. Fast noch besser sind Mandeln (neutralisieren den Geschmack und werden nur zum Teil verdaut). Eine kleine Handvoll Nüsse oder Mandeln am Tag ist kein Problem. Aber auch hier gilt: Bitte direkt vor oder nach den Mahlzeiten! Das ist besser als zwischendurch, weil sonst die Fettverbrennung wieder unterbrochen wird.

Wurst Nur unverarbeitete Wurstwaren wie Schinken, Roastbeef und aufgeschnittener Braten sollten verwendet werden. So könnt ihr sicher sein, dass kein Zucker und keine Ersatzstoffe oder Emulgatoren zugesetzt sind.

Nudeln, Kartoffeln, Reis In erster Woche besser nichts davon, dann immer nur kleine Mengen; wenn Nudeln, dann nur Vollkornnudeln. Meine Empfehlung sind Reisnudeln (sensationelle Vollkornnudeln). Kartoffeln sind ein Sonderfall: immer nach dem Kochen erkalten lassen und am nächsten Tag ein zweites Mal erhitzen, dann enthalten sie nur noch einen kleinen Teil der verdaubaren Kohlenhydrate. Bitte immer festkochende Kartoffeln aus neuer Ernte nehmen, die enthalten große Mengen retrograder Stärke, was heißt, dass die Bilanz verwertbarer Kohlenhydrate noch besser ausfällt.

Trotzdem bitte immer nur bei einer der drei Mahlzeiten am Tag und höchstens drei kleine Pellkartoffeln. Reis bitte ganz weglassen, da dieser den Blutzucker besonders steigen lässt. Das gilt auch für die Vollkornvariante.

Eier Eier sind gut zum Abnehmen, aber sie führen im Übermaß zu Darmträgheit (vor allem gekochte Eier). Übrigens ist es mir beim Studium der ganzen Gesundheitskochbücher nicht gelungen herauszufinden, ob Eier nun doch als gesund oder eher als der Gesundheit abträglich eingestuft werden. In kaum einem Punkt sind sich die Experten weniger einig. Tendenziell gibt es aber immer öfter den Freispruch in der Fachwelt für Eier, was für mich auch plausibel klingt, denn auch schon unsere ältesten Vorfahren haben mit Begeisterung Eier gesucht und verzehrt. In warmen Phasen ist beim Umgang mit Eiern etwas Vorsicht geboten: Nicht ungekühlt rumstehen lassen und keine Speisen zubereiten, bei denen rohes Ei im Einsatz ist! Durcherhitzte Eier dagegen sind safe. Da Eier auf den Schalen gern mit Keimen belastet sind, sollte man sich nach dem Kontakt die Hände waschen und alles, was damit in Berührung gekommen ist, in die Spülmaschine tun.

Obst Ja, und immer frisch. Keine Trockenfrüchte, diese enthalten deutlich mehr Kohlenhydrate bezogen auf die Menge von zum Beispiel 100 g. Natürlich hat eine getrocknete Aprikose nicht mehr Kohlenhydrate als eine frische, aber getrocknete kann man auch mal eben zehn oder 20 Stück wegnaschen, was man mit den frischen Früchten niemals tun würde (Das ist übrigens auch der Grund, warum Kartoffelchips so viele Kalorien haben. Ursache ist nicht das Fett, sondern die Tatsache, dass sie im Gegensatz zu einer frischen Kartoffel gar kein Wasser enthalten und so auf eine viel höhere Energiedichte kommen). Verwenden könnt ihr frische Aprikosen, Brombeeren, Erdbeeren, Himbeeren, Stachelbeeren, Johannisbeeren, Kiwis, Sauerkirschen, Heidelbeeren. Aber bitte nicht zu viel davon – maximal eine große Handvoll pro Tag! Anderes Obst nur in kleinen Mengen. Äpfel wegen des hohen Gehalts an Fruchtzucker besser weglassen. Bananen bitte ganz weglassen oder nur einen Bissen verzehren.

Getränke Bloß keine Diätgetränke! Keine Smoothies, Frucht- und Gemüsesäfte. Dagegen viel Wasser, Tee und Kaffee, gern mit Sahne. Viel Zitrone verwenden, um Geschmack ins Wasser zu bekommen. Der Saft einer halben Zitrone auf einen halben Liter Wasser, gegebenenfalls mit ein paar Eiswürfeln, ergibt ein wunderbar erfrischendes Getränk.

Brot In erster Woche nein, danach selbst gebackenes Spezialbrot. Auch davon bitte nicht mehr als zwei bis drei Scheiben pro Tag. Alternativ ein echtes Roggenvollkornbrot mit einem Anteil von 80 Prozent ganzen Körnern.

Sonderfall Ballaststoffe Täglich 2 EL geschrotete Leinsaat oder Weizenkleie (von Letzterem eher 3–4 EL; Weizenkleie sind geschmacksneutraler, aber auch problematischer für den Darm). Unauffälliger im Essen sind Kokosfasern oder Inulin, die dafür eine enorme Menge an Ballaststoffen enthalten. Ballaststoffe immer zusammen mit Wasser aufnehmen (mindestens 300 ml pro 2 EL). Ansonsten drohen sehr unangenehme Verstopfungen – vor allem bei Weizenkleie! Sogar bis hin zum Darmverschluss.

Gewürze, Kräuter Je mehr, desto besser. Auf jedes Gericht immer frische Kräuter streuen, wo es geht und schmeckt. Vor allem Schnittlauch, Petersilie, Thymian, Oregano, Basilikum, Minze und Rosmarin. Die ganz

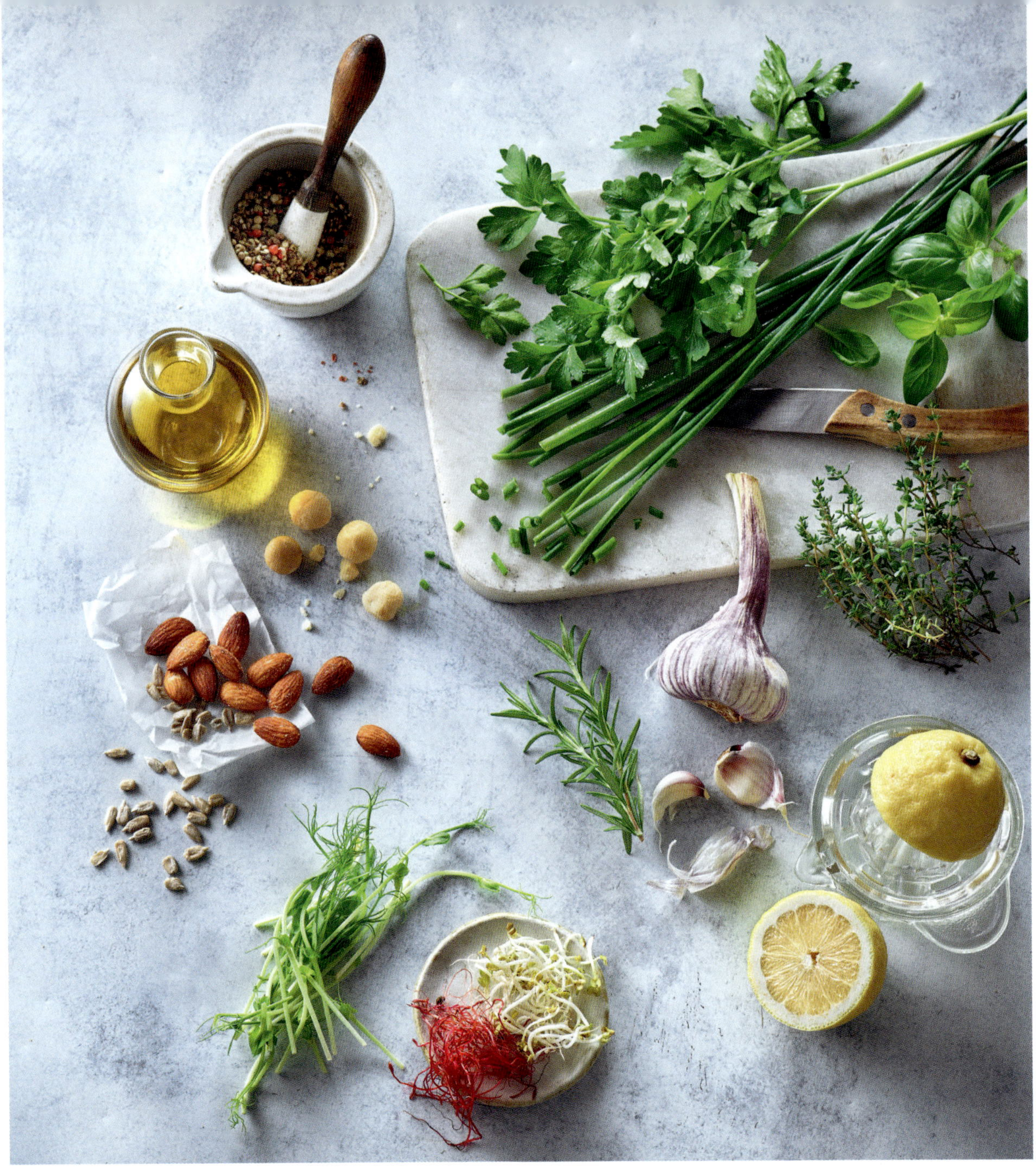

Gesunde Zutaten, die zu vielem passen und gern häufig verwendet werden dürfen.

frisch gehackten Kräuter enthalten noch sehr viele gute ätherische Öle und wertvolle sekundäre Pflanzenstoffe. Viele davon verflüchtigen sich beim Trocknen oder schon beim Liegen.

Bei Gewürzen viel Pfeffer, viel Kurkuma (sehr gut gegen Entzündungen in Verbindung mit Pfeffer), Thymian, Curry, Cayennepfeffer, Zimt, Muskat (nur wenig).

Alkohol Besser nein, wenn dann Weißwein trinken, aber nicht mehr als 250 ml pro Tag und nicht mehr als dreimal in der Woche. Frauen sollten besser nur zweimal die Woche Mengen bis zu 200 ml konsumieren, denn sie haben eine kleinere Leber. Übrigens: Alkohol unterbricht die Fettverbrennung und steigert zudem das Hungergefühl!

Alles eine Frage des Kopfes

Es gibt Menschen, denen es leichtfällt, alles das, was sie sich vornehmen, scheinbar ohne größere Mühen in die Tat umzusetzen. Auch für mich ist das eine bemerkenswerte Eigenschaft, die mir so nicht in die Wiege gelegt wurde. Sollte es euch ähnlich gehen und müsst ihr jeden Morgen kämpfen, früh aufzustehen, tagsüber keinen Unsinn zu essen und euch mehr zu bewegen, sind wir schon in einem Boot. Trotzdem ist auch eure Chance, das zu ändern, gar nicht schlecht.

Es gibt einen entscheidenden Hebel im Kopf, mit dem aus Frau „Superwoman" und aus Mann „Superman" wird. Und das ist vorsätzlich im Kopf erzeugte Vorfreude.

Beobachtet doch mal Folgendes: Niemand von den vermeintlich willensschwachen Menschen hat Probleme damit, seinen Urlaub zu buchen, seine Sachen zu packen und pünktlich am Urlaubsort zu sein. Das liegt vor allem an einer Sache: der Vorfreude. Hier ist das Ziel klar und die Vorfreude groß.

Wenn ihr euch jetzt fragt, wie es euch gelingen soll, euch auf Wochen der Entbehrungen und des Gewichtsverlusts zu freuen, kann ich sagen, dass mir und vielen anderen genau das inzwischen scheinbar mühelos gelingt. Dazu muss man „nur" einige kleine Verrenkungen im Kopf vollbringen. Ich will euch zeigen, wie.

Dahinter steckt eine einfache Erkenntnis. Jedem genialen Moment im Leben geht eine Zeit der Vorbereitung, der Einstimmung oder der Anstrengung voraus. Auch ein Urlaub ist eben mit lästigen Vorbereitungen, der Reise zum Flughafen und vom Flughafen zum Ziel belastet. Trotzdem steht sofort fest: Nächstes Jahr wieder! Es gibt eine Belohnung, die einfach überzeugt.

Mir geht es beim Abnehmen inzwischen ganz ähnlich. Natürlich ist manches erst mal lästig und der Start ist auch für mich manchmal gar nicht so einfach, aber wenn ich dann mal dran bin, freue ich mich auf alles, was jetzt kommt: Sehr bald werde ich mich bestens fühlen, die Klamotten passen wieder, jeder Blick in den Spiegel bestätigt mir, dass ich gerade wieder auf dem richtigen Weg bin. Zudem weiß ich, dass meine Gesundheit enorm profitiert, und ich werde mich sehr bald wieder auf Dinge freuen, die mir im Moment täglich selbstverständlich erscheinen.

In einer solchen Phase bin ich heute sogar in der Lage, den Hunger in den ersten Tagen zu genießen. Verrückt? Keineswegs! Mit dieser Entwicklung sind so viele positive Prozesse in meinem Körper verbunden, dass ich geradezu dankbar bin, dass ich dieses Gefühl empfinde. Ich weiß: Wenn ich jetzt durchhalte, wird das mit einem wunderbaren neuen Lebensgefühl belohnt, so wie das lästige Kofferpacken für eine Reise mit einer schönen Zeit. Probiert es einfach aus!

Askese und Entsagung können ein wahrer Luxus sein. Nicht umsonst fliegen Menschen 8.000 km, um dann vor Ort in einer Ayurveda-Kur mit einem Hauch von nichts als Essen zu genießen, dabei glücklich und zufrieden zu werden. Menschen, die sich es leisten können, zahlen heute gern mal 7.000 Euro die Woche, um in Wellnessresorts vor fast leeren Tellern zu sitzen, um anschließend glückselig von ihren Erfahrungen zu erzählen. Gut inszenierter Verzicht macht eben auch den oberen Zehntausend viel Spaß. Und es ist tatsächlich gar nicht so schwer, das mal zu testen – ohne lange Reise oder dickes Scheckbuch – und zu sehen, wie positiv sich Verzicht auf das Wohlbefinden und die Zufriedenheit auswirken kann.

Ich empfehle dazu ein kleines Experiment, am besten im Vorfeld eurer Schlank-geht-auch-anders-Phase. Nutzt doch einfach die nächste Einladung, das nächste Geschäftsessen, das nächste Buffet mal dazu, eure Teller und Gläser ganz bewusst nur sehr sparsam zu füllen und diese Entsagung ganz bewusst den ganzen Abend zu genießen. Kein voller, drückender Bauch, kein Schwips, kein Kater am nächsten Tag. Ihr werdet bemerken, dass viel Platz im Bauch auch Platz für mehr Konzentration schafft. Genießt es, anstatt viel zu erzählen den anderen aufmerksam zuzuhören, teilzunehmen an ihren Erzählungen, euch wach und dabei entspannt zu fühlen! Am nächsten Morgen sind alle Namen sofort im Kopf, nichts erinnert negativ an eine Sause am Vortag. Was für ein Vorteil gegenüber einer hemmungslosen Völlerei, wenn man sich morgens schon toll, schlank, leicht hungrig und optimistisch fühlt!

Je besser das Buffet, umso mehr Spaß macht es tatsächlich, diesem zu widerstehen. Es ist geradezu ein überwältigendes Erlebnis, angesichts eines großartigen Überangebots an Leckereien nur ein paar winzige Häppchen zu genießen, leicht und unbeschwert den Abend zu verbringen und ins Bett zu gehen. Dem Genuss tut das keinen Abbruch. Merke: Wenig Schokolade oder viel Schokolade ist der gleiche Genuss. Um das zu bemerken, muss man sich selbst einfach nur mal sehr aufmerksam beobachten.

Tatsächlich empfehle ich, solche Erfahrungen vor dem Start ganz bewusst zu sammeln. In meinen etwa 30 Jahren als Koch habe ich Menschen kennengelernt, die es geschafft haben, ihr Körpergewicht in einem begrenzten Zeitraum der Besinnung um 20, 30 oder sogar 50 Prozent zu reduzieren und ein völlig neues Leben zu beginnen. Was für ein unglaublicher Gewinn an Lebensqualität, Körperbewusstsein und Freiheit! Jeder von denen würde unterschreiben, dass es nichts gibt auf Erden, was zufriedener macht, als einmal für eine längere Zeit eigenen Schwächen zu widerstehen, um dann neu aufzuerstehen. Das Tollste daran ist, dass sehr schnell eine leicht euphorische Begeisterung einsetzt, wenn man sich die Erfolge der ersten Tage gezielt bewusst macht, spürt, wie das erste Kilo schwindet, und man sich selbst ein ehrliches Lob aussprechen kann, weil man dieses Mal den inneren Schweinehund gut gelaunt bezwungen hat. In solchen Momenten wächst das Selbstvertrauen, auch die nächste Zeit auf diese Weise hinzubekommen.

Dabei genügt ein einziger Tag, um zu wissen, dass man die Kraft hat, es zu schaffen. Denn kein Tag wird schwerer als der erste. Im Gegenteil, jeder weitere Tag wird leichter.

All das kann man in kürzester Zeit selbst erlernen. Es ist nur eine Frage des Probierens, Zulassens und Wollens. In diesem Sinne wünsche ich euch, dass es euch gelingt, diesen Turn im Kopf zu machen, wenn ihr abnehmen wollt. Er macht so vieles so viel einfacher.

Die wichtigsten Fragen aus der Praxis

In den bisherigen Test- und Anwendergruppen sind immer wieder einzelne Fragen aufgetaucht, die ich hier versuche, für euch zu beantworten. Wenn ihr weitere Fragen habt, könnt ihr euch gern bei Facebook anmelden und die Fragen in der Gruppe posten. Wir werden versuchen, jedem von euch zeitnah eine persönliche Antwort zu schicken.

Wie viel kann ich abnehmen? Das hängt sehr stark vom Ausgangsgewicht ab. Menschen mit hohem Übergewicht nehmen schneller ab. Mit jedem Kilo

Übergewicht steigt der Grundumsatz nämlich um etwa 25 kcal pro Tag. Realistisch möglich sind bei mittlerem Übergewicht 6 bis 8 kg im Monat sowie bis zu 15 kg in drei Monaten.

Wie lange kann ich das machen? Inzwischen empfehlen viele der führenden Ernährungsmediziner eine kohlenhydratarme Ernährung, und zwar lebenslang. In zahllosen Studien wurde nachgewiesen, dass eine kohlenhydratarme Kost unter anderem auch die Risiken für Herz-Kreislauf-Erkrankungen, Diabetes, Demenz und Krebs langfristig signifikant reduzieren kann. Es spricht also nichts dagegen, „Schlank geht auch anders" so lange zu machen, bis das Gewichtsziel erreicht ist, auch wenn es sich um ein Jahresprojekt handelt.

Hilft die Ernährung beim Entgiften? Wissenschaftliche Beweise dafür, dass sich im Körper Gifte ansammeln können, gibt es zuhauf, wie man zum Beispiel von Quecksilbervergiftungen weiß, deutliche Zweifel gibt es aber an dem Begriff der Schlacken oder dem Entschlacken. Die Frage einer Entschlackung ist deswegen bis heute auch unter Experten strittig. Gesichert ist, dass einige Giftstoffe mit der Zeit abgebaut oder ausgeschieden werden, andere verbleiben sehr lange im Körper. Ganz wesentlich, aber leider immer noch in weiten Teilen unbeantwortet ist, was überhaupt die kritischen Giftstoffe sind. Vieles, was in kleinen Mengen unbedenklich ist, wird bei größeren Mengen nämlich individuell gegebenenfalls zum Problem.

Ganz entscheidend ist, keine neuen Gifte zuzuführen, um dem Körper Zeit für Abbau und Erholung zu geben.

Wie viel und welchen Sport soll ich treiben? Sport hilft nur bedingt direkt beim Abnehmen. Wer also große Mengen überschüssigen Speck loswerden will, muss beim Sport Unmenschliches vollbringen. Dafür ist Sport aber sehr hilfreich, euch mental stark zu machen. Ich möchte jedem von euch empfehlen, mindestens drei bis viermal die Woche wenigstens 30 Minuten Sport zu treiben. Sport heißt hier, sich so zu bewegen, dass man leicht außer Atem kommt. Bei drei bis vier Einheiten pro Woche werdet ihr euch automatisch steigern und nicht mehr so schnell außer Puste kommen. Je mehr ihr euch bewegt, umso besser. Wer einen Monat lang jeden Tag eine Stunde für flotte Bewegung sorgt, verliert im Schnitt jede Woche ein halbes Kilo Gewicht zusätzlich. Ideal sind Sportarten, die bei Übergewicht die Gelenke nicht belasten, zum Beispiel Schwimmen, Walken und Radfahren. Für den Sport gilt dabei wie für alles im Leben: auf ausreichend Pausen achten, damit sich Muskeln, Sehnen und Gelenke wieder erholen können. Überforderung hilft niemandem. Aber Ausdauer und Hartnäckigkeit sind natürlich trotzdem gefragt. Wer sich am Anfang einmalig drei Tage bewegt und dann wieder in alte Verhaltensmuster zurückfällt, wird sicher keine Effekte erzielen.

Wie erkläre ich, wie ich mich gerade ernähre? Die Antwort könnte heißen: „Kohlenhydratarm, frisch und gesund. Ich koche deswegen viel selbst und achte auf einen niedrigen Insulinspiegel." Das beschreibt es schon sehr passend.

Was ist, wenn ich nach einigen Tagen noch nicht abgenommen habe? Das ist selten, aber keineswegs beunruhigend, wenn ihr bisher alle Regeln eingehalten habt. Salz verursacht starke Schwankungen beim Gewicht, aus diesem Grund ist es durchaus möglich, dass ihr in den ersten Tagen nicht abnehmt oder sogar ein bisschen zulegt. Ändern sich eure Ernährungsgewohnheiten, ändert sich nämlich auch der Salzkonsum. Das ist aber nur Wasser, was im Körper für wenige Tage gebunden wird. Spätestens nach sieben bis acht Tagen allerdings sollte die Waage einen Trend nach unten erkennen lassen.

Was ist, wenn ich nach wenigen Tagen bereits sehr viel abgenommen habe? Auch das ist unbedenklich und vermutlich ebenfalls durch Salz verursacht. Zudem binden Kohlenhydrate im Körper mehr Wasser als Fett und Eiweiß. Verzichtet man also auf Kohlenhydrate, kann es sein, dass man sehr schnell 1 bis 2 kg Wasser verliert. Das hängt wesentlich davon ab, wie man sich an den Tagen vorher ernährt hat.

Auf welche Erkrankung kann die Ernährung positiven Einfluss nehmen? Generell gilt eine kohlenhydratarme Ernährung als besonders entzündungshemmend, wenn sie mit viel Gemüse, Nüssen, Sprossen, Kräutern, Kernen und anderen pflanzlichen Lebensmitteln einhergeht. Unzählige Krankheitsbilder werden auf diese Weise positiv beeinflusst. Aber auch die Wahrscheinlichkeit, an Krebs, Herz-Kreislauf-Erkrankungen, Diabetes, Demenz und anderen Volkskrankheiten zu erkranken, sinkt mit der Zeit deutlich. Sogar das Hautbild profitiert.

Sollte man zusätzlich Nahrungsergänzungsmittel nehmen? Es ist nicht notwendig, Nahrungsergänzungsmittel zu nehmen, wenn man sich einigermaßen abwechslungsreich und vollwertig ernährt.

Welche Fallen gibt es? Klassische Fehler sind kohlenhydratfreie Limonaden und Kaugummis. Sie enthalten in der Regel Zuckeraustauschstoffe, die sich genauso auf den Insulinspiegel auswirken wie normaler Haushaltszucker. Das gleiche Problem gilt für Alkohol. Trockener Weißwein zum Beispiel hat 0 g Kohlenhydrate, stoppt aber sofort die Fettverbrennung. Die Angabe „keine Kohlenhydrate" ist also nur dann in unserem Sinn, wenn keine Zuckeraustauschstoffe oder Alkohole im Spiel sind. Zudem gibt es bei Produkten Überraschungen, die industriell abgepackt sind. So kann zum Beispiel Zucker, Mehl oder andere Kohlenhydrate zugesetzt sein, selbst bei Produkten, wo man es gar nicht erwartet, um einen vermeintlich besseren Geschmack zu erreichen. Deswegen: Wenn schon Fertiges kaufen, dann immer einen Blick auf die Inhaltsstoffe richten!

Was ist, wenn ich Vorerkrankungen habe? Grundsätzlich ist diese Ernährungsform für nahezu jeden gesunden Menschen ohne Vorerkrankungen und Einschränkungen geeignet und zu empfehlen. Habt ihr jedoch Vorerkrankungen, ist das eine Frage, die ihr eurem Arzt stellen müsst. Er kann sofort entscheiden, ob eine kohlenhydratarme Kost für euch geeignet ist. Problematisch könnte zum Beispiel eine Nierenschwäche, ein Typ-1-Diabetes oder eine Mangelerkrankung sein, die eine besondere Ernährungsform erfordert. Generell bei Diäten sollten Schwangere, Kleinkinder sowie Menschen mit schweren und chronischen Vorerkrankungen in jedem Fall vorher ihren Arzt fragen. Für Leistungssportler, vor allem für Ausdauersportler, ist diese Ernährungsweise ausdrücklich sehr gut geeignet.

Wie kann ich mich bei der Facebook-Gruppe anmelden? Auf Facebook mit dem eigenen Konto einloggen und dann einfach nach der Gruppe „Schlank

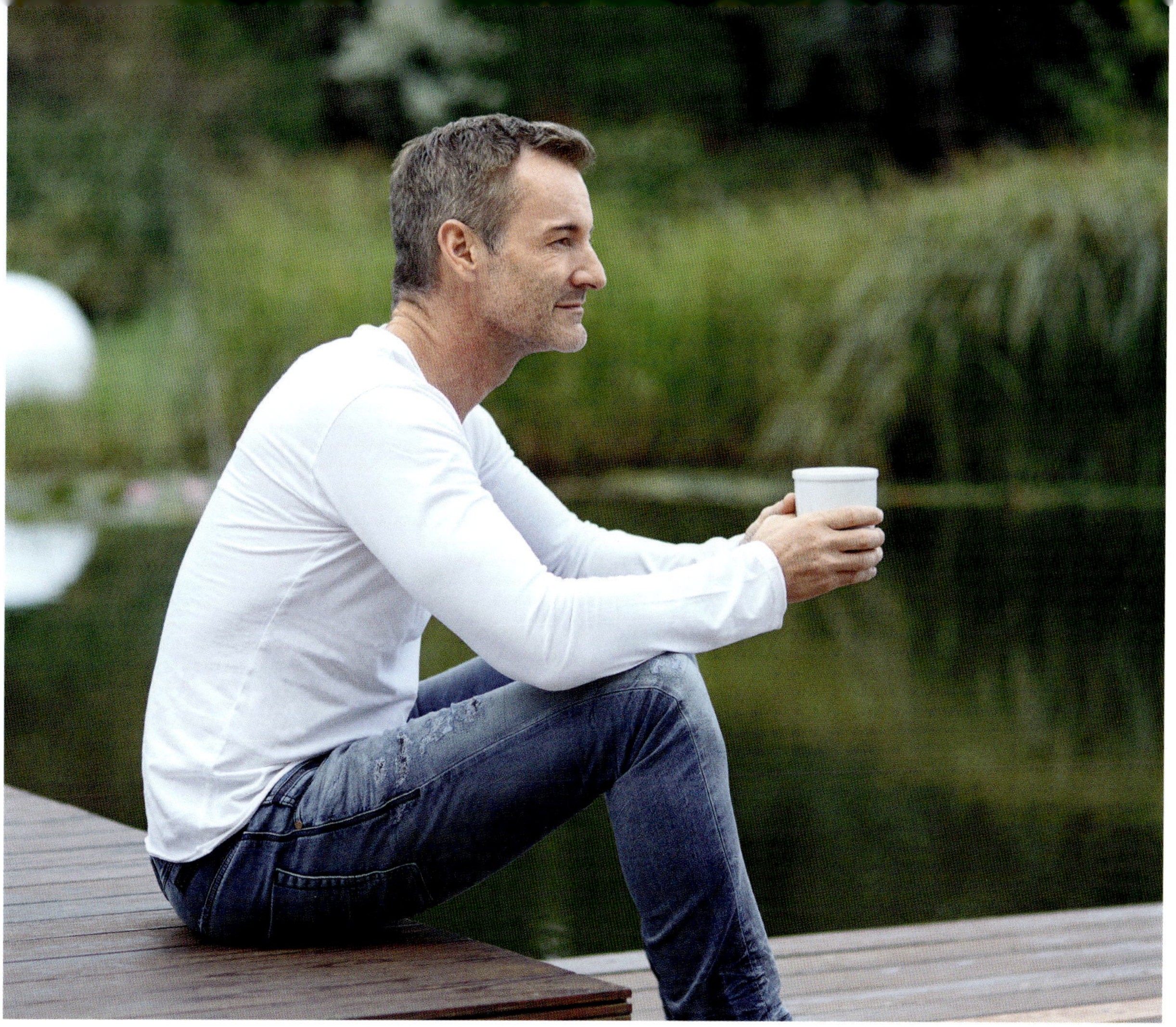

Bei meinen Recherchen bin ich immer wieder auf die hungerstillende und gesundheitlich positive Wirkung von Bitterstoffen gestoßen. Vor gut einem Jahr habe ich angefangen zu experimentieren, bis ich einen Tee zusammengemischt hatte, der mir schmeckt und gut wirkt. Auch andere Tees mit Bitterstoffen haben eine ähnliche Wirkung. So kann ich mühelos auf Zwischenmahlzeiten verzichten.

geht auch anders" suchen. Auf „Beitreten" klicken und schon bist du Teil der Gruppe.

Brauche ich den Cleansing-Tee (Reinigungstee)?
Der eigens für mein Projekt „Schlank geht auch anders" entwickelte Tee erfüllt mehrere Aufgaben, es geht aber auch problemlos ganz ohne. Zum einen dämpft dieser Tee wirksam das Hungergefühl, er versorgt uns mit gesunden Bitterstoffen und hilft, Giftstoffe auszuleiten. Entwickelt wurde er zusammen mit Professor Dietrich Grönemeyer und seiner Tochter Friederike Grönemeyer, Heilpraktikerin und Spezialistin für Pflanzenheilkunde. Alternativ können andere ähnliche Tees Verwendung finden. Fachkundige Informationen dazu erhaltet ihr im Reformhaus, in spezialisierten Apotheken oder bei eurem Heilpraktiker.

Was ist, wenn ich ganze Nahrungsmittelgruppen nicht mag oder vertrage? Mit solchen Fragen könnt ihr euch jederzeit an unsere Facebook-Gruppe wenden. Oft gibt es Lebensmittel, die einen vollwertigen Ersatz bieten. Das ist jedoch individuell anders. In einzelnen Fällen werden wir euch jedoch an euren Arzt verweisen müssen, um keine Risiken einzugehen.

LEBENSMITTEL-TABELLEN

FÜR DEN ALLTAG

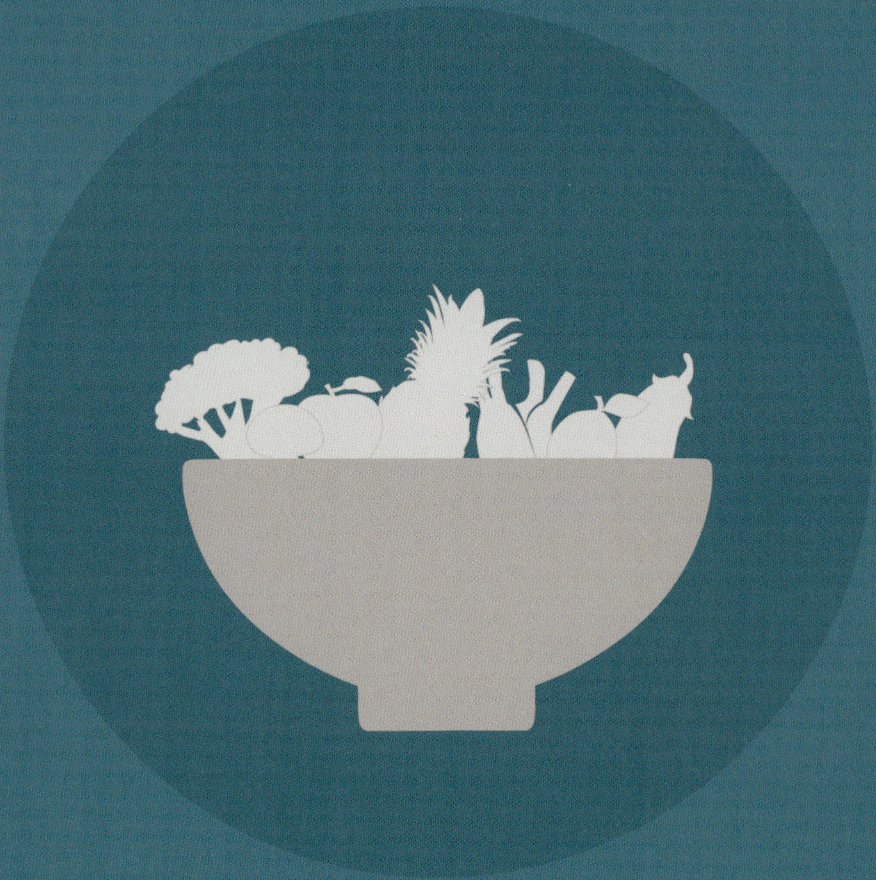

LEGENDE

- 🟢 Grün gekennzeichnete Lebensmittel sind unbedenklich im Verzehr.
- 🟡 Gelb gekennzeichnete Lebensmittel bitte in Maßen verzehren.
- 🔴 Rot gekennzeichnete Lebensmittel bitte weglassen.

Die Angaben in den Lebensmitteltabellen sind lediglich Richtwerte, die der Orientierung dienen. Abhängig von beispielsweise Herkunft, Inhaltsstoffen, Verarbeitung und Art der Lagerung können diese Werte zum Teil deutlich schwanken.

Ei	pro 100 g	
Hühner-Eigelb	0 g KH	🟢
Eier	1 g KH	🟢

Fett/Öl	pro 100 g	
Butterschmalz, Ghee	0 g KH	🟢
Erdnussöl	0 g KH	🟢
Kokosöl (kalt gepresst, Bioqualität)	0 g KH	🟢
Kürbiskernöl	0 g KH	🟢
Leinöl	0 g KH	🟢
Olivenöl	0 g KH	🟢
Weizenkeimöl	0 g KH	🟢
Kokosmilch (70–90 % Fett)	6 g KH	🟡

Fisch	pro 100 g	
Aal	0 g KH	🟢
Aal, geräuchert	0 g KH	🟢
Dorade	0 g KH	🟢
Heilbutt	0 g KH	🟢
Hering	0 g KH	🟢
Kabeljau	0 g KH	🟢
Kaviar	0 g KH	🟢
Lachs	0 g KH	🟢
Lachs, geräuchert	0 g KH	🟢
Makrele	0 g KH	🟢
Rotbarsch	0 g KH	🟢
Steinbutt	0 g KH	🟢
Thunfisch	0 g KH	🟢
Zander	0 g KH	🟢

Fleisch	pro 100 g	
Ente	0 g KH	🟢
Hähnchen	0 g KH	🟢
Hirsch	0 g KH	🟢

Kalb	0 g KH	●
Kaninchen	0 g KH	●
Lamm	0 g KH	●
Rindfleisch	0 g KH	●
Schwein	0 g KH	●
Wachtel	0 g KH	●
Wildschwein	0 g KH	●

Gemüse, Kräuter, Pilze	pro 100 g	
Austernpilze	0 g KH	●
Pfifferlinge	0 g KH	●
Brunnenkresse	0,5 g KH	●
Steinpilze	0,5 g KH	●
Bambussprossen	1 g KH	●
Blattspinat	1 g KH	●
Champignons	1 g KH	●
Chinakohl	1 g KH	●
Endivien	1 g KH	●
Feldsalat	1 g KH	●
Mangold	1 g KH	●
Sauerkraut	1 g KH	●
Radicchio	1,5 g KH	●
Alfalfa	2 g KH	●
Bleichsellerie (Stangensellerie etc.)	2 g KH	●
Blumenkohl	2 g KH	●
Bohnensprossen (Sojasprossen etc.)	2 g KH	●
Eisbergsalat	2 g KH	●
Gurke	2 g KH	●
Knollensellerie	2 g KH	●
Radieschen	2 g KH	●
Römersalat	2 g KH	●
Rote-Bete-Blätter	2 g KH	●
Rucola	2 g KH	●
Schnittlauch	2 g KH	●
Schwarzwurzel	2 g KH	●
Spargel	2 g KH	●
Zucchini	2 g KH	●
Aubergine	2,5 g KH	●
Brokkoli	2,5 g KH	●
Chicorée	2,5 g KH	●
Grünkohl	2,5 g KH	●
Rettich	2,5 g KH	●

Wirsing	2,5 g KH	●
Artischocke	3 g KH	●
Fenchel	3 g KH	●
Kräuterseitling	3 g KH	●
Lauch/Porree	3 g KH	●
Paprikaschote	3 g KH	●
Rosenkohl	3 g KH	●
Spitzkohl	3 g KH	●
Tomate	3 g KH	●
Kohlrabi	4 g KH	●
Topinambur	4 g KH	●
Weißkohl	4 g KH	●
Kürbis (außer Hokkaido)	5 g KH	●
Pastinake	12 g KH	●

Käse	pro 100 g	
Appenzeller	0 g KH	●
Bavaria Blue	0 g KH	●
Butterkäse	0 g KH	●
Fetakäse	0 g KH	●
Gouda	0 g KH	●
Greyerzer	0 g KH	●
Leerdamer	0 g KH	●
Mozzarella	0 g KH	●
Parmesan	0 g KH	●
Ziegenschnittkäse	0 g KH	●
Cheddar	0,5 g KH	●
Brie	1 g KH	●
Roquefort	2 g KH	●

Meerestiere	pro 100 g	
Garnelen	0 g KH	●
Hummer	0 g KH	●
Tintenfisch	0 g KH	●
Miesmuscheln	2,5 g KH	●
Austern	5 g KH	●

Milchprodukte	pro 100 g	
Hüttenkäse	0 g KH	●
Doppelrahmfrischkäse	3 g KH	●
Schmand	3 g KH	●
Speisequark (mind. 20 % Fett)	3 g KH	●

Schlagsahne	3,5 g KH	●
Buttermilch	4 g KH	●
Griechischer Joghurt	4 g KH	●
Mascarpone	4 g KH	●
Naturjoghurt	4 g KH	●
Saure Sahne	4 g KH	●
Milch	5 g KH	●

Nüsse und Samen	pro 100 g	
Leinsamen (braun, gold)	0 g KH	●
Hanfsamen, geschält	2 g KH	●
Hanfsamen, ungeschält	3 g KH	●
Macadamianusskerne	4 g KH	●
Mohnsamen	4 g KH	●
Paranusskerne	4 g KH	●
Chiasamen	4,5 g KH	●
Pekannusskerne	4,5 g KH	●
Kokosnuss, reif	5 g KH	●
Mandelkerne, süß	5,5 g KH	●
Tahini (Sesammus)	6 g KH	●
Erdnusskerne	7,5 g KH	●
Kokosraspel	8 g KH	●
Sesamsamen	10 g KH	●
Haselnusskerne	10,5 g KH	●
Walnusskerne	11 g KH	●
Pistazienkerne	12 g KH	●
Sonnenblumenkerne	12 g KH	●
Kürbiskerne	14 g KH	●
Mandelmus	20 g KH	●

Obst	pro 100 g	
Avocado	0,5 g KH	●
Rhabarber	1 g KH	●
Oliven, grün	2 g KH	●
Zitronensaft	2,5 g KH	●
Zitrone	3 g KH	●

In Maßen:

Himbeeren	5 g KH	●
Johannisbeeren, rot	5 g KH	●
Erdbeeren	5,5 g KH	●
Blaubeeren	6 g KH	●

Brombeeren	6 g KH	●
Grapefruit	6 g KH	●
Heidelbeere	6 g KH	●
Johannisbeere, schwarz	6 g KH	●
Wassermelone	6 g KH	●
Papaya, grün	7 g KH	●
Holunderbeere	8 g KH	●
Kiwi	8 g KH	●
Limettensaft	8 g KH	●
Stachelbeere	8 g KH	●
Aprikose	9 g KH	●
Pfirsich	9 g KH	●
Sauerkirsche	9 g KH	●
Zwetschge	9 g KH	●
Clementine	9,5 g KH	●
Mandarine	10 g KH	●
Orange	10 g KH	●
Apfel	11 g KH	●
Birne	11 g KH	●
Ananas	11,5 g KH	●
Feige	12 g KH	●
Nektarine	12 g KH	●

Pflaume	12 g KH	●
Mango	13 g KH	●
Mirabelle	14 g KH	●
Süßkirsche	14 g KH	●
Weintrauben	14 g KH	●
Granatapfel	15 g KH	●
Banane	20 g KH	●

CHALLENGER

ERFAHRUNGSBERICHTE

60 Personen hatten bereits im Vorfeld die Möglichkeit, nach einer gründlichen Befragung an der Schlank-geht-auch-anders-Challenge teilzunehmen und diese mit uns zu testen. Einige von ihnen dürfen wir in diesem Buch mit Bild und persönlichen Anmerkungen vorstellen. Wir danken allen, die mitgemacht haben!

GERHARD, KRIMINALBEAMTER

GRÖSSE
1,75 M

STARTGEWICHT
102,2 KG

CHALLENGE-DAUER
3 MONATE

ABGENOMMEN
18 KG

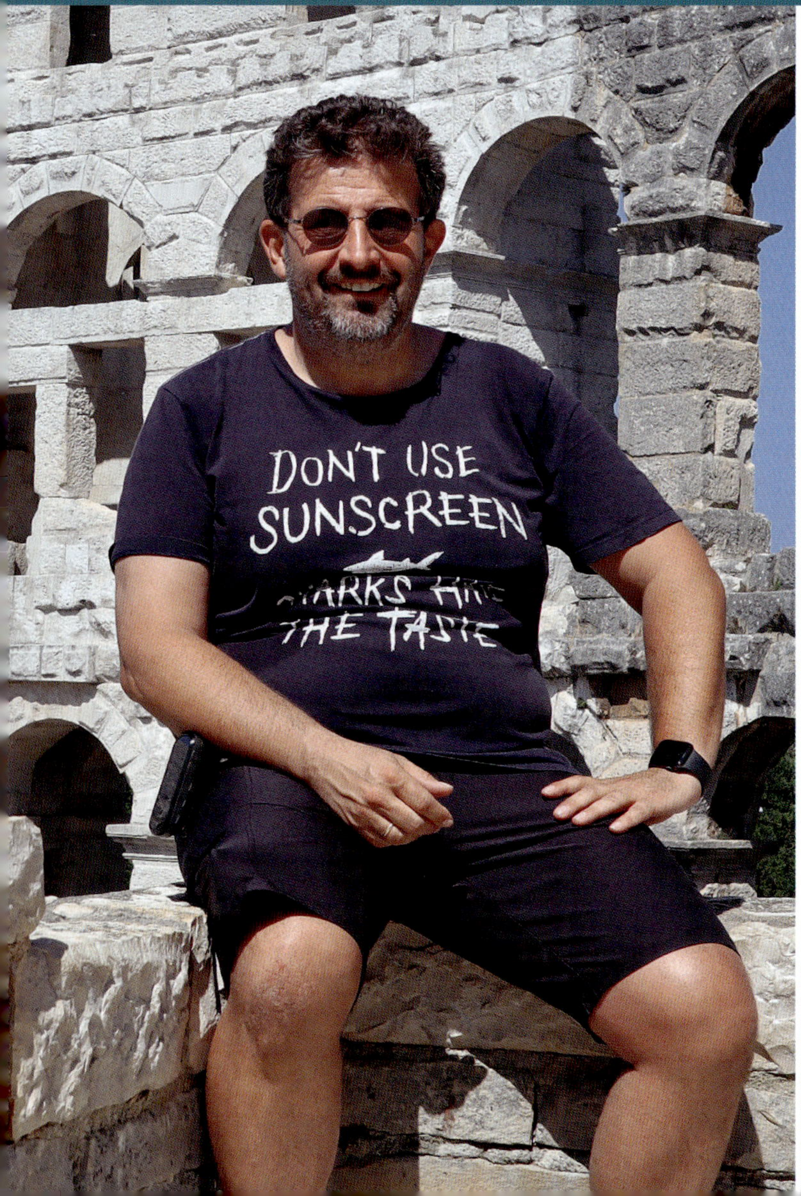

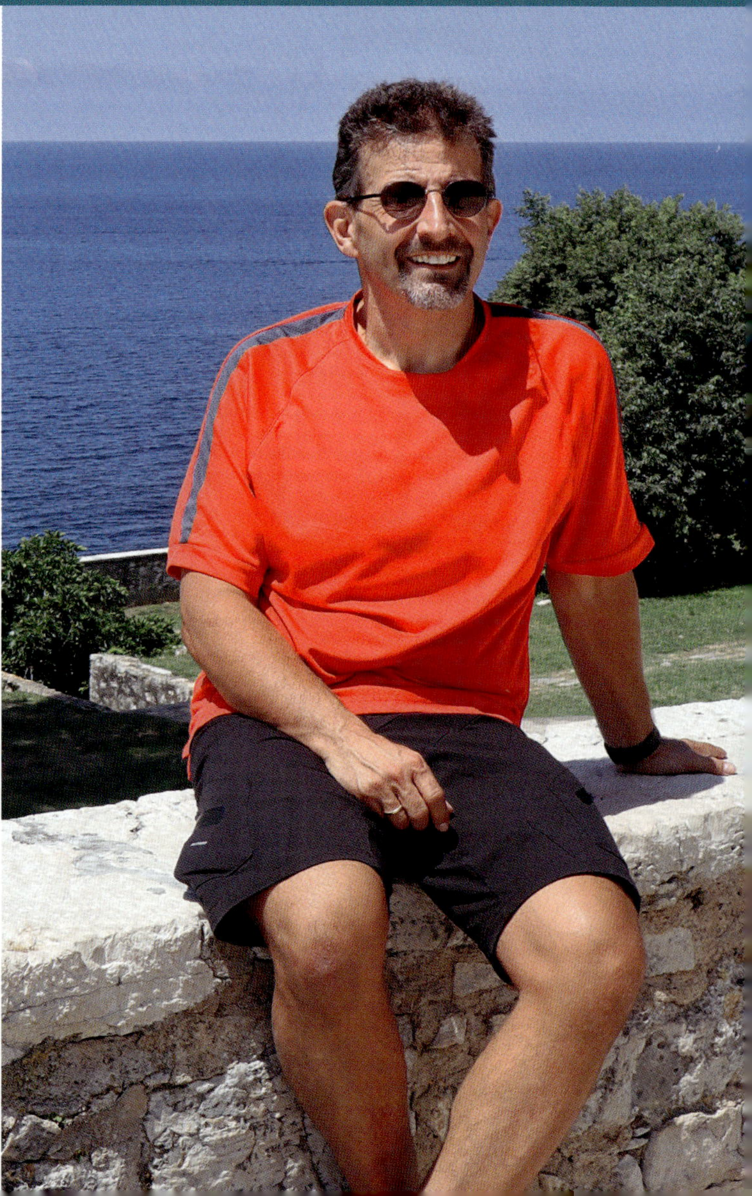

Warum hast du an der Challenge teilgenommen?

- (x) Ich möchte abnehmen.
- (x) Ich möchte auf eine gesündere Ernährung achten.
- ( ) Ich möchte neue Rezepte kennenlernen.

Haben sich deine Beschwerden in dieser Zeit verbessert?

Beschwerden	1	2	3	4	5
Übergewicht					X
Mangelnde Beweglichkeit				X	
Heißhungerattacken					X
Gelenkschmerzen				X	
Schlechtes Hautbild					X
Müdigkeit			X		
Geringes Wohlbefinden					X
Geringe Leistungsfähigkeit					X
Wenig Spaß am Kochen				X	
Wenig Spaß an Bewegung					X

1 = nicht gebessert bis 5 = gebessert

Welche Veränderungen hast du festgestellt?

„So kann es nicht weitergehen!" Als ich mich nach Weihnachten 2019 auf die Waage stellte, läuteten bei mir die Alarmglocken. Ein BMI von 34 – laut Definition starkes Übergewicht! Ein Neujahrsvorsatz war damit schnell formuliert: Abnehmen! Nur wie? Damit dieser Vorsatz nicht einfach verpufft, musste eine für mich passende Diät gefunden werden. Meine Frau entdeckte dann die Schlank-geht-auch-anders-Idee von Christian Henze. Abnehmen mit Genuss: Das hörte sich gut an! Heute kann ich sagen, dass es funktioniert hat. Unterstützt durch Sport hatte ich nach drei Monaten 18 kg abgenommen. Durch die leckeren Rezepte ernähre ich mich jetzt bewusster und abwechslungsreicher, mit frischen, regionalen Produkten. Auch wenn die Erfolge allein schon Motivation genug waren, pushte mich die Schlank-geht-auch-anders-Gruppe zusätzlich. Hier gab es von Christian nicht nur immer wieder tolle neue Rezepte, sondern die Mitglieder überraschten auch immer mit neuen Ideen und Variationen.

Mein Fazit fällt durchweg positiv aus. Meine Lebensqualität hat sich enorm gesteigert. In der Zwischenzeit habe ich 28 kg abgenommen. Mein BMI ist nun im Normalbereich. Ich fühle mich fitter und damit zufriedener. Für mich hat es sich gelohnt, den Weg zu gehen, den Christian mir gezeigt hat.

JENS, FUHRPARKLEITER

GRÖSSE
1,83 M

STARTGEWICHT
112 KG

CHALLENGE-DAUER
3 MONATE

ABGENOMMEN
15 KG

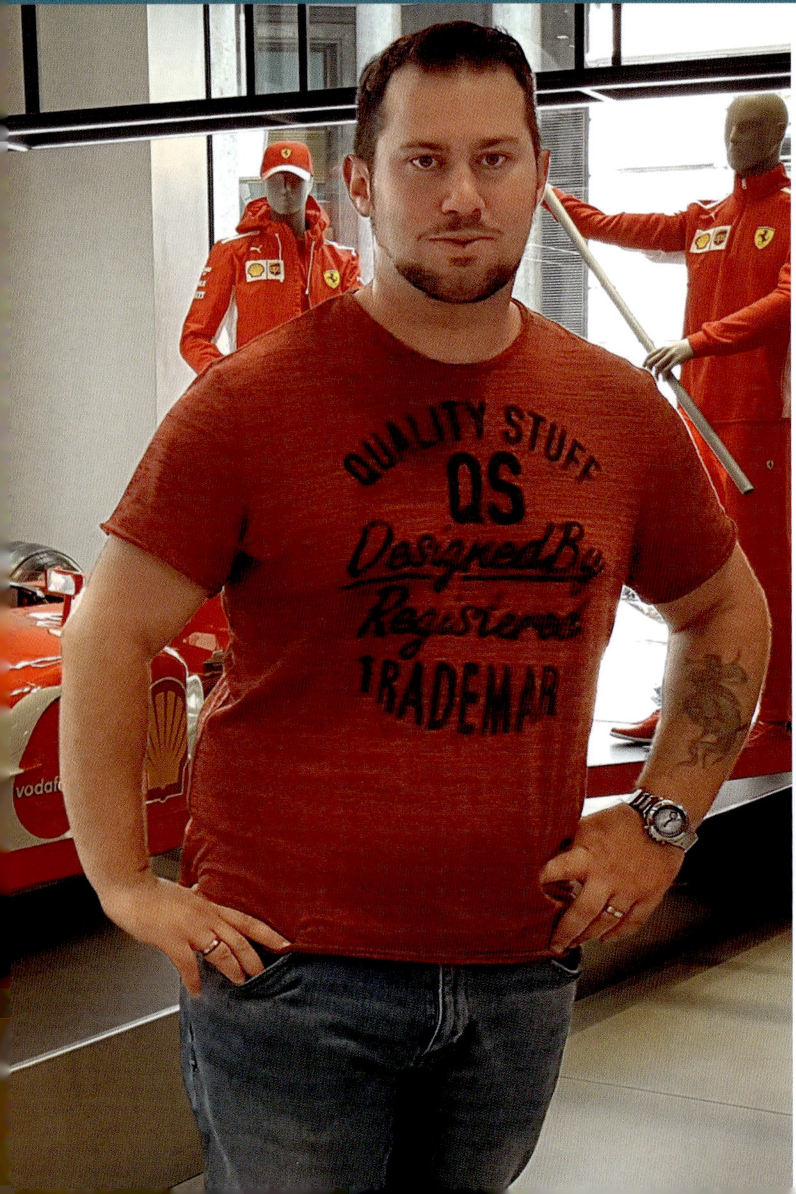

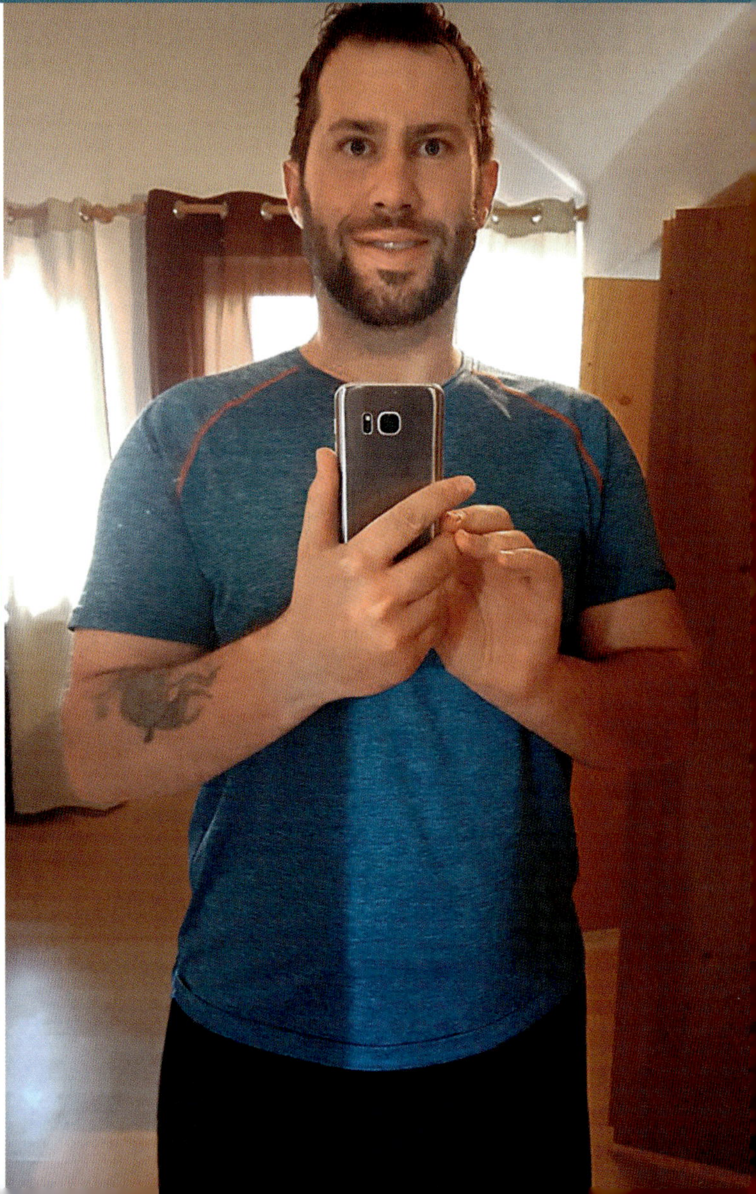

Warum hast du an der Challenge teilgenommen?

- (x) Ich möchte abnehmen.
- (x) Ich möchte auf eine gesündere Ernährung achten.
- (x) Ich möchte neue Rezepte kennenlernen.

Haben sich deine Beschwerden in dieser Zeit verbessert?

Beschwerden	1	2	3	4	5
Schlafstörungen				X	
Übergewicht					X
Mangelnde Beweglichkeit					X
Heißhungerattacken					X
Müdigkeit				X	
Geringes Wohlbefinden					X
Geringe Leistungsfähigkeit					X
Wenig Spaß am Kochen					X
Wenig Spaß an Bewegung					X

1 = nicht gebessert bis 5 = gebessert

Welche Veränderungen hast du festgestellt?

Nach anfänglicher Skepsis wurde ich durch erste Erfolge schnell vom Gegenteil überzeugt. Neben den ersten Kilos, die rasch purzelten, setzte ich mich mit Lebensmitteln wesentlich intensiver auseinander. Sämtliche Rezepte von Christian waren abwechslungsreich, äußerst lecker, schnell zubereitet und obendrein sehr günstig im Einkauf.

Heißhungerattacken blieben aus, da die Gerichte (sogar die Salate) absolut sättigend sind. Meine Fitness und mein Wohlbefinden haben sich durch die Gerichte, den zusätzlichen Sport und einen Gewichtsverlust von mittlerweile 20 kg (nach sechs Monaten) enorm verbessert.

Vielen Dank an dieser Stelle noch mal an Christian Henze! Durch die Challenge fühle ich mich leicht und so motiviert wie lange nicht mehr.

HARALD, WASSERAUFBEREITUNG

GRÖSSE
1,96 M

STARTGEWICHT
114,8 KG

CHALLENGE-DAUER
3 MONATE

ABGENOMMEN
12 KG

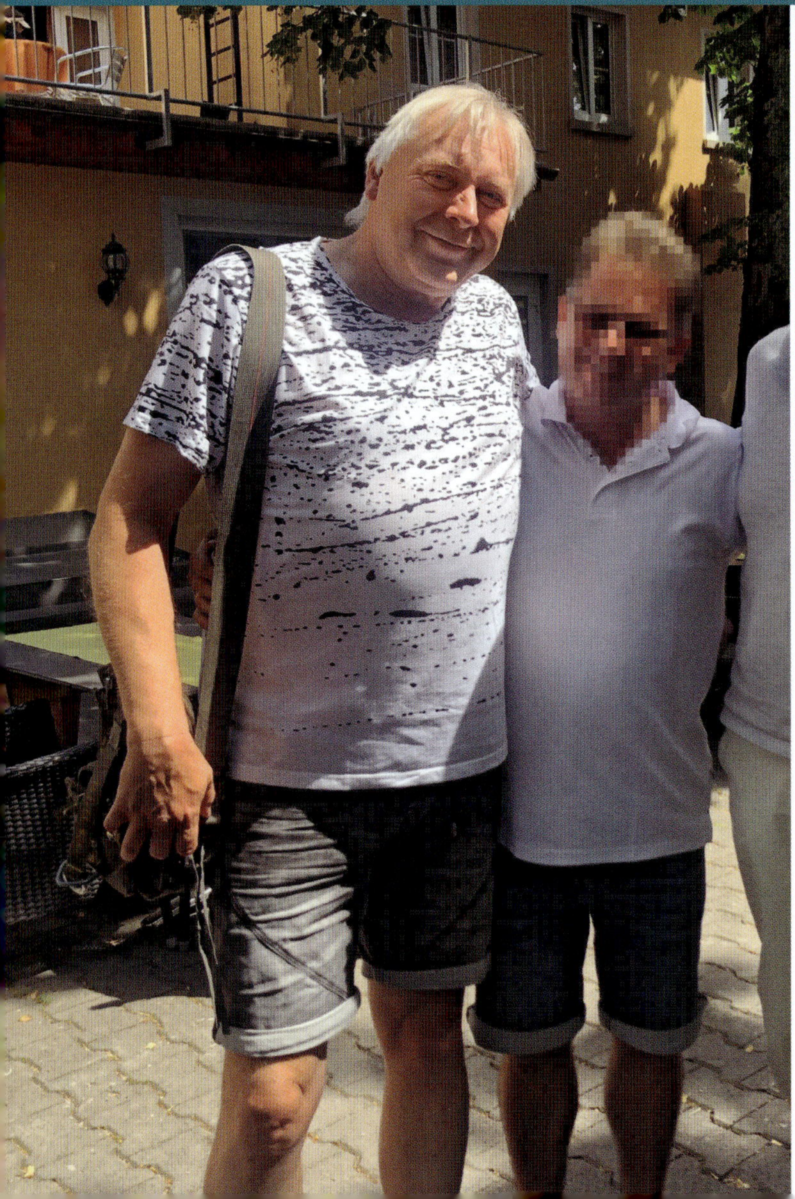

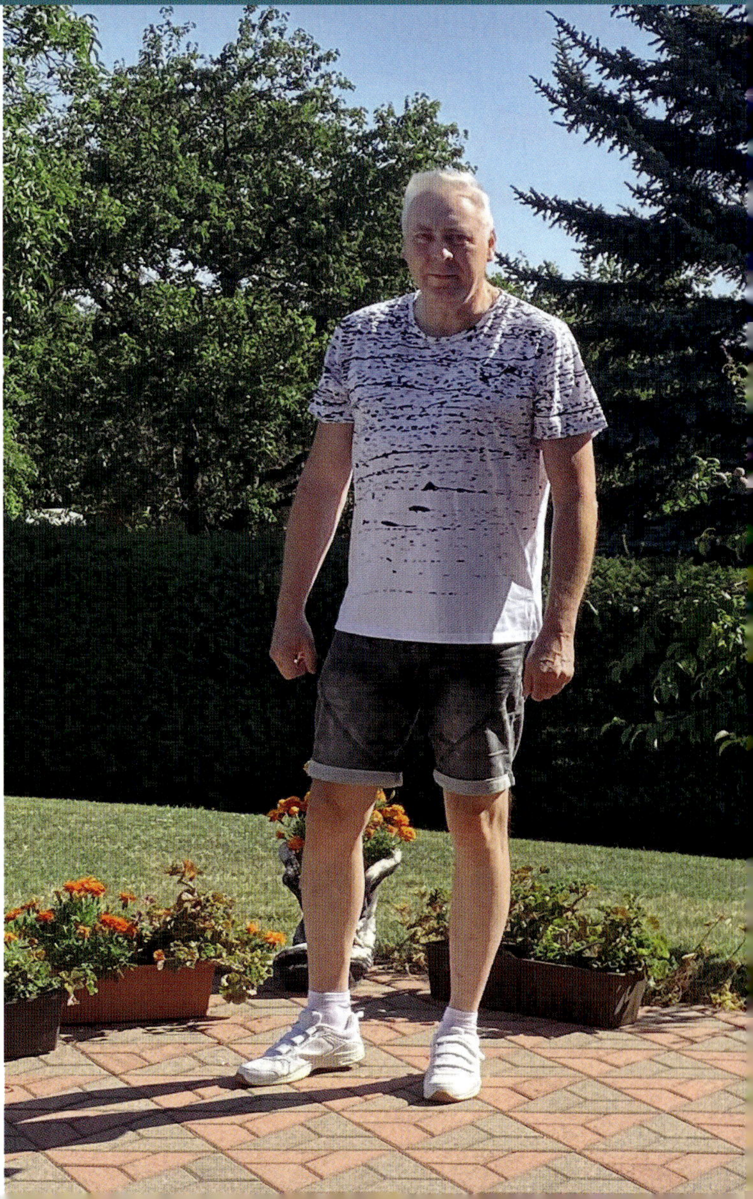

Warum hast du an der Challenge teilgenommen?

- (x) Ich möchte abnehmen.
- (x) Ich möchte auf eine gesündere Ernährung achten.
- (x) Ich möchte neue Rezepte kennenlernen.

Haben sich deine Beschwerden in dieser Zeit verbessert?

Beschwerden	1	2	3	4	5
Übergewicht					X
Mangelnde Beweglichkeit					X
Heißhungerattacken				X	
Rückenschmerzen					X
Schlechtes Hautbild					X
Bluthochdruck					X
Müdigkeit				X	
Geringes Wohlbefinden					X
Wenig Spaß am Kochen					X
Wenig Spaß an Bewegung				X	

1 = nicht gebessert bis 5 = gebessert

Welche Veränderungen hast du festgestellt?

Vielen Dank an Christian und sein Team sowie an die ganzen anderen Challenge-Teilnehmer für eine zielorientierte Verbesserung der Lebensqualität durch das gemeinsame Erarbeiten von Lösungen für einen gesunden Lebensstil mit der Aktion „Schlank geht auch anders".
Richtig bewusstes Kochen ist eben nicht nur, Zutaten zu vermischen, um Geschmack zu erzeugen, sondern eine ausgewogene Zusammenstellung gesundheitsfördernder Komponenten. Dazu gehören bewusst ausgesuchte Zutaten, Verständnis und Gefühl für das Kochen, das Christian mit seinen leckeren Rezepten vermittelt und so die Liebe zum Kochen wieder entfacht, sowie eine körperliche Ertüchtigung durch Bewegung und Sport, um einen optimalen Stoffwechsel im Körper zu erzielen.
Durch den Einklang dieser Komponenten ist eine Voraussetzung für eine gesunde, kompakte Ernährung geschaffen, die sich in den Resultaten unserer Challenge widerspiegelt.
Danke, dass ich Teilnehmer dieser großartigen Challenge sein durfte!

BIRGIT, KINDERGARTENLEITUNG

GRÖSSE
1,76 M

STARTGEWICHT
87 KG

CHALLENGE-DAUER
3 MONATE

ABGENOMMEN
10 KG

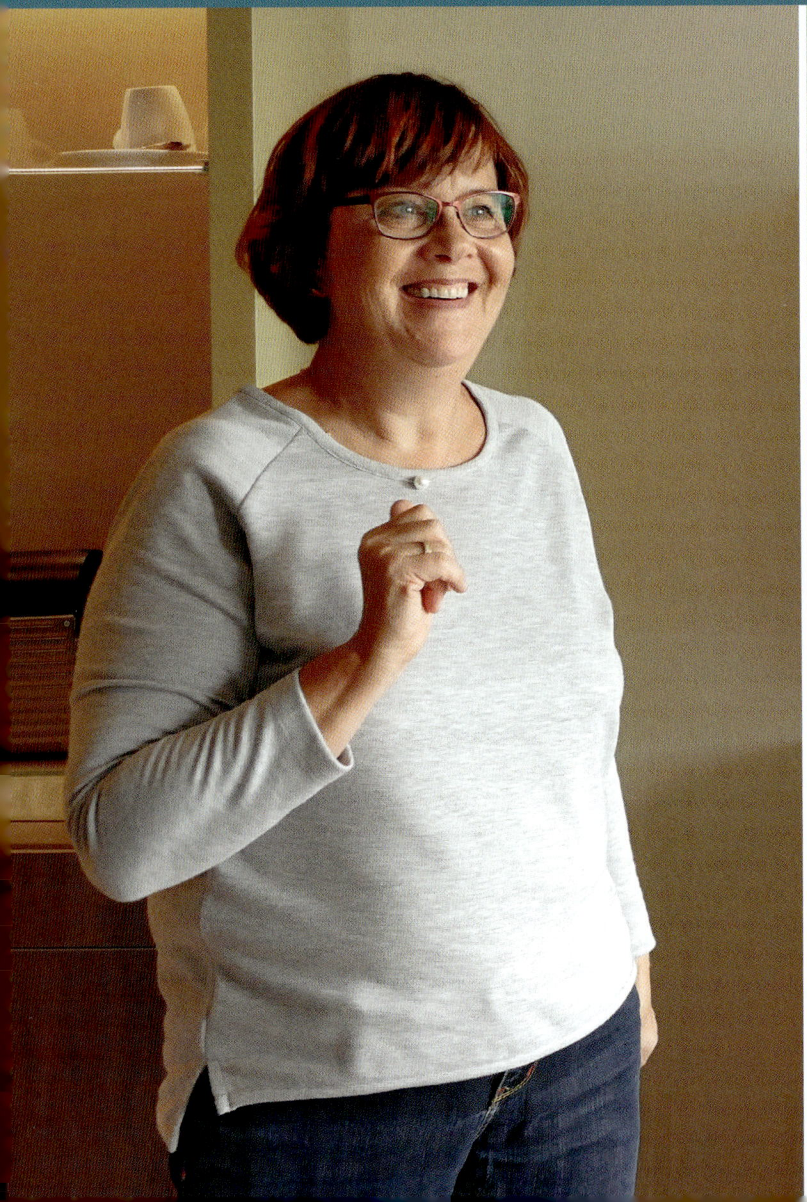

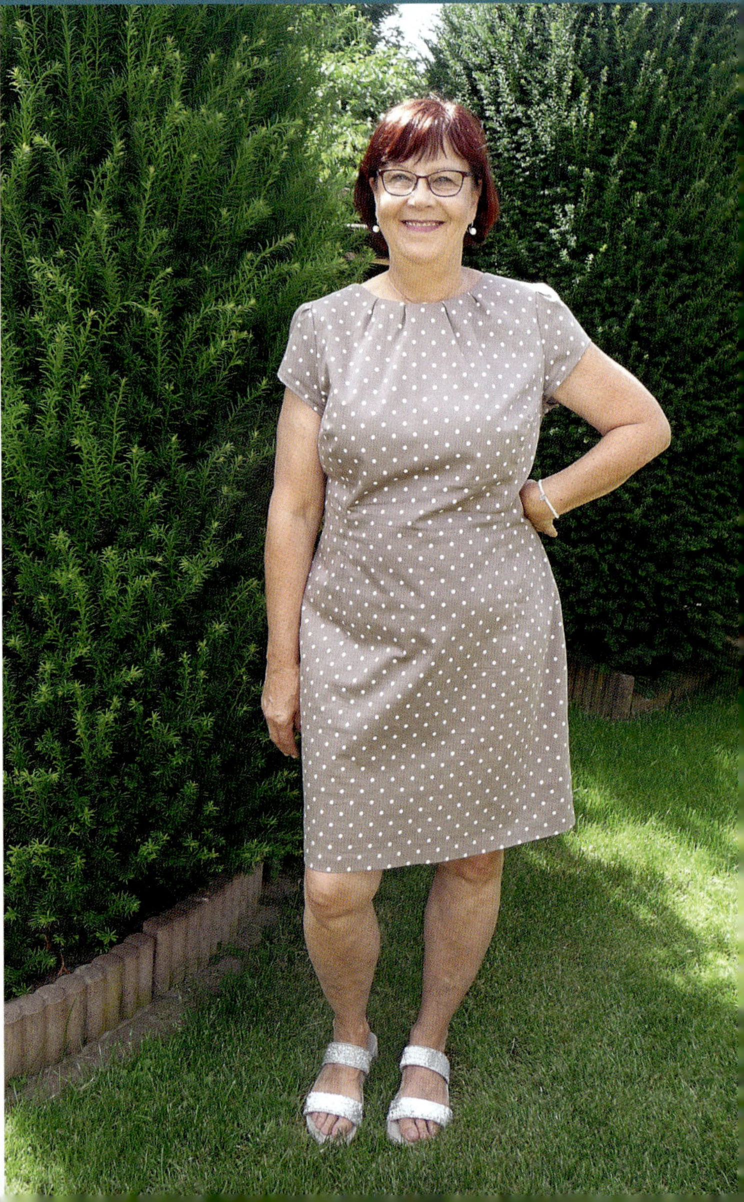

Warum hast du an der Challenge teilgenommen?

- (x) Ich möchte abnehmen.
- (x) Ich möchte auf eine gesündere Ernährung achten.
- (x) Ich möchte neue Rezepte kennenlernen.

Haben sich deine Beschwerden in dieser Zeit verbessert?

Beschwerden	1	2	3	4	5
Schlafstörungen				X	
Übergewicht					X
Heißhungerattacken					X
Gelenkschmerzen					X
Arthrose					X
Bluthochdruck					X
Müdigkeit				X	
Geringes Wohlbefinden					X
Geringe Leistungsfähigkeit					X
Wenig Spaß an Bewegung					X

1 = nicht gebessert bis 5 = gebessert

Welche Veränderungen hast du festgestellt?

Mit zunehmendem Alter und Beginn der Wechseljahre nahm ich stetig zu. Ich habe schon einige Diäten hinter mir, habe es aber nie richtig geschafft, mich an die Diäten zu halten. Viel zu kompliziert und zeitaufwendig und ein Resultat sah man auch nicht so richtig. Im Januar 2020 war es so weit, gewohnte Wege zu verlassen und mal etwas Neues auszuprobieren. Durch einen glücklichen Zufall konnte ich an der #henzechallenge „Schlank geht auch anders“ teilnehmen. Als Erstes lernte ich, mich mit meinem eigenen Essverhalten auseinanderzusetzen. Was, wann, wie und wie viel esse ich zwischendurch? Die Lust am Kochen kam wieder und dank der vielen leckeren Rezepte habe ich wieder gern und unkompliziert gekocht. Gesundheitlich ging es mir rasch besser, meine Arthroseschmerzen haben sich deutlich reduziert, Reflux wurde weniger und ich fühlte mich einfach wesentlich wohler in meiner Haut. Heute habe ich mein Wohlfühlgewicht erreicht und 10 kg abgenommen. Geschafft habe ich das hauptsächlich durch die Facebook-Gruppe, in der Fragen beantwortet und Rezepte gepostet wurden und die Teilnehmer sich gegenseitig motiviert haben. Tagtäglich wurde ich angestachelt, als Nächstes dieses oder jenes Rezept auszuprobieren und vor allem: dranzubleiben! So wurde ich von jetzt auf gleich zur Köchin, die mit Genuss und Spaß leckere Gerichte zubereitete und gleichzeitig abnahm.

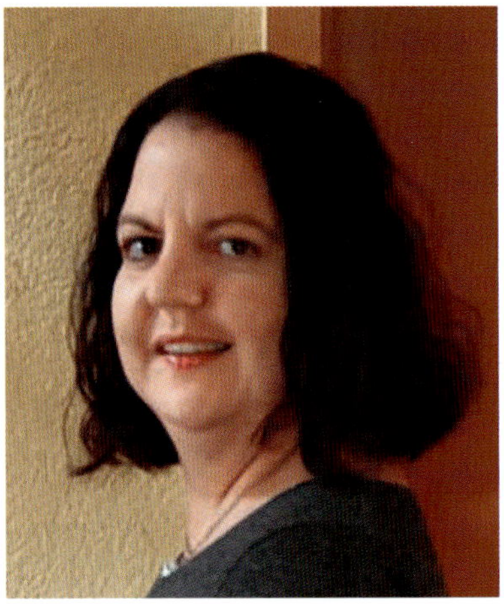

NADINE, PHYSIOTHERAPEUTIN

GRÖSSE
1,63 M

STARTGEWICHT
103 KG

CHALLENGE-DAUER
3 MONATE

ABGENOMMEN
9 KG

Warum hast du an der Challenge teilgenommen?

- (x) Ich möchte abnehmen.
- (x) Ich möchte auf eine gesündere Ernährung achten.
- (x) Ich möchte neue Rezepte kennenlernen.

Haben sich deine Beschwerden in dieser Zeit verbessert?

Beschwerden	1	2	3	4	5
Schlafstörungen				X	
Übergewicht					X
Mangelnde Beweglichkeit				X	
Heißhungerattacken					X
Schlechtes Hautbild				X	
Kopfschmerzen/Migräneanfälle				X	
Müdigkeit					X
Geringes Wohlbefinden					X
Wenig Spaß am Kochen					X
Wenig Spaß an Bewegung					X

1 = nicht gebessert bis 5 = gebessert

Welche Veränderungen hast du festgestellt?

Mein persönliches Ziel für die Challenge war, mich gesünder zu ernähren und dabei auch noch Gewicht zu verlieren. Die Rezepte, die wir von Christian bekommen haben, finde ich einfach klasse. Sie sind praktisch, alle schnell zubereitet und sehr, sehr lecker.

Seitdem ich mit der Challenge angefangen habe, fühle ich mich besser und fitter. Vor allem durch Christian und die gemeinsame Facebook-Gruppe habe ich immer neue Motivation getankt. Denn einfach aufzugeben ist keine Option!

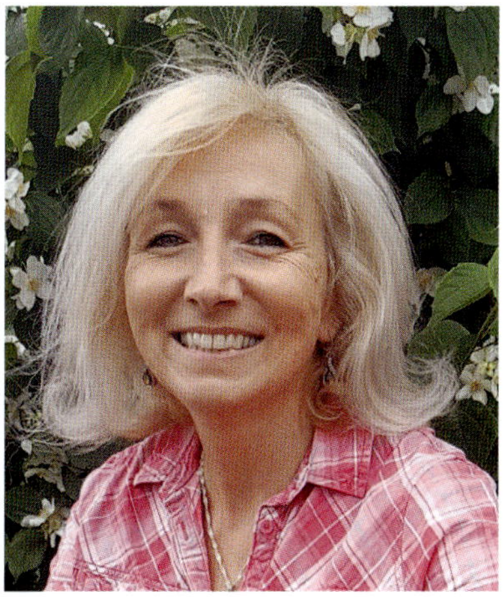

KERSTIN, HAUSFRAU

GRÖSSE
1,67 M

STARTGEWICHT
62 KG

CHALLENGE-DAUER
3 MONATE

ABGENOMMEN
6,5 KG

Warum hast du an der Challenge teilgenommen?

- (x) Ich möchte abnehmen.
- (x) Ich möchte auf eine gesündere Ernährung achten.
- ( ) Ich möchte neue Rezepte kennenlernen.

Haben sich deine Beschwerden in dieser Zeit verbessert?

Beschwerden	1	2	3	4	5
Heißhungerattacken			X		
Gelenkschmerzen					X
Schlechtes Hautbild					X
Müdigkeit			X		
Geringe Leistungsfähigkeit			X		

1 = nicht gebessert bis 5 = gebessert

Welche Veränderungen hast du festgestellt?

Ich bin für die Möglichkeit, an dieser Challenge teilzunehmen, sehr dankbar. Aus gesundheitlichen Gründen wollte ich durch gesunde Ernährung mein Gewicht reduzieren. Begeistert bin ich von dem Resultat! Vor allem, dass ich da abgenommen habe, wo es sonst schwer ist, Pfunde loszuwerden – am Bauch. Meine Haut sieht frischer und nicht mehr so müde aus. Während der Challenge habe ich nichts vermisst und das Abnehmen ging wie von allein. Heute ernähre ich mich immer noch nach Christians Vorgaben und kann mein Gewicht gut halten. Habe ich doch mal gesündigt, halte ich mich an den Trick von Christian und spaziere ein Stückchen länger oder absolviere ein ABS-Workout. So funktioniert es wunderbar.

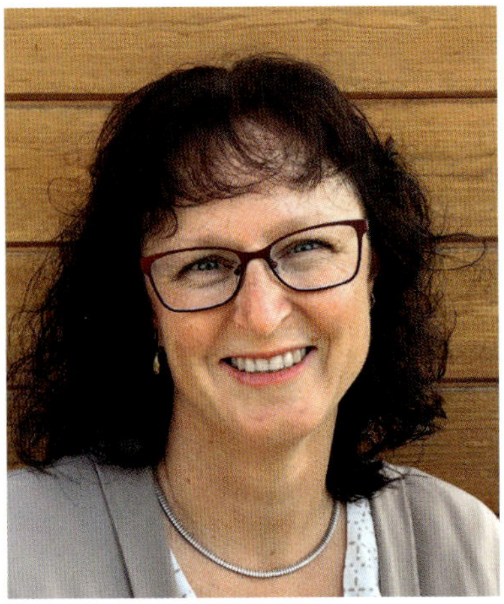

ANDREA, ARZTHELFERIN

GRÖSSE
1,68 M

STARTGEWICHT
80 KG

CHALLENGE-DAUER
3 MONATE

ABGENOMMEN
5 KG

Warum hast du an der Challenge teilgenommen?

- (x) Ich möchte abnehmen.
- ( ) Ich möchte auf eine gesündere Ernährung achten.
- ( ) Ich möchte neue Rezepte kennenlernen.

Haben sich deine Beschwerden in dieser Zeit verbessert?

Beschwerden	1	2	3	4	5
Übergewicht					X
Mangelnde Beweglichkeit					X
Heißhungerattacken				X	
Bluthochdruck				X	
Kopfschmerzen/Migräneanfälle			X		
Müdigkeit				X	
Geringes Wohlbefinden					X
Geringe Leistungsfähigkeit				X	
Wenig Spaß am Kochen					X
Wenig Spaß an Bewegung					X

1 = nicht gebessert bis 5 = gebessert

Welche Veränderungen hast du festgestellt?

Die Schlank-geht-auch-anders-Challenge heißt für mich, gut zu essen, nicht zu hungern und trotzdem langsam, aber sicher Pfunde zu verlieren. Mein Gewichtsverlust ist jetzt nicht die Topleistung, aber ich habe gelernt, mich bewusster und gesünder zu ernähren.
Zugegeben: Es war nicht immer, einfach auf Kohlenhydrate zu verzichten, aber durch die tolle Motivation vom Team und von den anderen Teilnehmern, die vielen Tipps und Tricks sowie die superleckeren Rezepte von Christian hat es funktioniert und auch die Freude am Kochen ist durch die tollen Rezepte wieder zurückgekehrt. Einfach nur empfehlenswert!

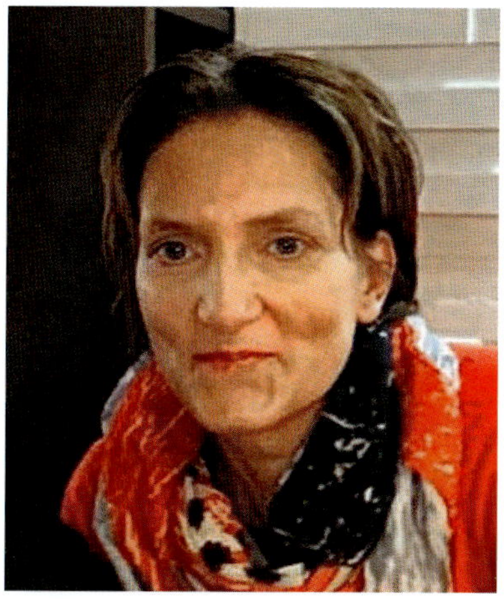

ANTJE, BÜROKAUFFRAU

GRÖSSE
1,65 M

STARTGEWICHT
63 KG

CHALLENGE-DAUER
3 MONATE

ABGENOMMEN
5 KG

Warum hast du an der Challenge teilgenommen?

- ◯ Ich möchte abnehmen.
- (x) Ich möchte auf eine gesündere Ernährung achten.
- (x) Ich möchte neue Rezepte kennenlernen.

Haben sich deine Beschwerden in dieser Zeit verbessert?

Beschwerden	1	2	3	4	5
Mangelnde Beweglichkeit					X
Schlechtes Hautbild					X
Müdigkeit					X
Geringes Wohlbefinden					X
Geringe Leistungsfähigkeit					X
Wenig Spaß am Kochen					X
Wenig Spaß an Bewegung					X

1 = nicht gebessert bis 5 = gebessert

Welche Veränderungen hast du festgestellt?

Die Challenge war für mich eine super Erfahrung, um auf eine gesunde Ernährung zu achten und neue Rezepte kennenzulernen. Die Betreuung in der Gruppe und der Austausch inklusive Motivation durch die anderen Teilnehmer – zusammen mit der Unterstützung des Verlags und den interessanten Profi-Tipps – ergab einfach eine tolle Kombination.
Ich habe gelernt, dass man nicht auf alles verzichten muss – dank der vielen neuen und leckeren Rezepte von Christian Henze, die vor allem das Frühstück abwechslungsreicher gestalten. Nach der dreimonatigen Teilnahme fühle ich mich einfach wohler und habe dabei sogar 5 kg abgenommen.

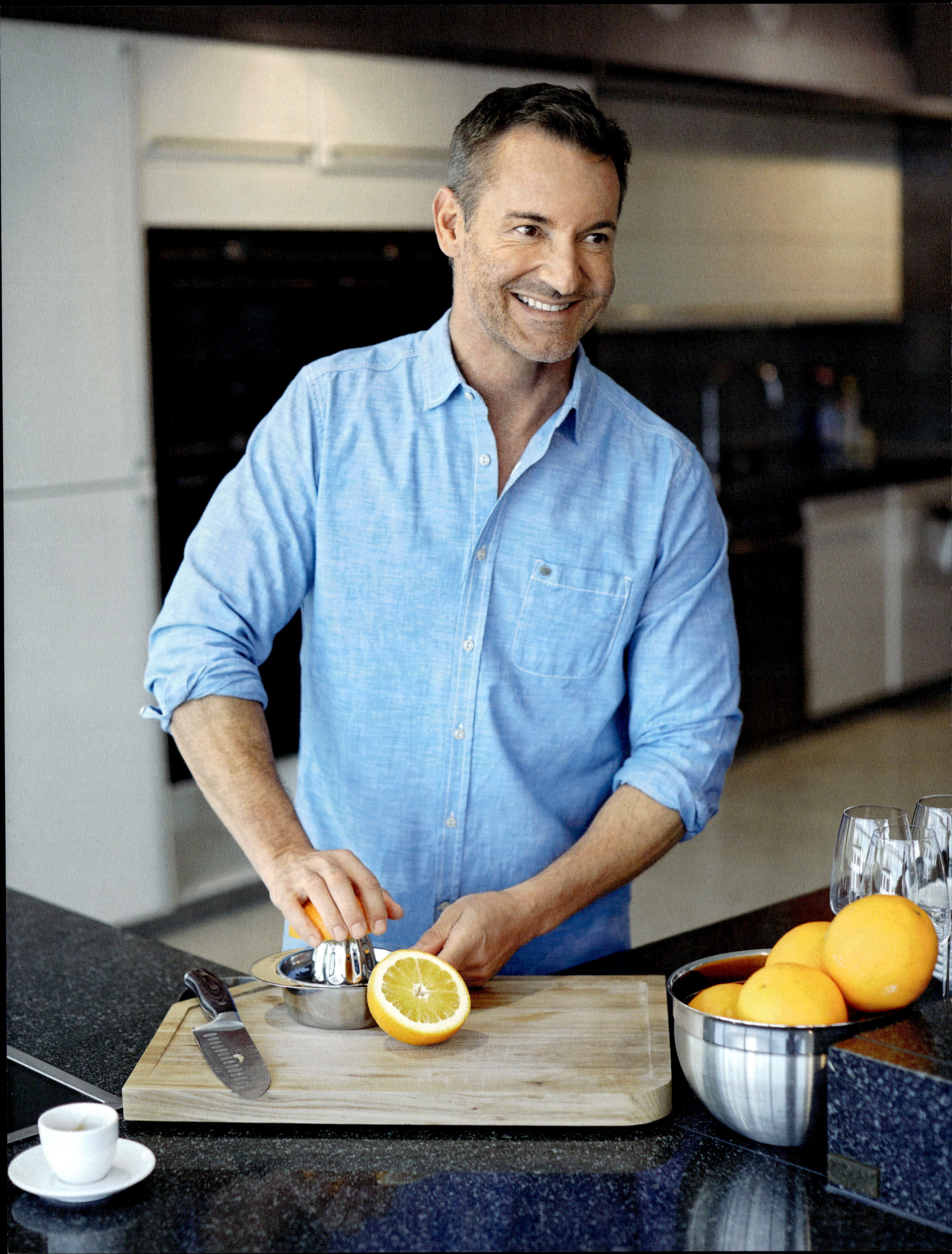

FRÜHSTÜCK

ENTSPANNT IN DEN TAG

Christians Sonntagsfrühstück

vegetarisch, glutenfrei,
frei von raffiniertem Zucker

Zubereitungszeit 12 Minuten
Für 2 Personen

1–2 Frühlingszwiebeln
1 Knoblauchzehe
20 g Butter
80 g Manchego (alternativ junger Parmesan)
4 Bioeier (Größe M)
1 TL milde Harissa (alternativ z. B. Sambal Oelek)
40 g Schmand (24 % Fett)
Salz
schwarzer Pfeffer aus der Mühle

Frühlingszwiebel(n) putzen und in feine Ringe schneiden. **Knoblauchzehe** schälen und fein hacken. **Butter** in einer Pfanne aufschäumen lassen, Frühlingszwiebeln und Knoblauch darin farblos anschwitzen. Den **Manchego** in etwa 5 mm dicke Scheiben schneiden und auf den Frühlingszwiebeln verteilen. ● **Eier** aufschlagen und vorsichtig in die Zwischenräume geben. ● **Harissa, Schmand,** etwas **Salz** und **Pfeffer** verrühren und als kleine Kleckse auf die Eier setzen. Den Deckel auflegen und bei mittlerer Hitze 4–5 Minuten garen, bis die Eier an der Oberfläche leicht milchig gestockt, aber noch nicht durchgegart sind. ● Zum Schluss etwas **Pfeffer** über das Sonntagsfrühstück mahlen und nach Belieben entweder aus der Pfanne servieren oder auf eine Servierplatte setzen.

Nährwerte pro Portion: 493 kcal
42 g F, 26 g EW, 3 g KH, 0 g B

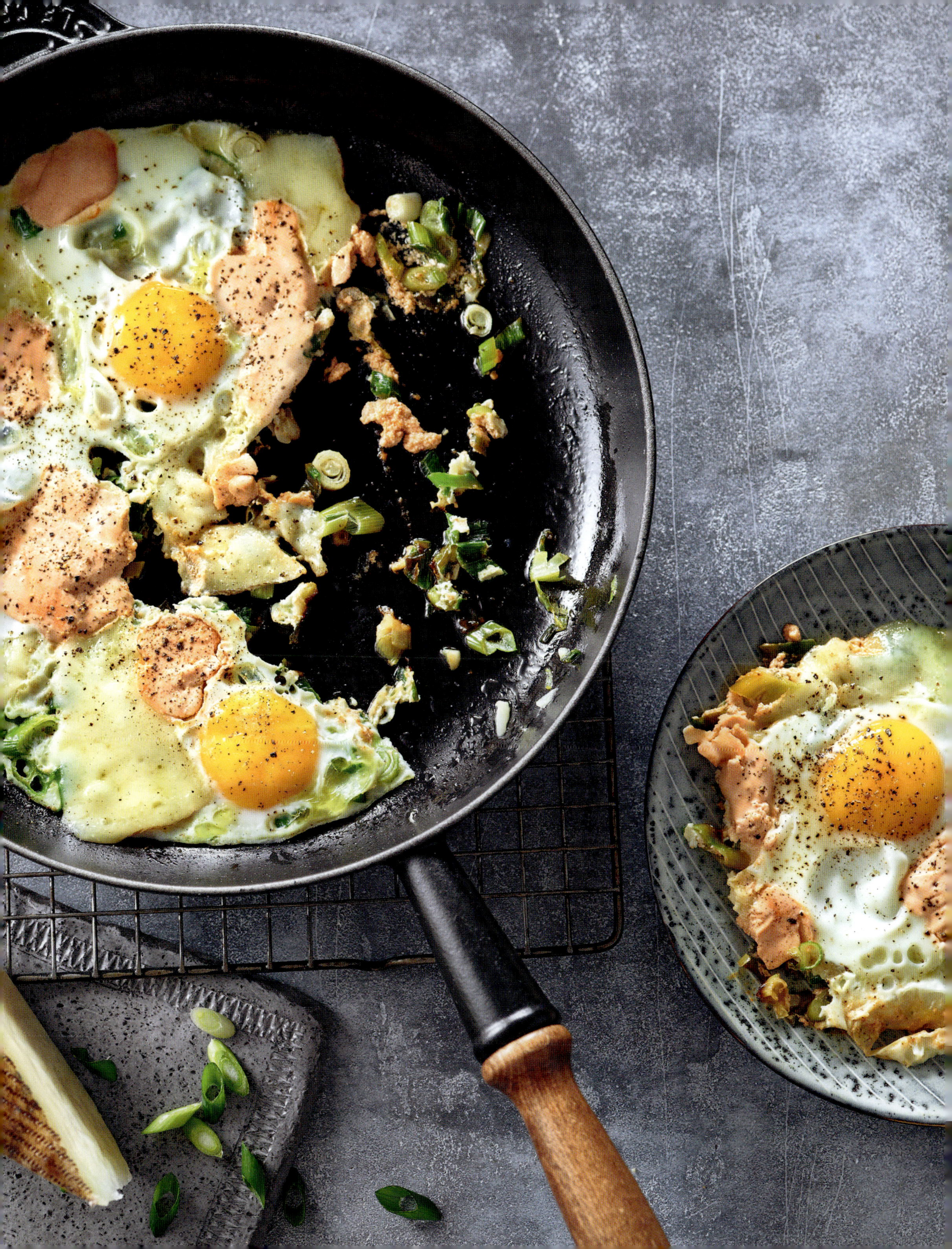

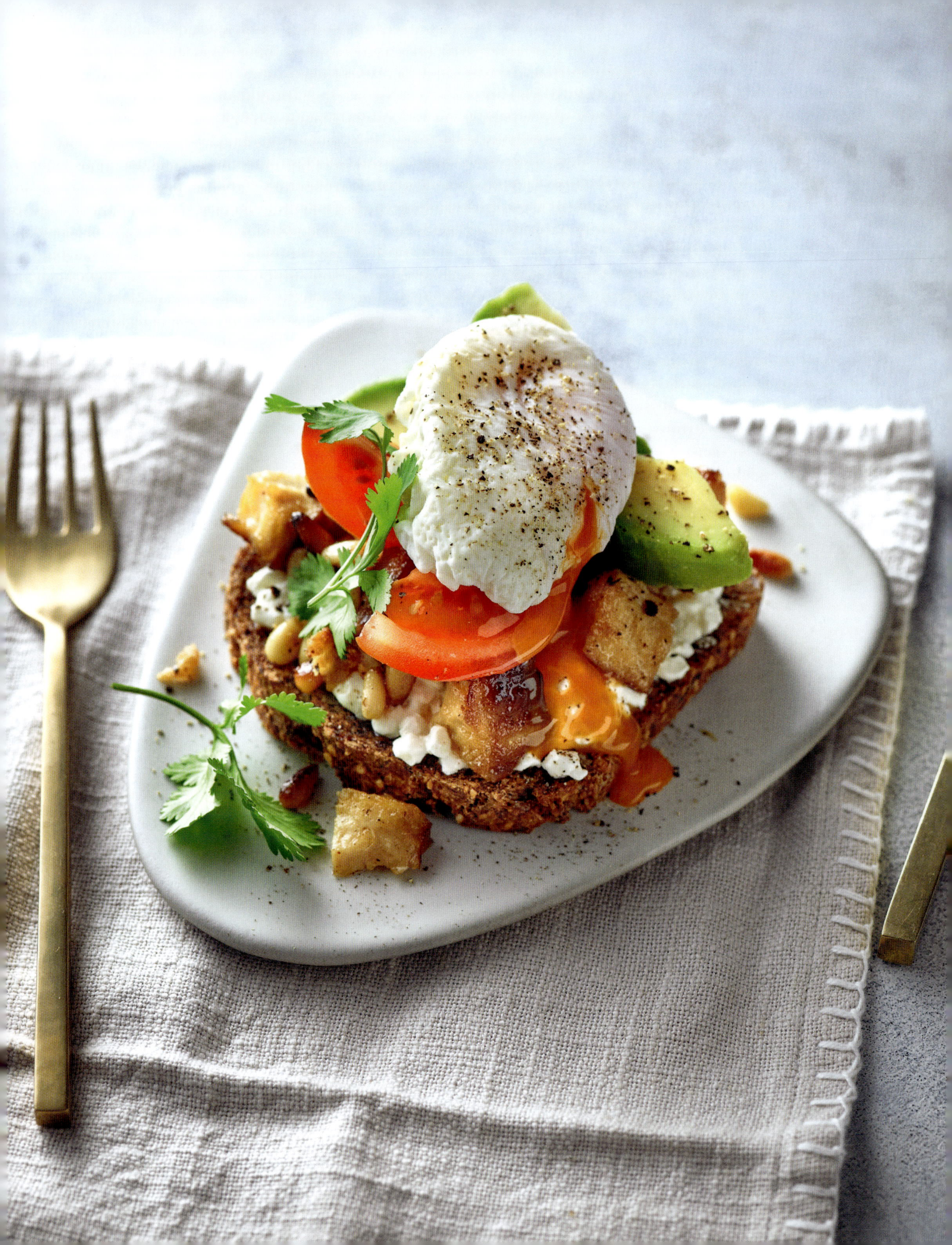

Avocadobrot mit Honigtofu und pochiertem Ei

vegetarisch,
frei von raffiniertem Zucker

Zubereitungszeit 20 Minuten
Für 2 Personen

30 g Butter
2 Scheiben Dinkel-Leinsamen-Brot (siehe Seite 62; à 40 g) oder ein anderes Vollkornbrot
80 g Räuchertofu
1 ½ EL flüssiger Honig (15 g)
15 g Pinienkerne
2 EL heller Essig (20 ml)
Salz
2 Bioeier (Größe M)
125 g reifes Avocadofruchtfleisch
100 g Strauchtomaten
40 g Hüttenkäse
etwas Koriandergrün

Butter in einer Pfanne aufschäumen lassen und die **Brotscheiben** darin beidseitig rösten. Aus der Pfanne nehmen. ● **Räuchertofu** grob zerbröseln und in der gleichen Pfanne kurz anbraten. **Honig** und **Pinienkerne** zugeben, kurz karamellisieren lassen und vom Herd nehmen. ● Rechtzeitig etwa 2 l Wasser in einem Topf aufkochen. **Essig** und etwas **Salz** zugeben und nicht mehr kochen lassen. Mit einem Löffel das Wasser kräftig verrühren, sodass ein Strudel entsteht. **Eier** einzeln in Tassen aufschlagen, mittig in den Wasserstrudel gleiten lassen und 3–4 Minuten pochieren. Herausnehmen und kurz abtropfen lassen. ● Inzwischen **Avocado** in Spalten schneiden. **Tomaten** waschen und auch in Spalten schneiden. Die gerösteten Brote zuerst mit **Hüttenkäse** bestreichen. Dann locker mit Honigtofu, Avocado und Tomaten belegen. Zum Schluss je ein pochiertes Ei daraufsetzen und mit **Koriander** garnieren.

Tipp für glutenfreie Variante Möchtet ihr es glutenfrei haben? Dann nehmt als Brot zwei Scheiben Körner-Nuss-Brot (siehe Seite 69) oder Sandwichbrot (siehe Seite 73).

Nährwerte pro Portion: 599 kcal
47 g F, 25 g EW, 19 g KH, 9 g B

Helles Dinkel-Leinsamen-Brot

Nährwerte für 100 g: 277 kcal
15 g F, 13 g EW, 19 g KH, 10 g B

vegan, frei von raffiniertem Zucker

Zubereitungszeit 15 Minuten plus 60 Minuten Backzeit
Ergibt 1 Brot (ca. 1,2 kg)

1 Würfel frische Hefe (42 g)
3 EL Apfelessig (30 ml)
200 g Goldleinsamen
300 g Dinkelmehl (Type 630)
75 g geschälte Sesamsamen
75 g Sonnenblumenkerne
75 g Kürbiskerne
25 g Flohsamenschalen
3 TL Salz (15 g)
Außerdem
Kastenform (ca. 25 × 10 cm)

Hefe in 500 ml handwarmem Wasser auflösen und **Apfelessig** zugeben. ● **Leinsamen** im Mixer oder Blitzhacker frisch schroten und mit den restlichen **Zutaten** mischen. Die Mehlmischung zur Hefeflüssigkeit geben und mit den Knethaken des Handrührgeräts etwa 3 Minuten verkneten. ● Die Kastenform mit Backpapier auslegen. Den Teig hineingeben, fest andrücken, glatt streichen und im Abstand von 1 cm diagonal einritzen. ● Die Form in den kalten Backofen auf die mittlere Schiene stellen und auf 200 °C Ober-/Unterhitze einstellen, dabei eine mit Wasser gefüllte kleine Auflaufform mit in den Ofen geben. Insgesamt 60 Minuten backen (inklusive Aufheizzeit), dabei nach 30 Minuten die Form einmal drehen, damit das Brot gleichmäßig gebacken wird. ● Herausnehmen, aus der Form heben, das Backpapier entfernen und das Brot auf einem Kuchengitter vollständig auskühlen lassen, bevor es aufgeschnitten wird.

Variante: Dunkles Dinkel-Leinsamen-Brot

Ersetzt die Goldleinsamen durch braune Leinsamen. Alle anderen Zutaten bleiben gleich, auch die Zubereitung.
Nährwerte für 100 g: 291 kcal (17 g F, 12 g EW, 19 g KH, 9 g B)

Variante: Dinkelvollkorn-Leinsamen-Brot

Ersetzt das Dinkelmehl Type 630 durch Dinkelvollkornmehl. Die Menge der Sonnenblumenkerne wird auf 125 g und die Menge der geschälten Sesamsamen auf 100 g erhöht, dafür werden keine Kürbiskerne verwendet. Wählt braune Leinsamen oder Goldleinsamen nach Geschmack. Alle anderen Zutaten bleiben gleich, auch die Zubereitung.
Nährwerte für 100 g: 296 kcal (18 g F, 12 g EW, 18 g KH, 10 g B)

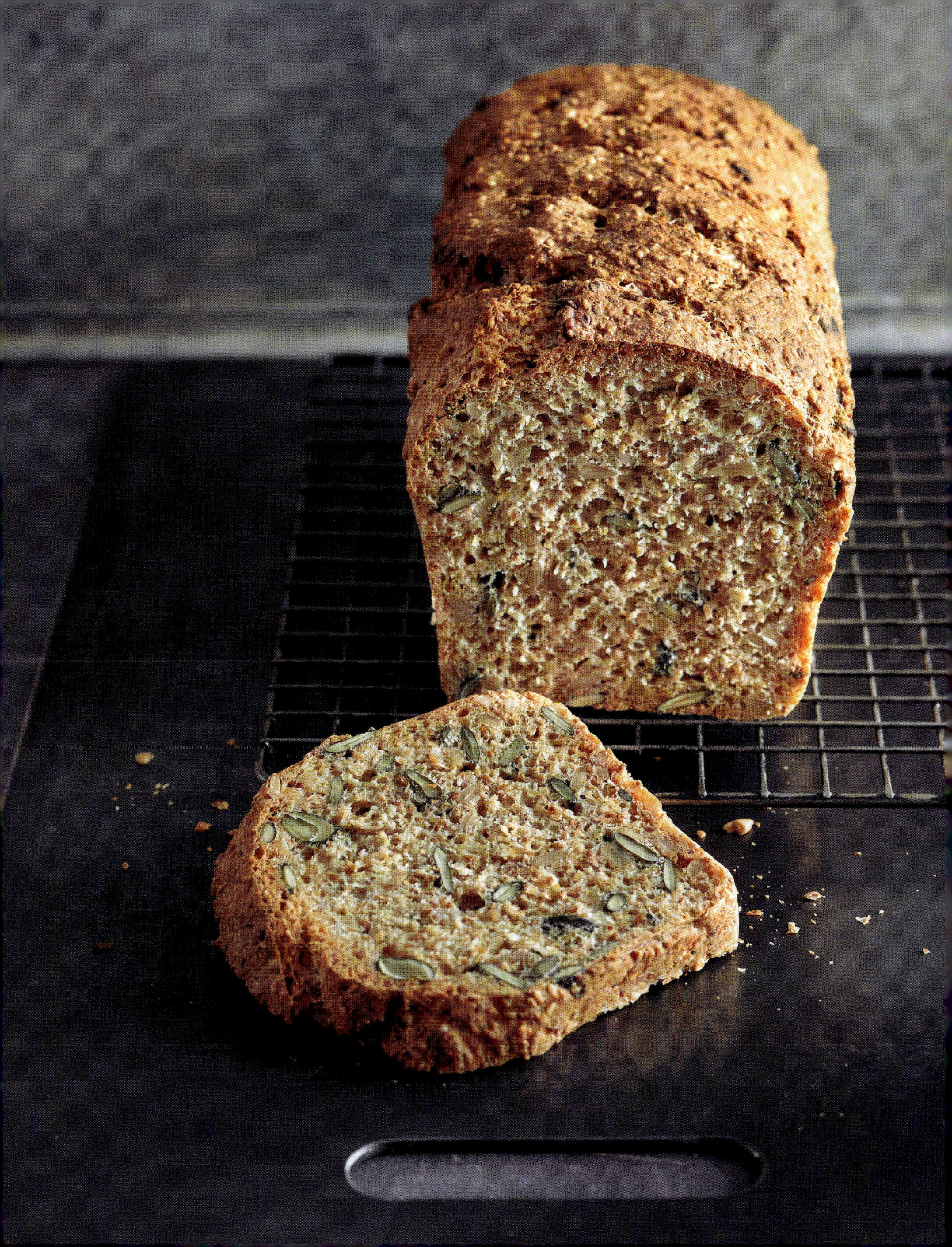

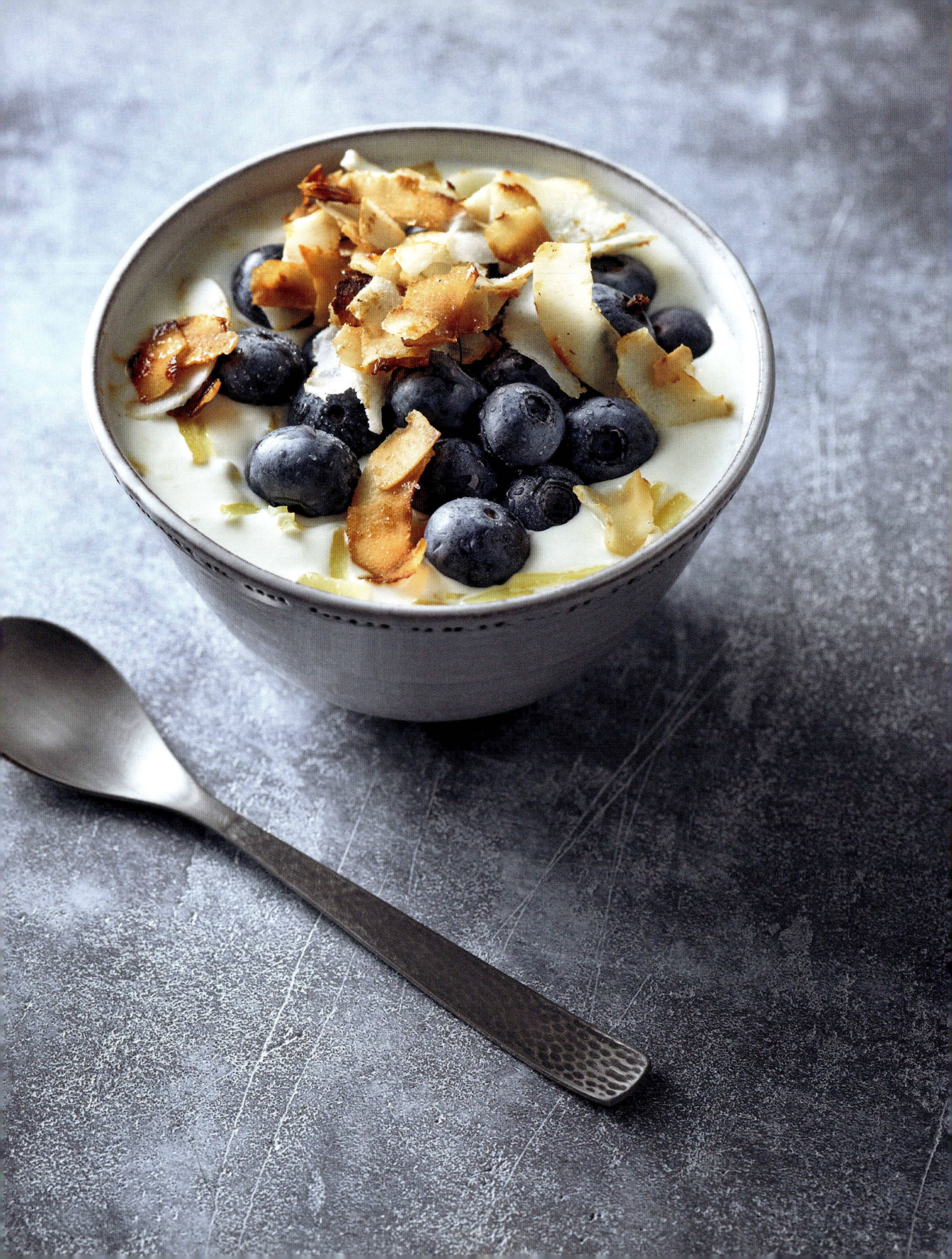

Zitronenjoghurt mit Blaubeeren und gerösteten Kokoschips

vegetarisch, glutenfrei

Zubereitungszeit 10 Minuten
Für 2 Personen

50 g getrocknete Kokoschips
1 TL heller Rohrohrzucker (8 g)
200 g griechischer Naturjoghurt (10 % Fett)
Saft von 1 kleinen Zitrone (25 ml)
20 g eingelegte Zitronen aus dem Glas (Fertigprodukt; nach Belieben)
120 g Blaubeeren

Kokoschips in einer Pfanne ohne Fettzugabe rösten. **Zucker** darüberstreuen, karamellisieren lassen und aus der Pfanne nehmen. ● **Joghurt** und **Zitronensaft** glatt rühren. **Eingelegte Zitronen,** falls verwendet, in feine Stifte schneiden und unterrühren. **Blaubeeren** abbrausen und trocken tupfen. ● Den Zitronenjoghurt in zwei Schalen füllen, die Blaubeeren darauf verteilen und mit Kokoschips bestreuen.

Nährwerte pro Portion: 335 kcal
26 g F, 9 g EW, 14 g KH, 7 g B

Karottenbrötchen

Nährwerte pro Stück: 284 kcal
15 g F, 26 g EW, 6 g KH, 17 g B

vegetarisch, glutenfrei,
frei von raffiniertem Zucker

Zubereitungszeit 20 Minuten plus 60 Minuten Backzeit und 10 Minuten Nachgarzeit
Für 6 große Brötchen

250 g Karotten
100 g Goldleinsamen
100 g entöltes Mandelmehl
40 g gemahlene Flohsamenschalen
15 g Backpulver
50 g geschälte Sesamsamen oder geschälte Hanfsamen
4 Bioeier (Größe M)
200 g Magerquark
10 g Salz
5 TL Apfelessig (25 ml)
Außerdem
Silikonform für 6 Buns (Ø 8,5 cm)

Den Backofen auf 160 °C Umluft vorheizen. ● **Karotten** schälen, grob in Stücke schneiden und im Blitzhacker fein hacken, etwa so groß wie Bulgurkörner. Auf einem mit Backpapier ausgelegten Blech verteilen und bis zur Verwendung im vorgeheizten Ofen vortrocknen. ● Inzwischen **Leinsamen** im Mixer relativ fein mahlen. Mit **Mandelmehl** und **Flohsamenschalen** in einer Schüssel mischen. **Backpulver** darübersieben, **Sesam** zugeben und vermengen. ● In einer anderen Schüssel **Eier, Quark, Salz** und **Essig** mit den Quirlen des Handrührgeräts glatt verrühren. ● Karotten herausnehmen, kurz abkühlen lassen und unter die Quarkmischung rühren. Leinsamenmischung nach und nach einarbeiten, dann mit den Händen kräftig durchkneten. ● Den Teig in sechs gleich große Portionen teilen, zu Kugeln formen und mit angefeuchteten Händen glatt streichen. In die Silikonform setzen und bis an den Rand flach drücken. ● Im vorgeheizten Ofen auf der mittleren Stufe 60 Minuten backen. Nach 30 Minuten die Form einmal umdrehen, damit die Brötchen gleichmäßig backen. Eine Stäbchenprobe machen und im ausgeschalteten, halb offenen Ofen noch 10 Minuten nachgaren. ● Die Brötchen aus der Form heben und auf einem Kuchengitter vollständig auskühlen lassen.

Tipp Man kann die Brötchen auch ohne Form backen oder ein Muffinblech für große Muffins verwenden. Wer mag, kann aus dem Teig auch acht mittlere oder zwölf kleinere Brötchen formen. Dann genügt eine kürzere Backzeit von 40–50 Minuten.

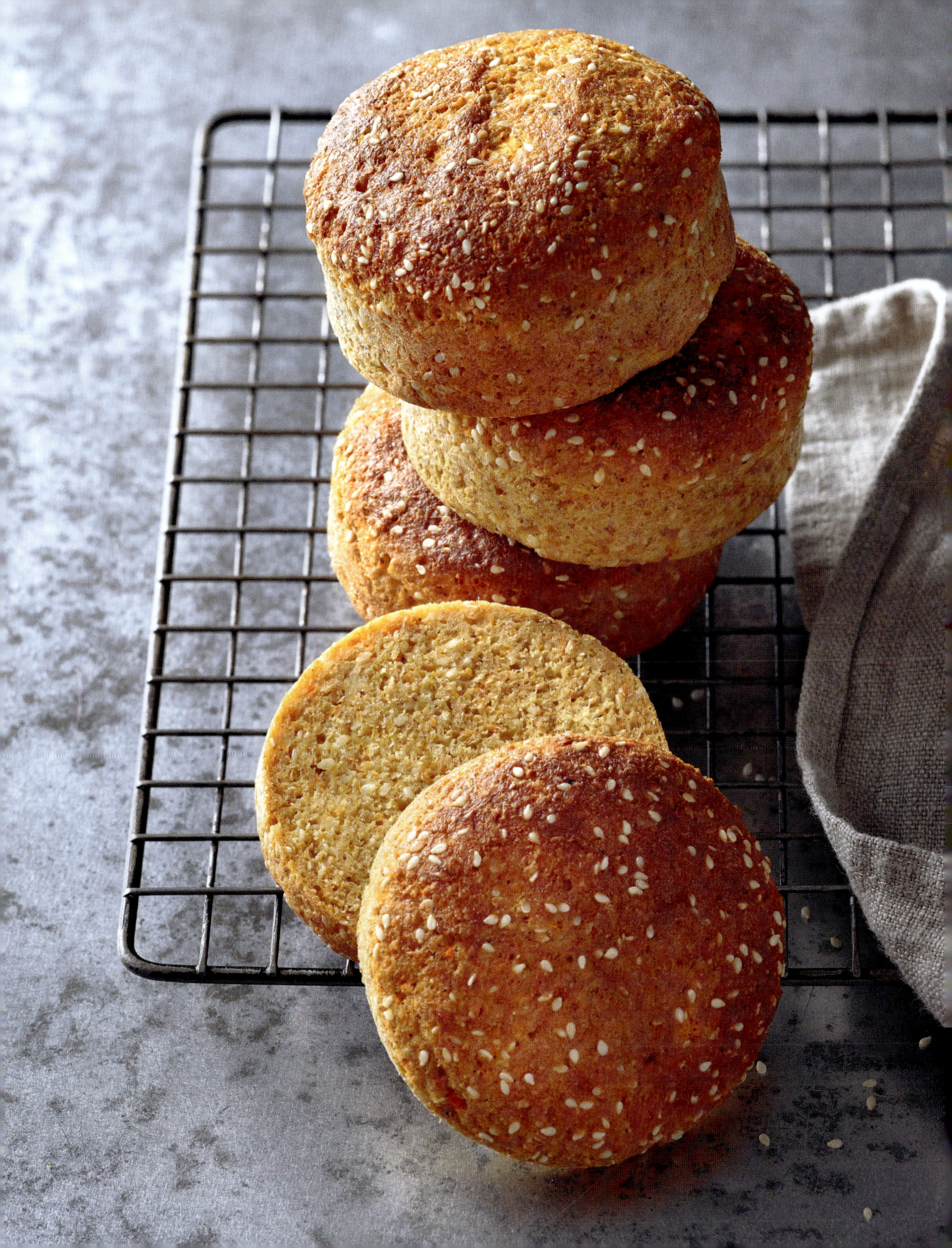

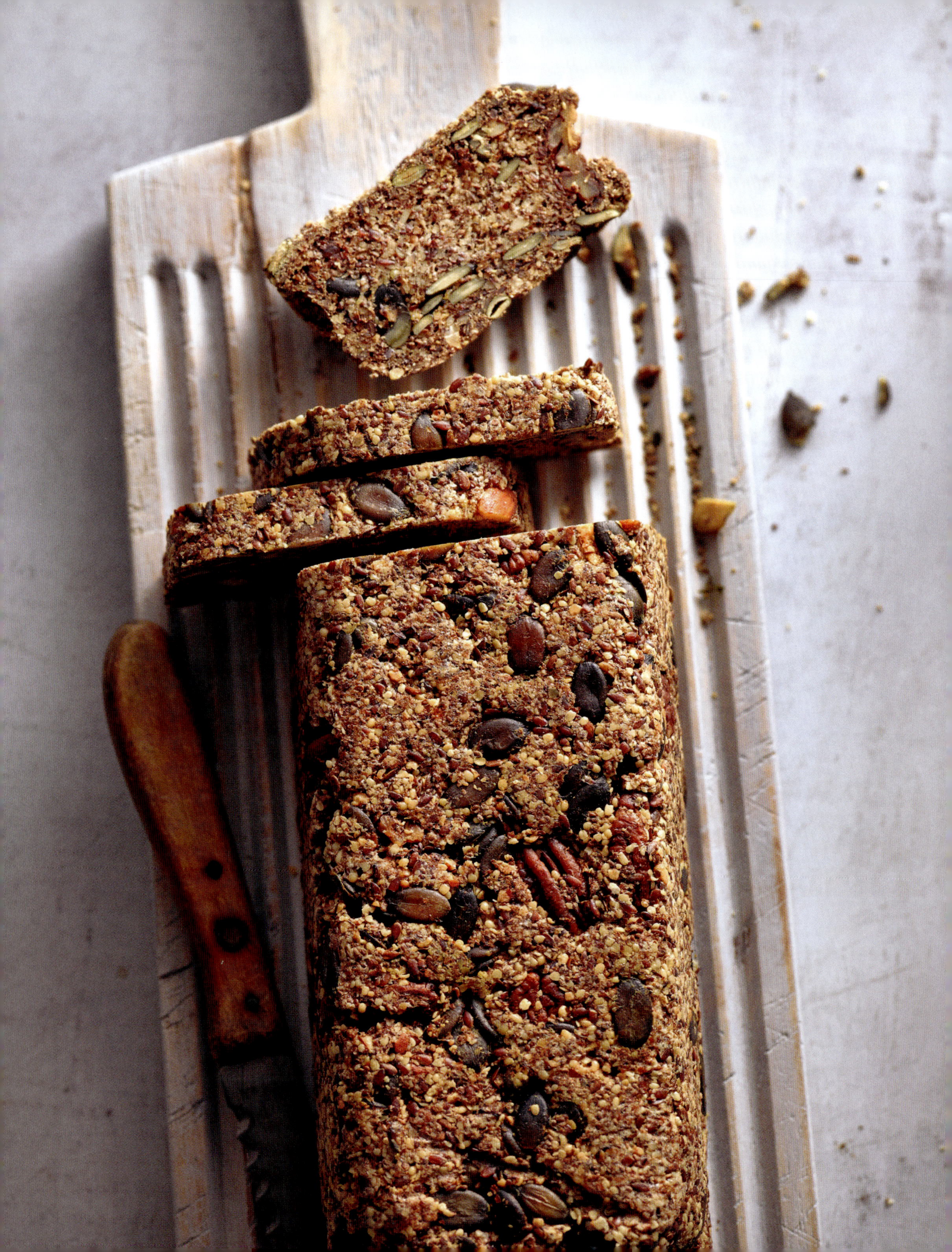

Körner-Nuss-Brot

Nährwerte pro 100 g: 339 kcal
25 g F, 20 g EW, 3 g KH, 15 g B

vegan, glutenfrei,
frei von raffiniertem Zucker

Zubereitungszeit 20 Minuten plus 90 Minuten Backzeit und 10 Minuten Nachgarzeit
Für 1 Brot (ca. 850 g)

70 g Chiasamen
100 g braune Leinsamen
100 g braunes, entöltes Mandelmehl
30 g gemahlene Flohsamenschalen
100 g geschälte Hanfsamen (siehe Tipp)
15 g Salz
2 TL Backpulver (10 g)
100 g Kürbiskerne
60 g Pekannusskerne
3 TL gutes Olivenöl (15 ml)

Außerdem

1 mittelgroße Kastenform (ca. 20 × 10 cm oder 21 × 11 cm)

Chiasamen in eine Schüssel geben, mit 400 ml heißem Wasser (70 °C) übergießen und mehrmals kräftig umrühren, damit sich keine Klumpen bilden. Bis zur Verwendung quellen lassen. ● Den Backofen auf 175 °C Ober-/Unterhitze vorheizen. ● Inzwischen **Leinsamen** im Blitzhacker grob schroten und in einer Schüssel mit **Mandelmehl, Flohsamenschalen, Hanfsamen** und **Salz** mischen. **Backpulver** darübersieben und untermischen. Gequollene Chiasamen zugeben und mit den Knethaken des Handrührgeräts gründlich einarbeiten. Zum Schluss mit den Händen gut durchkneten, dann **Kürbiskerne, Pekannüsse** und 2 TL **Öl** unterkneten. ● Mit dem restlichen **Öl** die Backform ausstreichen. (Falls eine Silikonform verwendet wird, muss diese nicht ausgefettet werden. Dann kann man die ganze Ölmenge in den Teig einarbeiten.) Den Teig in die Form geben, fest andrücken, glatt streichen und im vorgeheizten Ofen 90 Minuten backen. Nach 45 Minuten die Form einmal wenden, damit das Brot gleichmäßig backt. Danach eine Stäbchenprobe machen und das fertige Brot noch 10 Minuten im ausgeschalteten, halb offenen Ofen nachgaren lassen. ● Aus der Form nehmen und das Brot auf einem Kuchengitter vollständig auskühlen lassen, bevor es angeschnitten wird.

Tipp Geschälte Hanfsamen bekommt man im Reformhaus, in Bioläden oder im Onlinehandel. – Das Körner-Nuss-Brot ist sehr kompakt und sättigend, deshalb am besten dünn aufschneiden. Im Kühlschrank hält es sich etwa 1 Woche. Man kann die Scheiben auch zwischen Lagen von Backpapier in Clipdosen füllen, einfrieren und portionsweise entnehmen. Das Brot passt besonders gut zu Käse.

Porridge mit Leinsamen, Himbeerpüree und Granola

vegetarisch, glutenfrei,
frei von raffiniertem Zucker

Zubereitungszeit 10 Minuten plus 20–30 Minuten Backzeit
Für 2 Personen

Granola
1 ½ EL gutes Olivenöl (15 ml)
1 EL flüssiger Honig (10 g)
70 g gemischte Saaten und Kerne (z. B. Sonnenblumenkerne, Sesamsamen, Kürbiskerne)

Porridge
100 g Sahne (30 % Fett)
60 g glutenfreie kernige Vollkornhaferflocken
20 g Leinsamen

Himbeerpüree
100 g Himbeeren (alternativ aufgetaute TK-Himbeeren)
1 kleine Vanilleschote

Den Backofen auf 180 °C Ober-/Unterhitze vorheizen. ● Für das Granola **Öl** und **Honig** verrühren und die **Saaten** untermengen. Die Mischung auf einem mit Backpapier ausgelegten Backblech verteilen und im vorgeheizten Ofen 20–30 Minuten rösten und karamellisieren. Herausnehmen und abkühlen lassen. ● Für das Porridge **Sahne, Haferflocken** und **Leinsamen** mit 150 ml Wasser unter Rühren zum Kochen bringen und etwas einköcheln lassen. Vom Herd nehmen und das Porridge etwa 3 Minuten quellen lassen. ● Inzwischen für das Püree die **Himbeeren** abbrausen, abtropfen lassen und in einen Mixbecher geben. Die **Vanilleschote** längs aufschlitzen, das Vanillemark herauskratzen, zu den Himbeeren geben und mit dem Stabmixer pürieren. ● Das noch heiße Porridge auf zwei Schalen verteilen, darauf das Himbeerpüree geben und mit Granola bestreuen.

Tipp Das Porridge schmeckt auch kalt super!

Nährwerte pro Portion: 593 kcal
42 g F, 17 g EW, 29 g KH, 13 g B

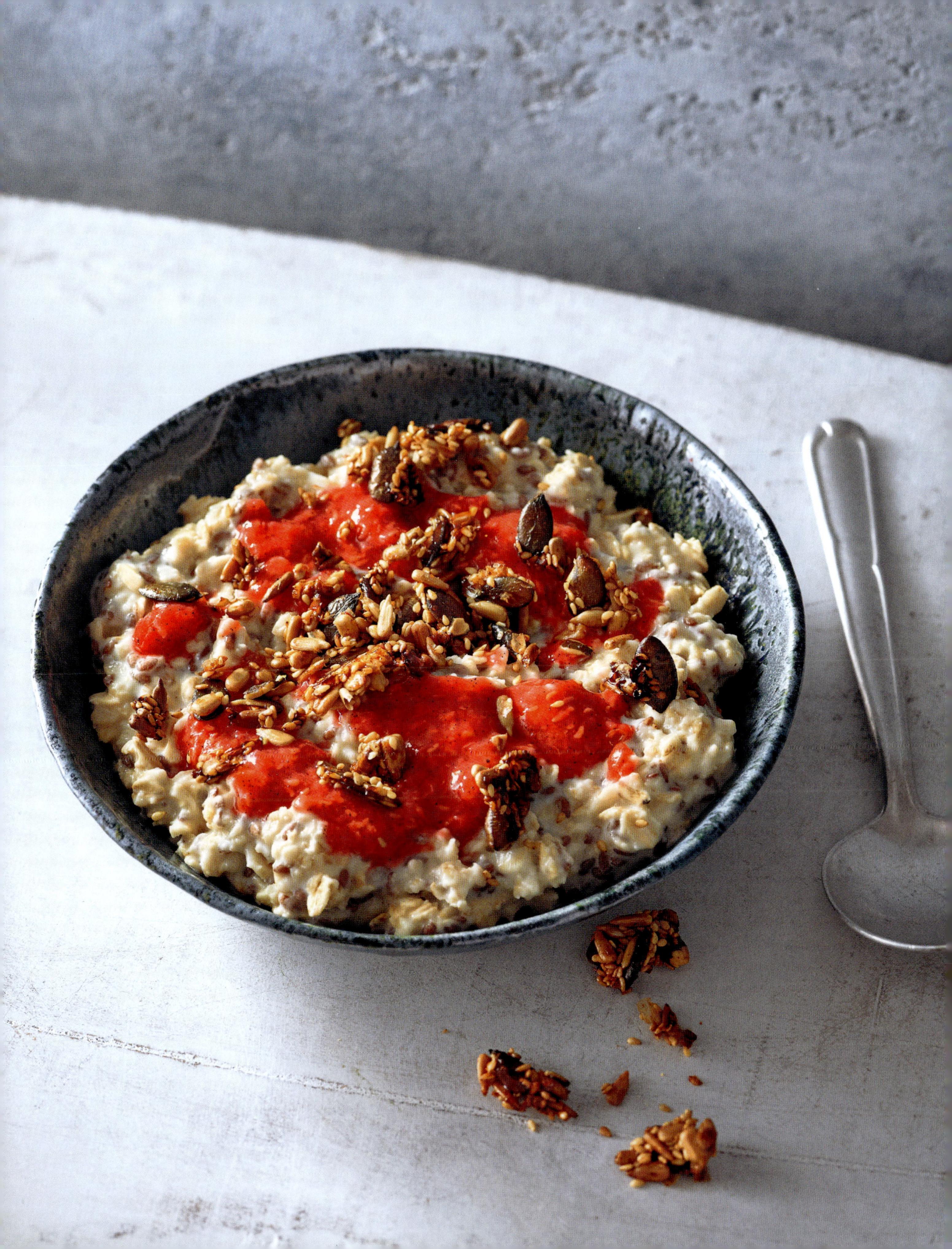

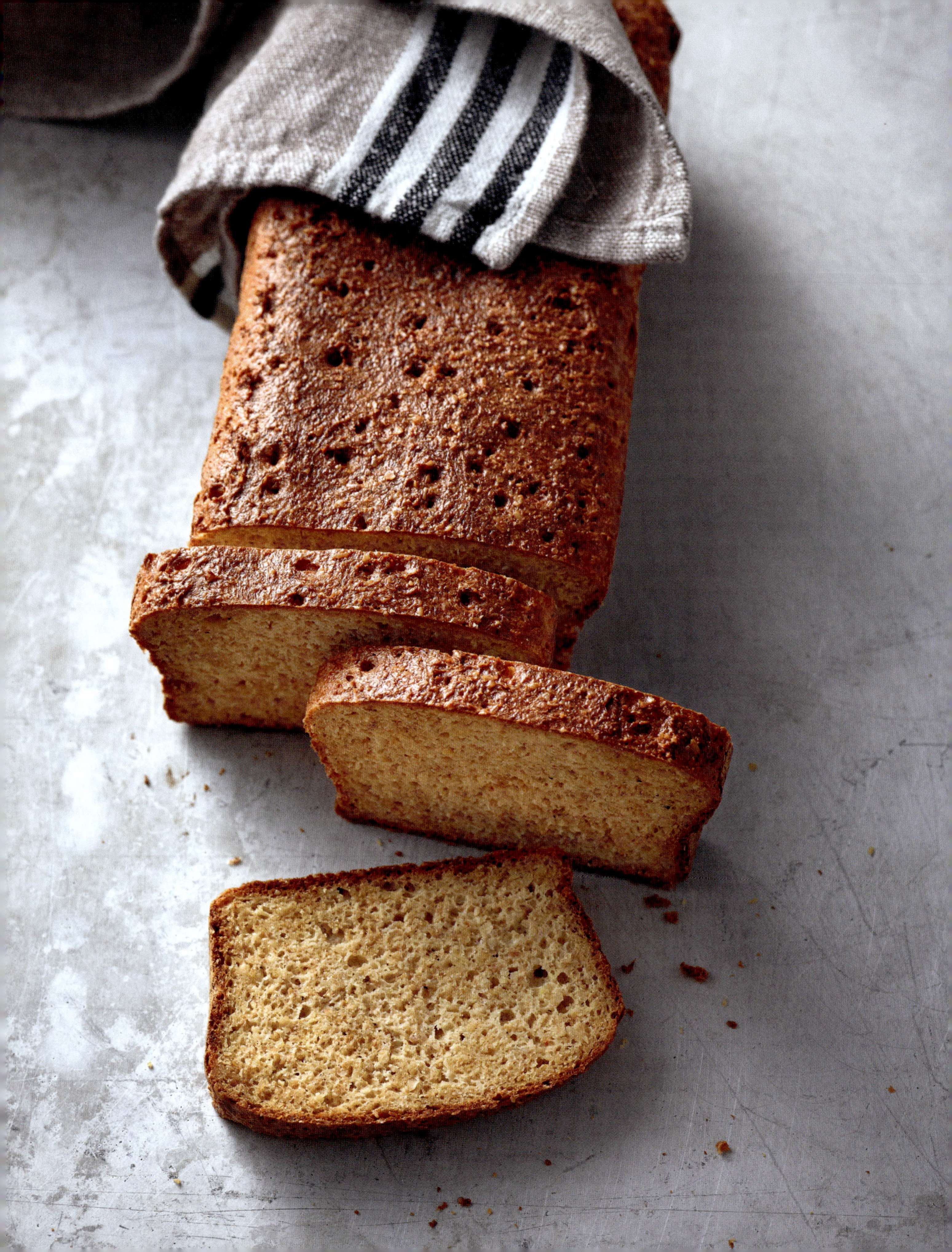

Sandwichbrot

Nährwerte pro 100 g: 222 kcal
15 g F, 14 g EW, 6 g KH, 11 g B

vegetarisch, glutenfrei, frei von raffiniertem Zucker

Zubereitungszeit 20 Minuten plus 60–70 Minuten Backzeit und 10 Minuten Nachgarzeit
Für 1 Brot (ca. 750 g)

4 Bioeier (Größe M)
250 g Doppelrahmfrischkäse
150 g Magerquark
3 TL Apfelessig (15 ml)
10 g Salz
75 g Leinsamenmehl Gold (Leinmehl)
60 g Haferkleie
40 g gemahlene Flohsamenschalen
2 TL Backpulver (10 g)
10 g weiche Butter

Außerdem

1 mittelgroße Kastenform (ca. 20 × 10 cm oder 21 × 11 cm)

Eier trennen. Eigelbe mit **Frischkäse, Quark, Essig** und **Salz** mit den Quirlen des Handrührgeräts glatt rühren. In einer anderen Schüssel **Leinsamenmehl, Haferkleie** und **Flohsamenschalen** mischen. **Backpulver** darübersieben und untermischen. • Eiweiße steif schlagen. Die Leinsamenmischung in die Frischkäsemasse rühren, dann nach und nach den Eischnee unterheben. • Die Kastenform mit der **Butter** ausstreichen, den Teig einfüllen, glatt streichen und mit einem Schaschlikspieß Löcher hineinstechen, damit das Brot gleichmäßig aufgeht. • In den kalten Backofen stellen, auf 175 °C Ober-/Unterhitze aufheizen und insgesamt 60 Minuten backen. Nach 30 Minuten die Form einmal drehen, damit das Brot gleichmäßig backt. Eine Stäbchenprobe machen und, falls nötig, weitere 10 Minuten backen. Das fertige Brot noch 10 Minuten im ausgeschalteten, halb offenen Ofen nachgaren. • Aus der Form nehmen und das Brot vor dem Anschneiden auf einem Kuchengitter vollständig auskühlen lassen.

Tipp Das Sandwichbrot hält sich im Kühlschrank etwa 1 Woche. Man kann es in Scheiben geschnitten auch zwischen Lagen von Backpapier in Clipdosen füllen, einfrieren und portionsweise entnehmen. Das Brot schmeckt besonders gut frisch getoastet.

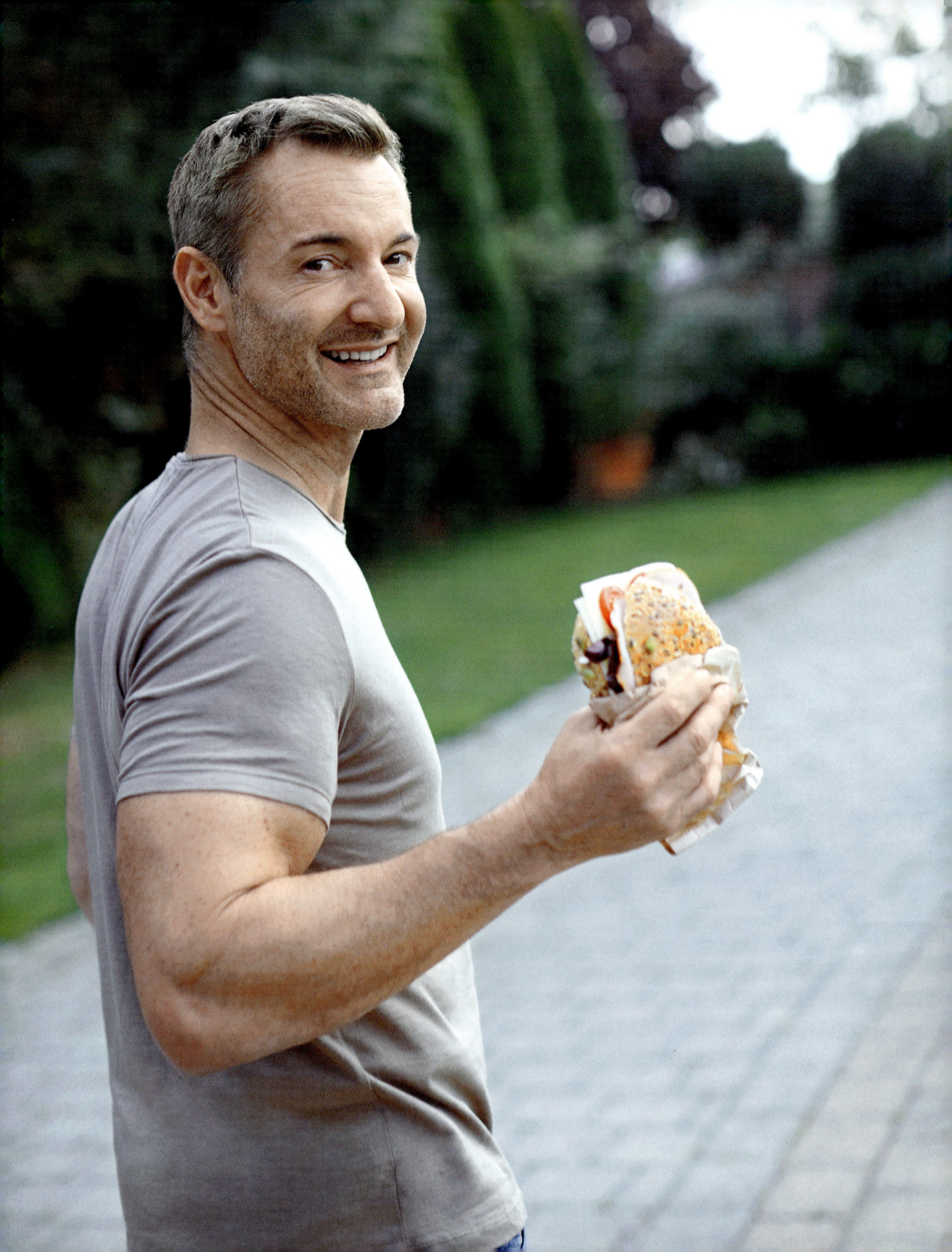

TO GO

MIT LEICHTIGKEIT UNTERWEGS

Lachs-Balls mit Kräuter-Meerrettich-Dip

Nährwerte pro Portion: 540 kcal
39 g F, 34 g EW, 11 g KH, 5 g B

glutenfrei, frei von raffiniertem Zucker

Zubereitungszeit 20 Minuten plus Abkühlzeit
Für 2 Personen

Lachs-Balls
1 kleine Zwiebel
30 g Lauch
30 g Karotte
5 g Butter
300 g Lachsfilet (alternativ anderes Fischfilet)
½ TL Senf (3 g)
40 g gemahlene Mandelkerne
Salz
schwarzer Pfeffer aus der Mühle
100 ml Pflanzenöl

Dip
2–3 Stängel gemischte Kräuter
20 g Meerrettich aus dem Glas
1 ½ TL Honig (15 g)
3 EL Crème fraîche (30 % Fett; 30 g)
Salz
schwarzer Pfeffer aus der Mühle

Für die Lachs-Balls **Zwiebel** schälen, **Lauch** und **Karotte** waschen, putzen, alles fein würfeln und in **Butter** anbraten. Abkühlen lassen. ● **Lachs** fein hacken, mit **Senf** und **Mandeln** in eine Schüssel geben. Das Gemüse hinzufügen, gut vermischen, mit **Salz** und **Pfeffer** würzen und die Masse zu sechs bis acht Kugeln formen. ● **Öl** in einer Pfanne erhitzen und die Lachsbällchen darin bei mittlerer Hitze rundum goldbraun ausbacken. Auf Küchenpapier abtropfen lassen. ● Inzwischen für den Dip die **Kräuter** fein hacken. Mit **Meerrettich, Honig** und **Crème fraîche** vermengen, kräftig verrühren und mit **Salz** und **Pfeffer** abschmecken. ● Die Lachs-Balls mit dem Dip warm oder kalt genießen.

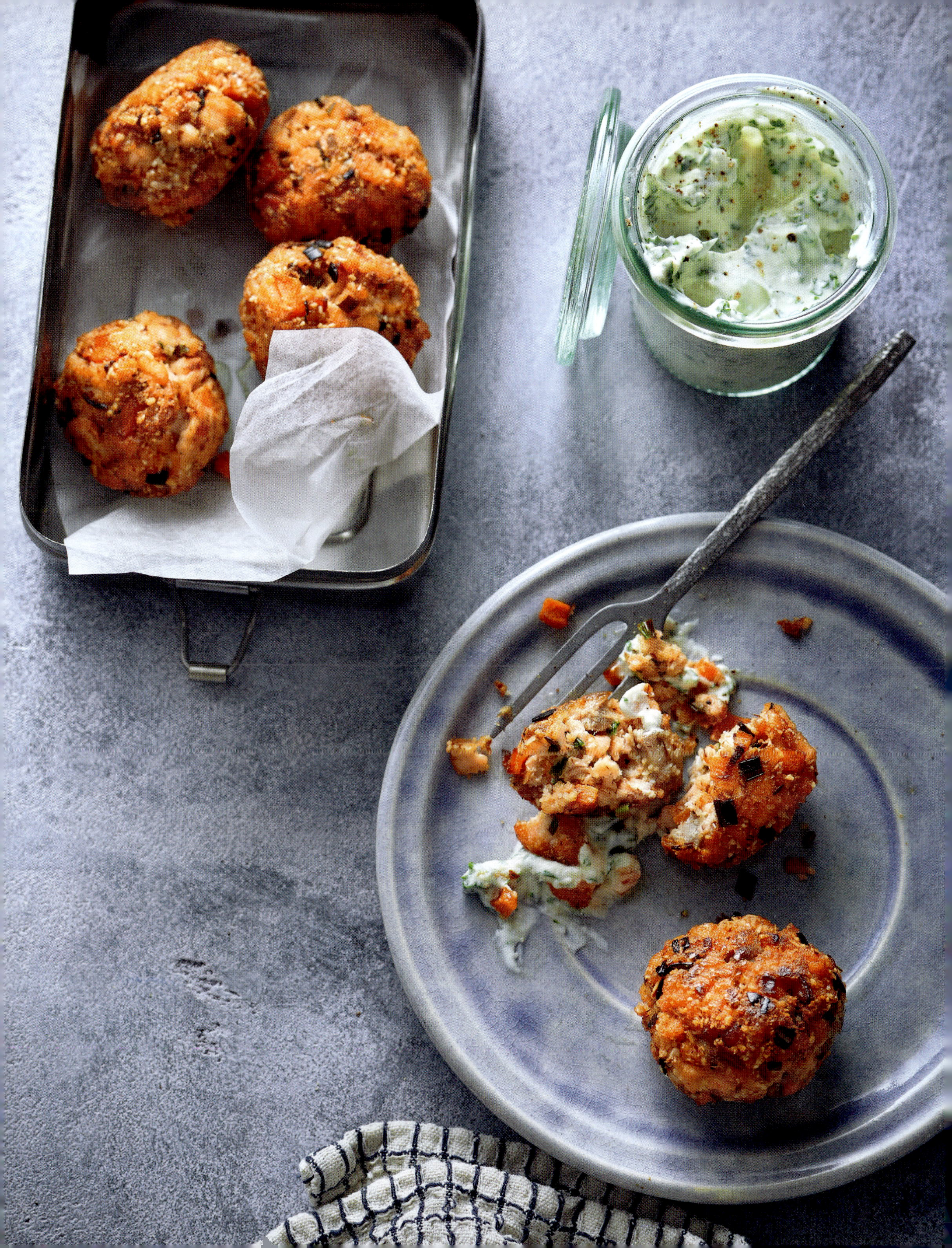

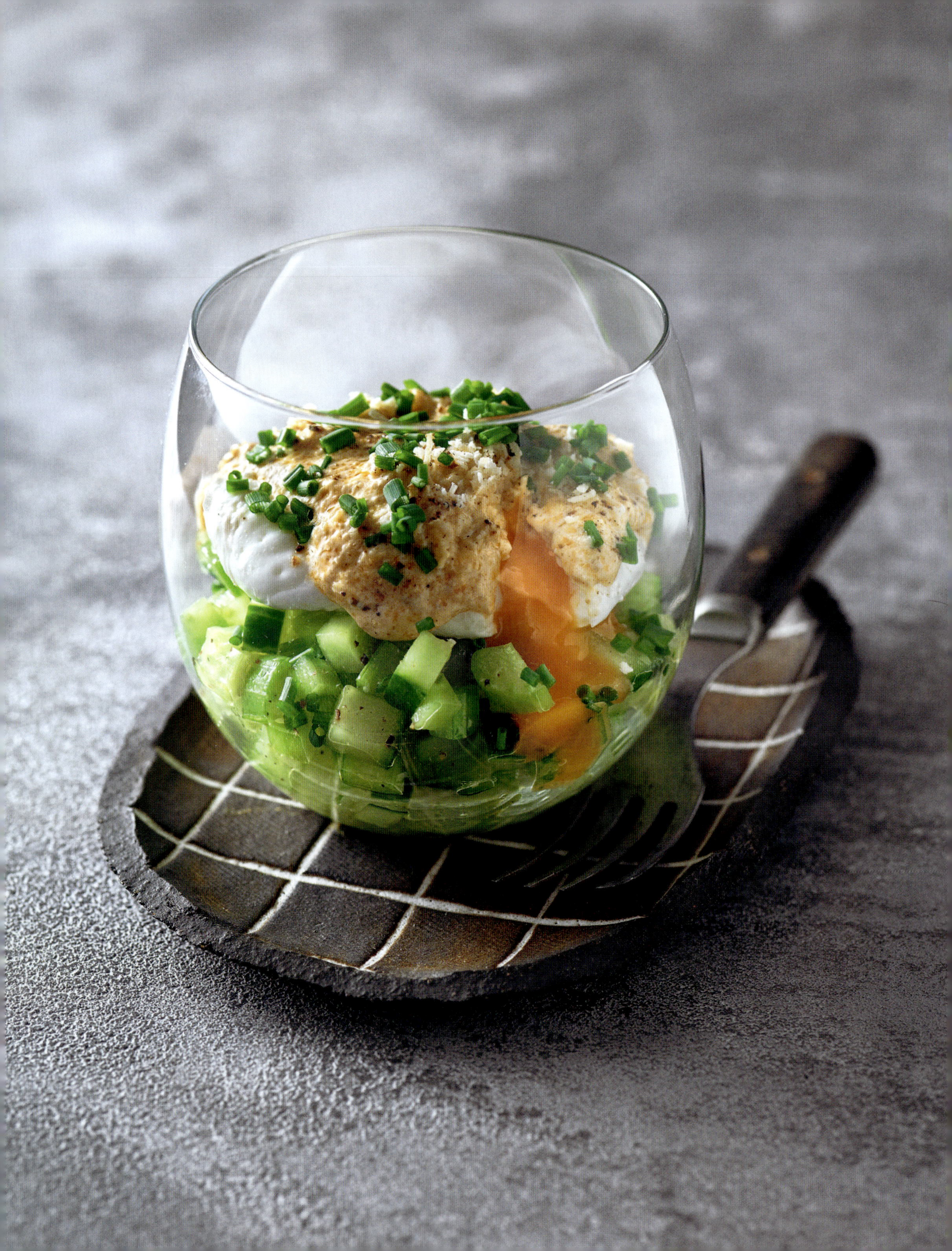

Ei im Glas mit Staudensellerie und Parmesancreme

vegetarisch, glutenfrei,
frei von raffiniertem Zucker

Zubereitungszeit 20 Minuten
Für 2 Personen

3 Stangen Staudensellerie (120 g)
100 g Salatgurke
3 EL Weißweinessig (30 ml)
1 ½ EL gutes Olivenöl (15 ml)
Salz
schwarzer Pfeffer aus der Mühle
2 Bioeier (Größe M)
2 EL rotes Pesto aus dem Glas (20 g)
50 g Naturjoghurt (3,5 % Fett)
30 g Parmesan am Stück
2 EL Schnittlauchröllchen

Staudensellerie putzen und in etwa 5 mm kleine Würfel schneiden. **Gurke** waschen und ungeschält ebenfalls etwa 5 mm klein würfeln. 1 EL **Essig, Öl,** etwas **Salz** und **Pfeffer** zugeben und vermengen. ● Rechtzeitig etwa 2 l Wasser in einem Topf aufkochen. Restlichen **Essig** und etwas **Salz** zugeben, nicht mehr kochen lassen. Mit einem Löffel das Wasser kräftig verrühren, sodass ein Strudel entsteht. **Eier** einzeln in Tassen aufschlagen, mittig in den Wasserstrudel gleiten lassen und 3–4 Minuten pochieren. Herausnehmen und kurz abtropfen lassen. ● Inzwischen **Pesto** mit **Joghurt** glatt rühren. **Parmesan** fein reiben und untermengen. Mit **Salz** und **Pfeffer** abschmecken. ● Den Staudensellerie-Gurken-Salat in zwei Gläser füllen und darauf je ein pochiertes Ei setzen. Parmesancreme daraufgeben und mit **Schnittlauch** bestreuen.

Nährwerte pro Portion: 290 kcal
23 g F, 15 g EW, 9 g KH, 2 g B

Vollkornbrot mit Avocadobutter und Tomatenchutney

vegetarisch, frei von raffiniertem Zucker

Zubereitungszeit 25 Minuten plus 15 Minuten Garzeit und 15 Minuten Abkühlzeit
Für 2 Personen

Chutney
120 g reife Strauchtomaten
1 kleine weiße Zwiebel
2 Knoblauchzehen
2,5-cm-Stück Ingwer (8 g)
30 g getrocknete Soft-Aprikosen
2 EL heller Balsamico-Essig (20 ml)
1 Msp. Safranpulver (0,3 g)
1 Msp. milde Curry-Gewürzmischung
Meersalz

Brot und Garnierung
15 g Pinienkerne
2 Scheiben Dinkelvollkorn-Leinsamen-Brot (siehe Seite 62; à 40 g) oder ein anderes Vollkornbrot
30 g Kirschtomaten

Avocadobutter
½ reife Avocado ohne Kern (100 g)
20 g weiche Butter
1 Msp. mildes geräuchertes Paprikapulver (alternativ rosenscharfes Paprikapulver)
Meersalz
schwarzer Pfeffer aus der Mühle

Für das Chutney die **Tomaten** mit kochendem Wasser überbrühen. Dann die Haut abziehen, Stielansätze herausschneiden, Fruchtfleisch klein würfeln und in einen Topf geben. **Zwiebel** schälen und würfeln. **Knoblauchzehen** schälen und hacken. **Ingwer** schälen und hacken, **Aprikosen** fein würfeln. Alles mit **Essig** und **Gewürzen** zu den Tomaten geben und 15 Minuten gut einköcheln lassen. Mit **Salz** abschmecken und abkühlen lassen. ● Für Brot und Garnierung **Pinienkerne** in einer Pfanne ohne Fettzugabe rösten und herausnehmen. **Brotscheiben** toasten und abkühlen lassen. **Kirschtomaten** waschen und vierteln. ● Für die Avocadobutter die **Avocado** schälen und mit **Butter, Paprikapulver,** etwas **Salz** und **Pfeffer** mithilfe einer Gabel zerdrücken. ● Die Brotscheiben dick mit Avocadobutter bestreichen und das Tomatenchutney daraufgeben. Mit Pinienkernen bestreuen und mit Kirschtomaten garnieren.

Tipp für glutenfreie Variante Wer es glutenfrei haben möchte, der nimmt als Brot das Körner-Nuss-Brot (siehe Seite 69) oder das Sandwichbrot (siehe Seite 73).

Nährwerte pro Portion: 413 kcal
32 g F, 9 g EW, 22 g KH, 9 g B

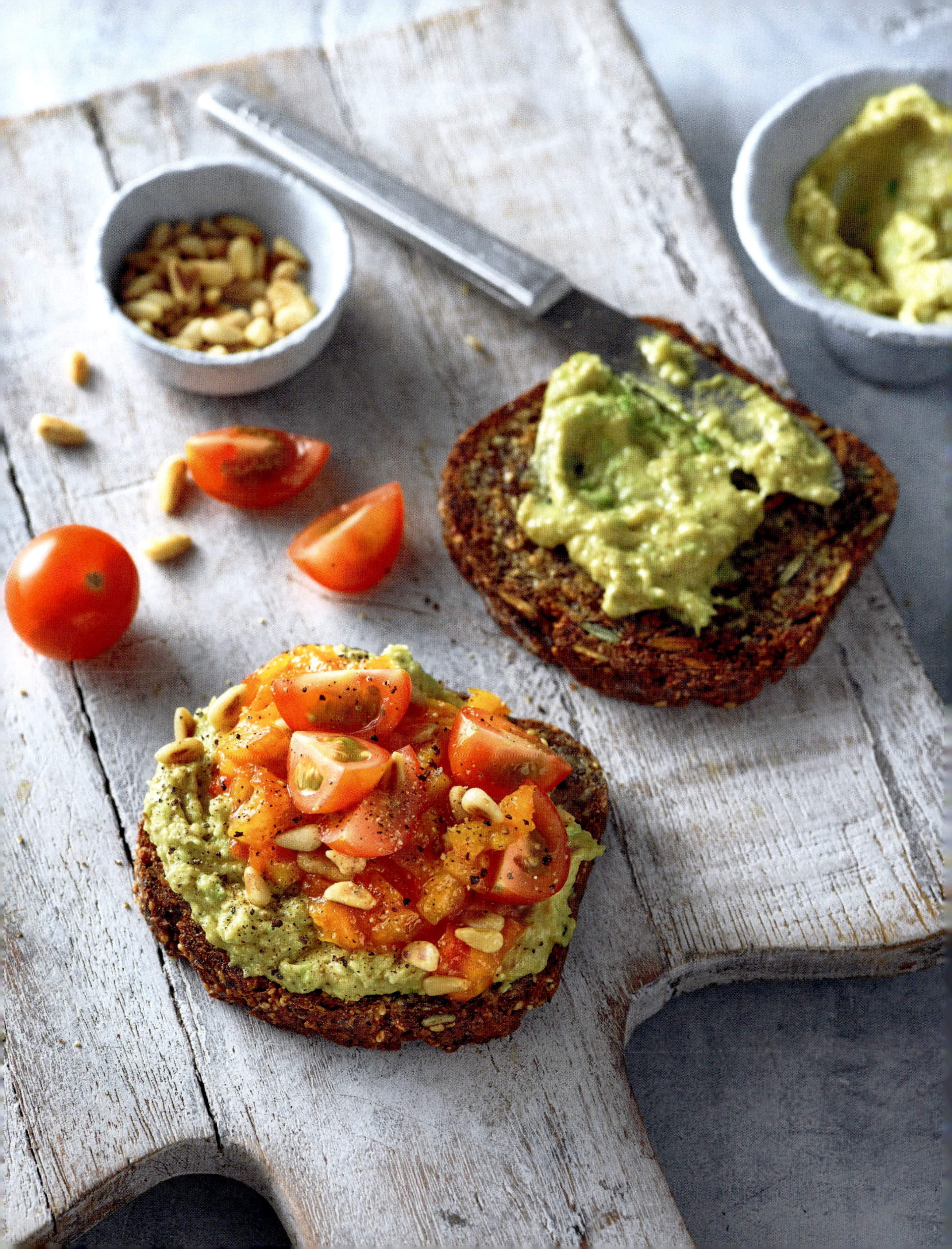

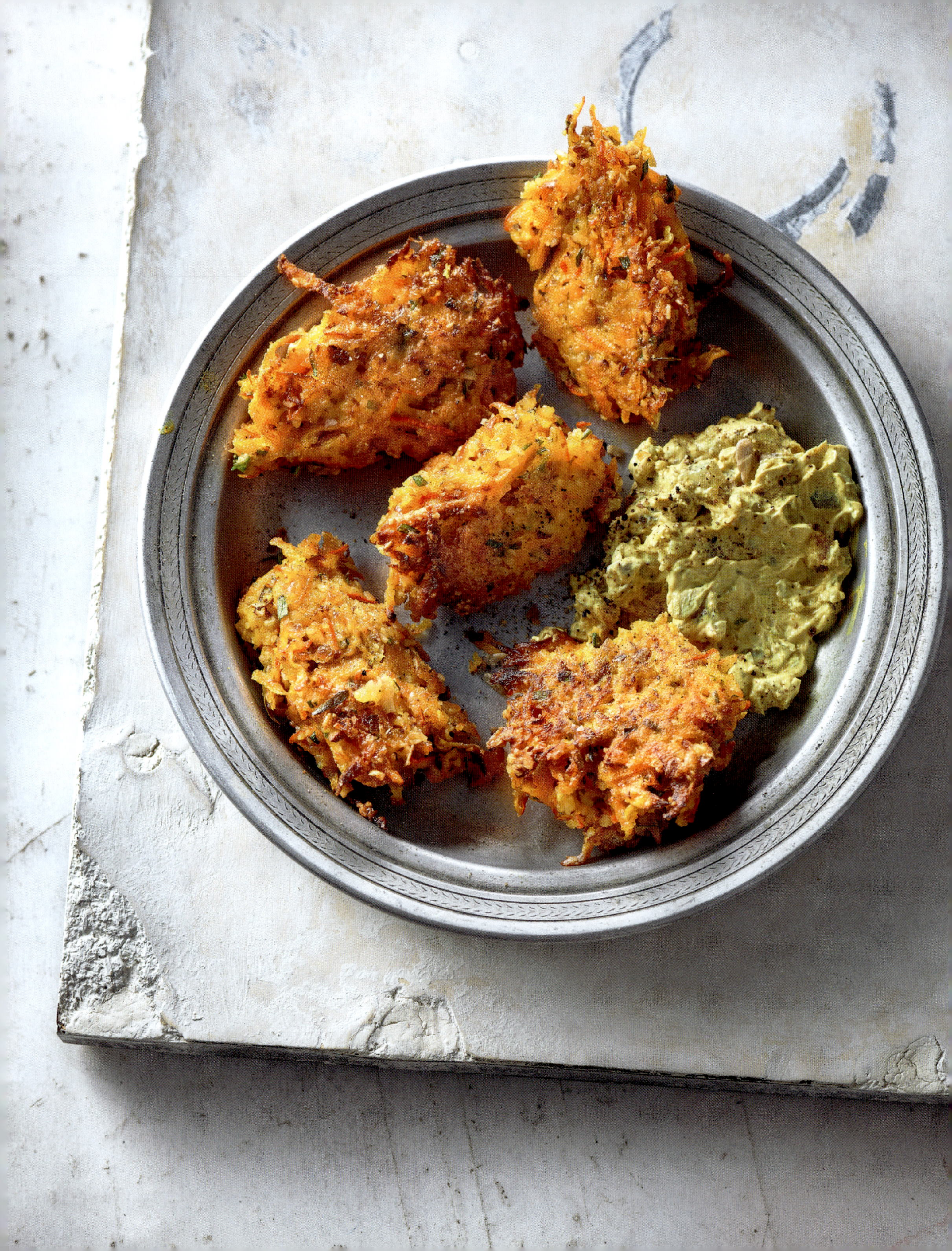

Kürbis-Nuggets mit Estragon und Skyr-Dip

vegetarisch, glutenfrei

Zubereitungszeit 15–20 Minuten
Für 2 Personen

Nuggets
200 g Hokkaido-Kürbis
80 g entöltes Mandelmehl
1 Bioei (Größe M)
2 EL gehackter Estragon
Meersalz
schwarzer Pfeffer aus der Mühle
100 ml neutrales Pflanzenöl

Dip
150 g Skyr (0,2 % Fett)
½ TL milde Curry-Gewürzmischung (3 g)
60 g Senfgurken aus dem Glas
40 g Sonnenblumenkerne
Meersalz
schwarzer Pfeffer aus der Mühle

Für die Nuggets den **Kürbis** entkernen und ungeschält grob in eine Schüssel raspeln. **Mandelmehl, Ei, Estragon,** etwas **Salz** und **Pfeffer** zugeben und verrühren. ● **Öl** in einer Pfanne erhitzen. Je 1 EL Kürbisteig mit etwas Abstand zueinander in die Pfanne geben und die Nuggets bei mittlerer Hitze von beiden Seiten je 3 Minuten goldgelb ausbacken. ● Inzwischen für den Dip **Skyr** und **Gewürzmischung** cremig rühren. **Senfgurken** in sehr kleine Würfel schneiden und **Sonnenblumenkerne** hacken. Beides unter die Creme rühren und mit **Salz** und **Pfeffer** würzen. ● Die Kürbis-Nuggets auf zwei Schalen verteilen und dazu den Dip reichen.

Nährwerte pro Portion: 545 kcal
32 g F, 40 g EW, 24 g KH, 10 g B

Butter-Chicken mit Gurken-Zucchini-Raita

Nährwerte pro Portion: 468 kcal
27 g F, 42 g EW, 19 g KH, 3 g B

glutenfrei

Zubereitungszeit 30 Minuten
Für 2 Personen

Chicken
300 g Hähnchenbrustfilet ohne Haut
Meersalz
schwarzer Pfeffer aus der Mühle
1 mittelgroße Zwiebel
3 Knoblauchzehen
20 g Butter
1 ½–2 EL milde Tandoori-Paste (15–20 g; alternativ z. B. rote milde Currypaste)
80 g passierte Tomaten

Raita
150 g Salatgurke
Meersalz
1 junge Zucchini (120 g)
150 g griechischer Naturjoghurt (10 % Fett)
2 EL gutes Olivenöl (20 ml)
½ TL abgeriebene Biozitronenschale
1 EL Zitronensaft (10 ml)
10 Minzeblätter

Für das Chicken das **Hähnchenfleisch** abbrausen, trocken tupfen, quer in dünne Scheiben schneiden und mit **Salz** und **Pfeffer** würzen. **Zwiebel** und **Knoblauchzehen** schälen und fein würfeln. **Butter** in einer Pfanne erhitzen und das Hähnchenfleisch mit Zwiebeln und Knoblauch darin etwa 5 Minuten anbraten. **Tandoori-Paste** unterrühren, kurz anrösten, dann **passierte Tomaten** zugeben und 5–8 Minuten bei niedriger Hitze dick einkochen. Vom Herd nehmen und nochmals abschmecken. • Inzwischen für die Raita die **Gurke** waschen, längs halbieren, entkernen und ungeschält fein würfeln. Mit 5 g **Salz** vermengen und 5 Minuten ziehen lassen. • Währenddessen die **Zucchini** waschen und in sehr kleine Würfel schneiden. **Joghurt** mit **Öl, Zitronenschale** und **-saft** verrühren. **Minze** in feine Streifen schneiden und mit den Zucchiniwürfeln unterheben. Gurkenwürfel gut ausdrücken und ebenfalls zugeben. Mit **Salz** abschmecken. • Das noch leicht warme Butter-Chicken auf zwei große Schalen verteilen und mit Raita genießen.

Tipp Das Butter-Chicken schmeckt auch kalt sehr gut.

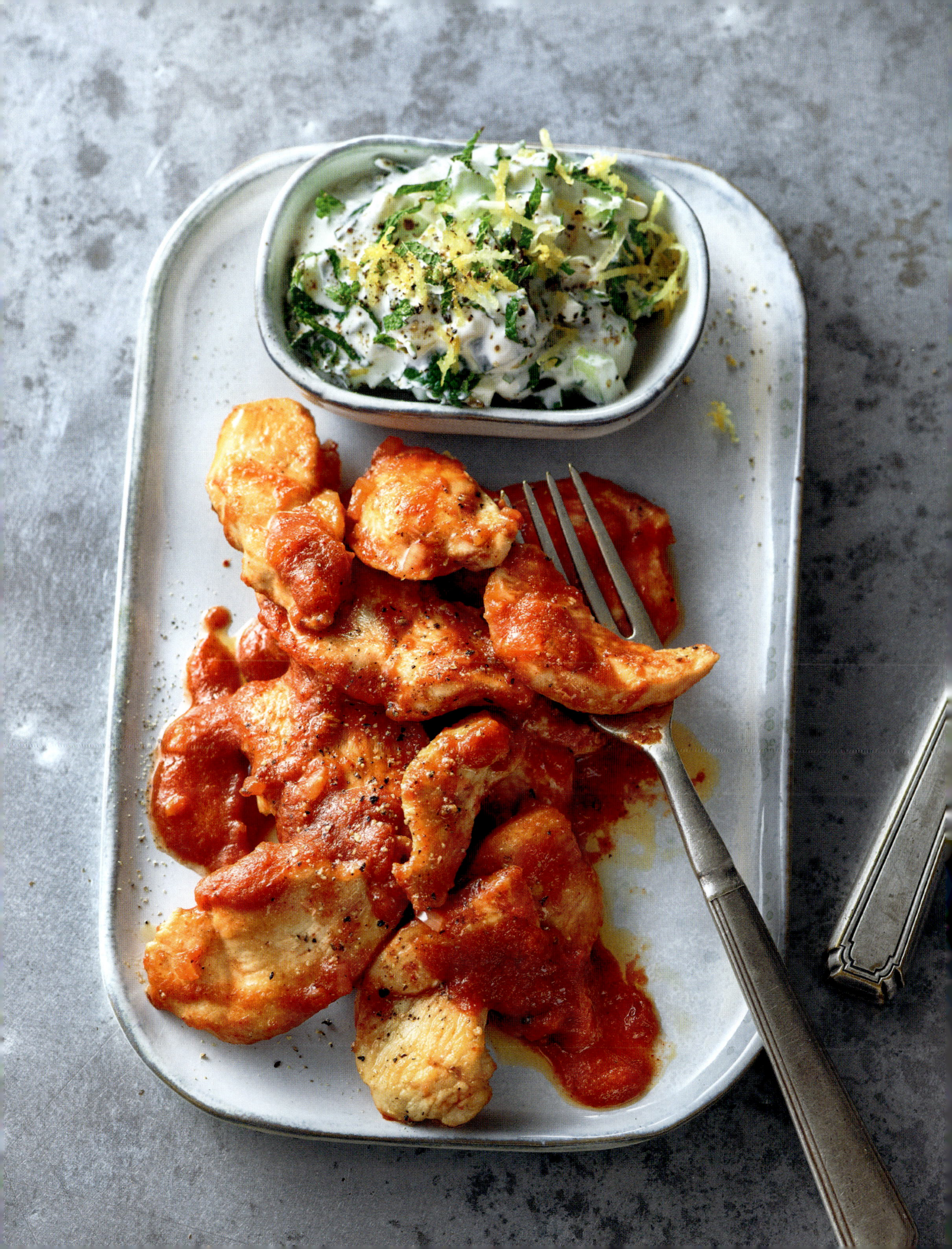

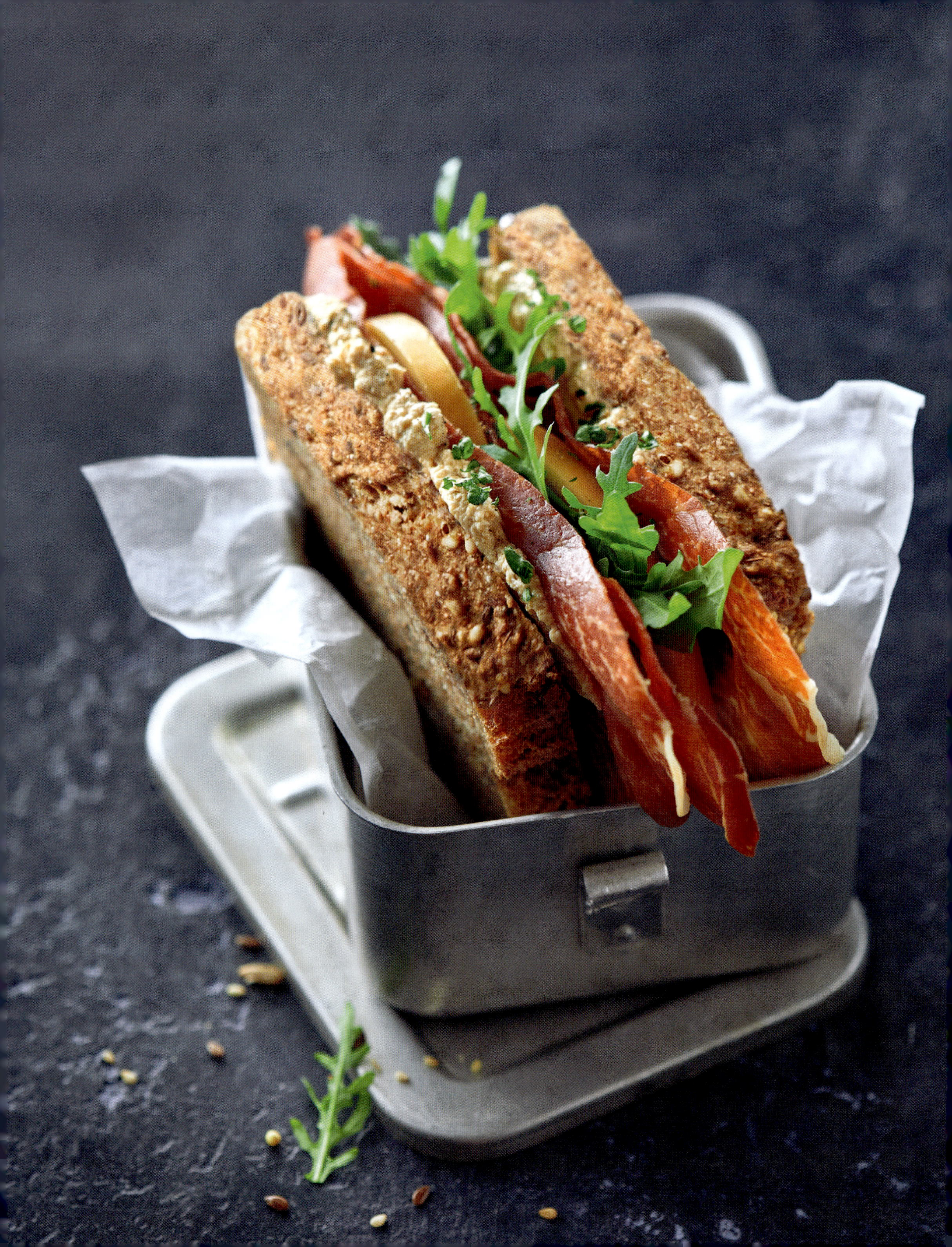

Power-Sandwich mit Parmaschinken und Scamorza

Zubereitungszeit 12 Minuten
Für 2 Personen

Sandwich
1 kleines Bund Rucola
4 dünne Scheiben Dinkelvollkorn-Leinsamen-Brot (siehe Seite 62; à 30 g)
100 g Scamorza (alternativ Mozzarella)
80 g Parmaschinken in dünnen Scheiben

Creme
50 g Mascarpone
50 g fettarmer Frischkäse (12 % Fett)
3 EL fettarme Mayonnaise (60 % Fett; 30 g)
3 EL rotes Pesto aus dem Glas (30 g)
Salz
schwarzer Pfeffer aus der Mühle

Für das Sandwich **Rucola** waschen und trocken schleudern. ● Für die Creme **Mascarpone, Frischkäse, Mayonnaise** und **Pesto** verrühren und mit **Salz** und **Pfeffer** abschmecken. ● Das **Brot** toasten. **Scamorza** in dünne Scheiben schneiden. ● Die Brote mit der Creme bestreichen, abwechselnd mit Käse, Rucola und **Schinken** belegen und zu Sandwiches zusammensetzen. Nach Belieben in Dreiecke schneiden.

Nährwerte pro Portion: 626 kcal
56 g F, 21 g EW, 19 g KH, 7 g B

Ofengemüse mit Sesamsauce und gerösteten Nüssen

Nährwerte pro Portion: 462 kcal
32 g F, 14 g EW, 27 g KH, 10 g B

vegetarisch, glutenfrei,
frei von raffiniertem Zucker

Zubereitungszeit 30 Minuten plus ca. 20 Minuten Backzeit
Für 2 Personen

Gemüse
1 Zucchini (200 g)
1 kleine Aubergine (250 g)
1 kleine rote Paprikaschote (150 g)
½ Brokkoli (150 g)
1 mittelgroße Zwiebel
1 Knoblauchzehe
3 EL gutes Olivenöl (30 ml)
Meersalz
schwarzer Pfeffer aus der Mühle
50 g passierte Tomaten
1 EL flüssiger Honig (10 g)
2 EL dunkler Balsamico-Essig (20 ml)
5 g Kapern aus dem Glas
1 EL gehackter Thymian

Nüsse und Sauce
30 g Haselnusskerne, Cashewkerne oder Pinienkerne
30 g Tahin (Sesammus; alternativ z. B. Erdnussbutter)
3 EL Naturjoghurt (3,5 % Fett; 30 g)
Meersalz
etwas Zitronensaft

Den Backofen auf 180 °C Ober-/Unterhitze vorheizen. ● **Zucchini, Aubergine** und **Paprika** waschen und putzen. Zucchini in fingerdicke Scheiben, Aubergine und Paprika in mundgerechte Stücke schneiden. **Brokkoli** waschen und in Röschen teilen. **Zwiebel** schälen und in Spalten schneiden. **Knoblauchzehe** schälen und in Scheiben schneiden. ● **Öl** in einer großen Pfanne erhitzen und das Gemüse darin kräftig anbraten. Mit **Salz** und **Pfeffer** würzen, dann **passierte Tomaten, Honig, Essig, Kapern** und **Thymian** zugeben und gut vermengen. Jeweils die Hälfte der Gemüsemischung samt ausgetretenem Saft auf je einen Backpapierbogen geben und zu Päckchen verschließen. Auf ein Backblech setzen und im vorgeheizten Ofen etwa 20 Minuten garen. ● Währenddessen die **Nüsse** in einer kleinen Pfanne ohne Fettzugabe rösten. Herausnehmen und abkühlen lassen. ● Für die Sauce **Tahin** und **Joghurt** glatt rühren und mit **Salz** und **Zitronensaft** abschmecken. ● Zum Servieren die Päckchen öffnen und den Inhalt auf zwei Teller geben. Das Ofengemüse mit den gerösteten Nüssen bestreuen und die Tahinsauce darüberträufeln.

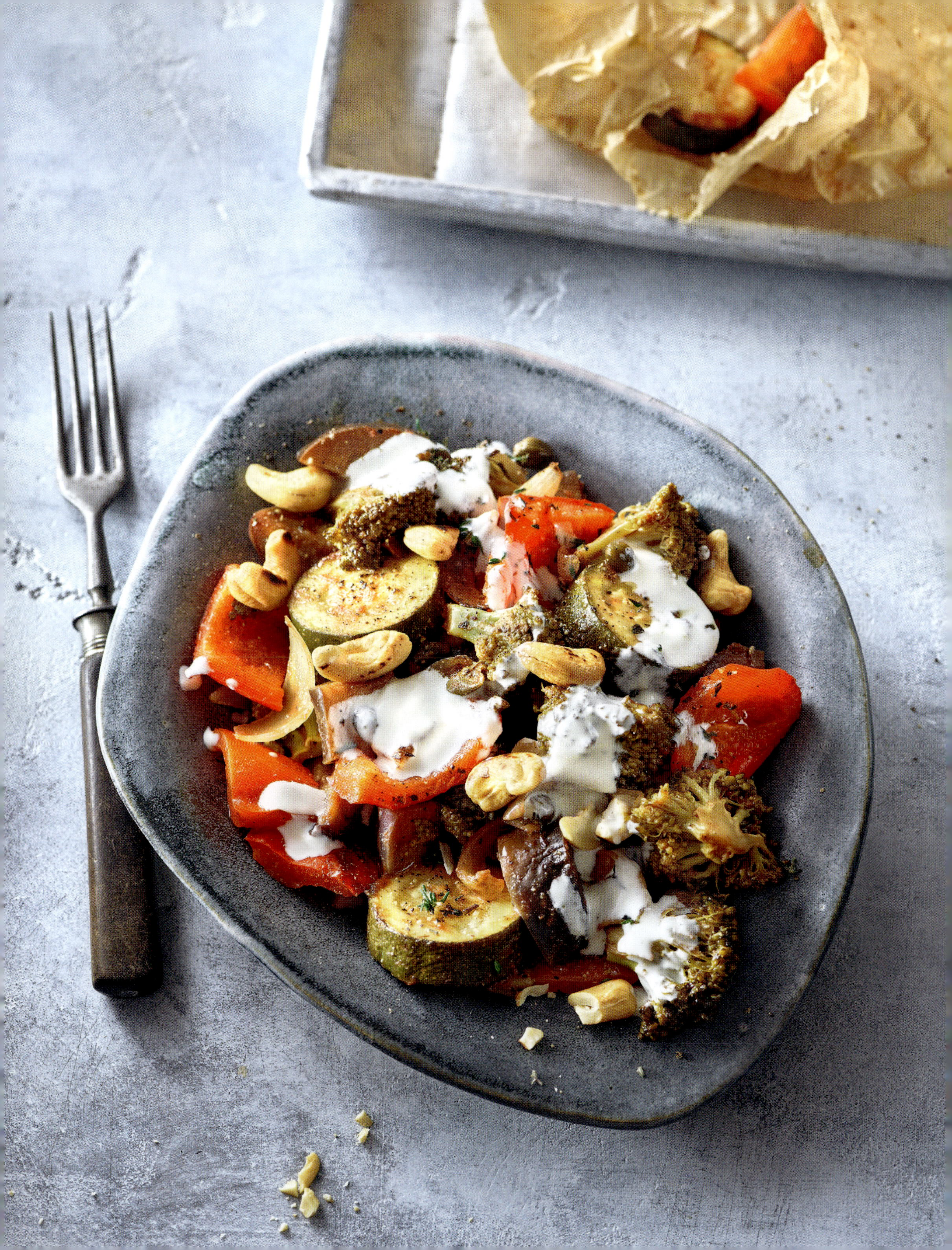

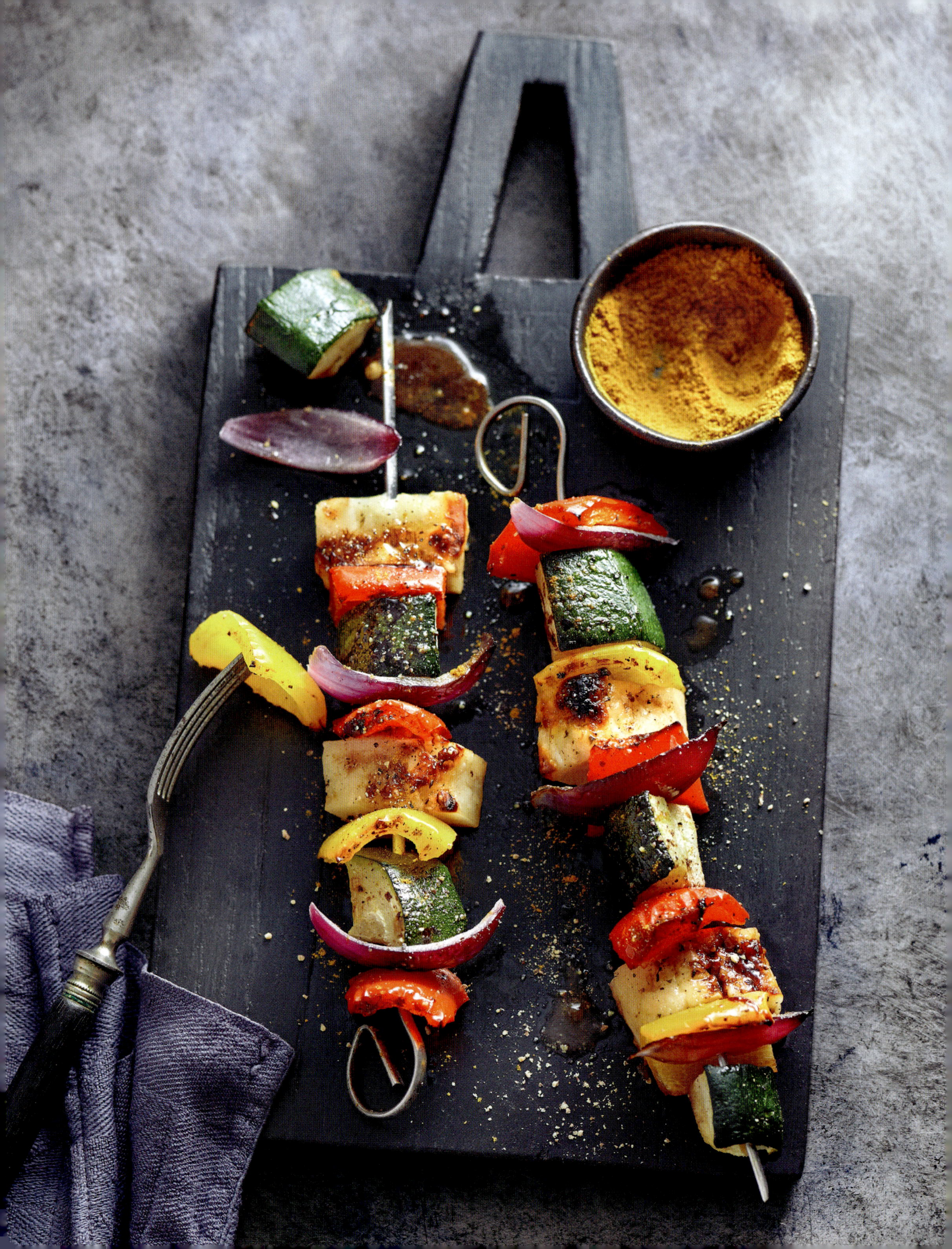

Gemüse-Schaschlik mit Grillkäse

vegetarisch, glutenfrei

Zubereitungszeit 12 Minuten plus 5–8 Minuten Grillzeit
Für 2 Personen

100 g rote Zwiebeln
100 g Zucchini
½ gelbe oder rote Paprikaschote (100 g)
200 g Grillkäse
1 EL gutes Olivenöl (10 ml)
1 EL Balsamico-Sirup (10 ml)
Salz
schwarzer Pfeffer aus der Mühle
1–2 Msp. Currypulver

Den Backofen bei Grillfunktion auf höchster Stufe vorheizen. ● **Zwiebeln** schälen und in Spalten schneiden. **Zucchini** und **Paprika** waschen, putzen und in 2–3 cm große Würfel schneiden. **Grillkäse** ebenfalls 2 cm groß würfeln und alles in eine Schüssel geben. ● **Öl** und **Balsamico-Sirup** gut mit etwas **Salz, Pfeffer** und **Currypulver** verrühren. Über das Gemüse träufeln und vermischen. ● Dann alles abwechselnd auf Schaschlikspieße stecken. Auf ein mit Backpapier ausgelegtes Backblech geben und 5–8 Minuten unter dem vorgeheizten Ofengrill garen. Herausnehmen und warm oder kalt genießen.

Nährwerte pro Portion: 400 kcal
29 g F, 22 g EW, 12 g KH, 3 g B

Quinoa-Omelette mit Schinken und Käse

glutenfrei, frei von raffiniertem Zucker

Zubereitungszeit 20 Minuten plus 5 Minuten Garzeit
Für 2 Personen

80 g weiße oder bunte (schwarze, weiße, rote) Quinoa
Salz
½ rote Paprikaschote (100 g)
2 Frühlingszwiebeln
80 g gekochter Schinken
80 g fettarmer Emmentaler
15 g Butter
6 Bioeier (Größe M)
schwarzer Pfeffer aus der Mühle

Den Backofen auf Grillstufe oder auf 250 °C Ober-/Unterhitze vorheizen. ● **Quinoa** in einem feinen Sieb unter fließendem Wasser abbrausen, mit 160–200 ml Wasser und etwas **Salz** in einen Topf geben, aufkochen und etwa 15 Minuten köcheln lassen, bis das Wasser verdampft ist. ● Inzwischen die **Paprikahälfte** mit der Schnittfläche nach unten unter dem vorgeheizten Ofengrill rösten, bis die Haut schwarz wird. Herausnehmen, mit einem feuchten Küchentuch bedecken und abkühlen lassen. Dann häuten, entkernen und klein schneiden. ● In der Zwischenzeit die **Frühlingszwiebeln** waschen, putzen und in Ringe schneiden. **Schinken** und **Käse** jeweils fein würfeln. ● **Butter** in einer Pfanne erhitzen. Paprika, Frühlingszwiebeln, Schinken und Quinoa darin unter Rühren anbraten. ● **Eier** verquirlen, mit **Salz** und **Pfeffer** würzen und über die Quinoa-Mischung gießen. Mit dem Käse bestreuen und bei mittlerer Hitze abgedeckt 5 Minuten stocken lassen – aber nicht ganz durchgaren. ● Das Quinoa-Omelette schmeckt kalt und warm.

Nährwerte pro Portion: 624 kcal
33 g F, 45 g EW, 33 g KH, 5 g B

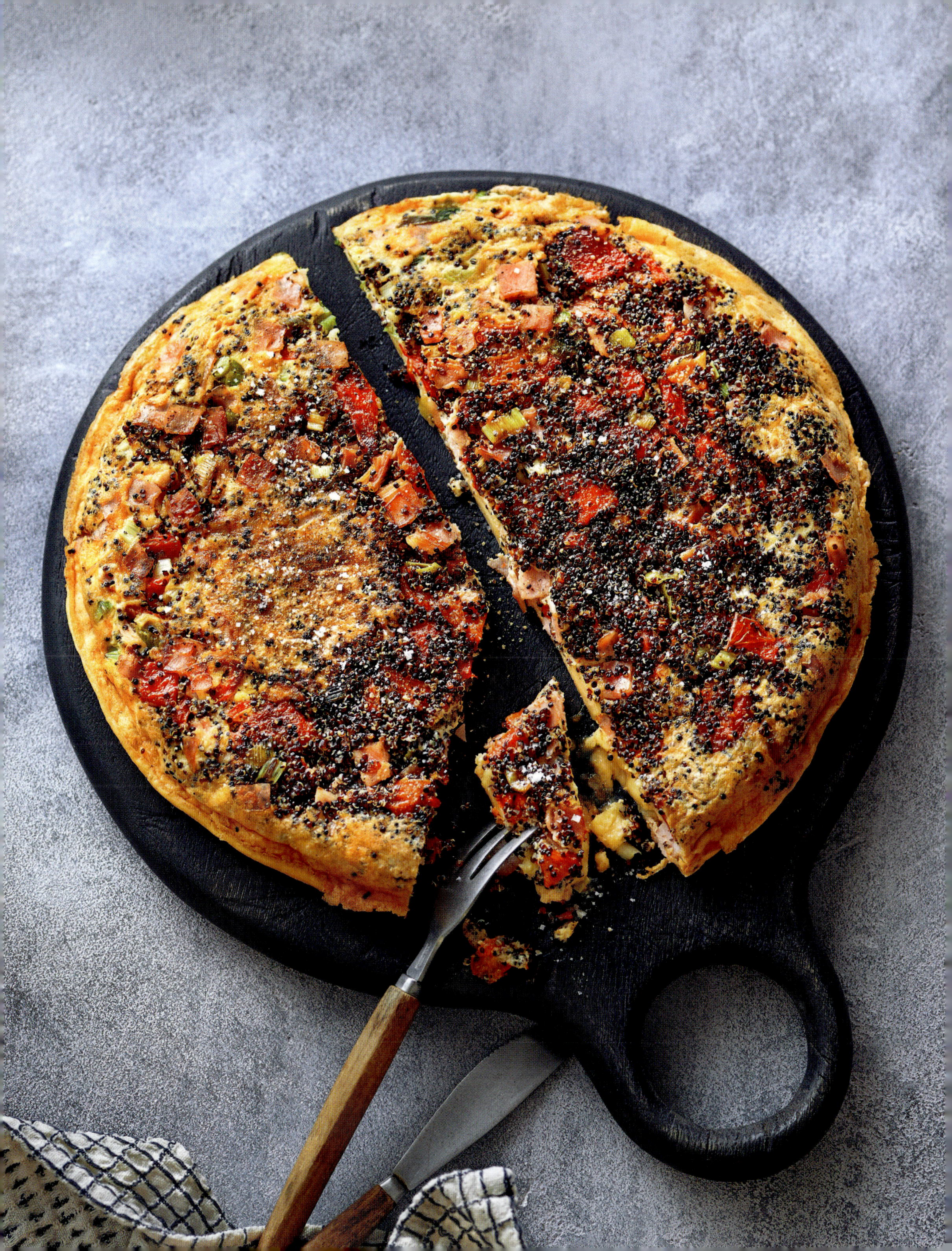

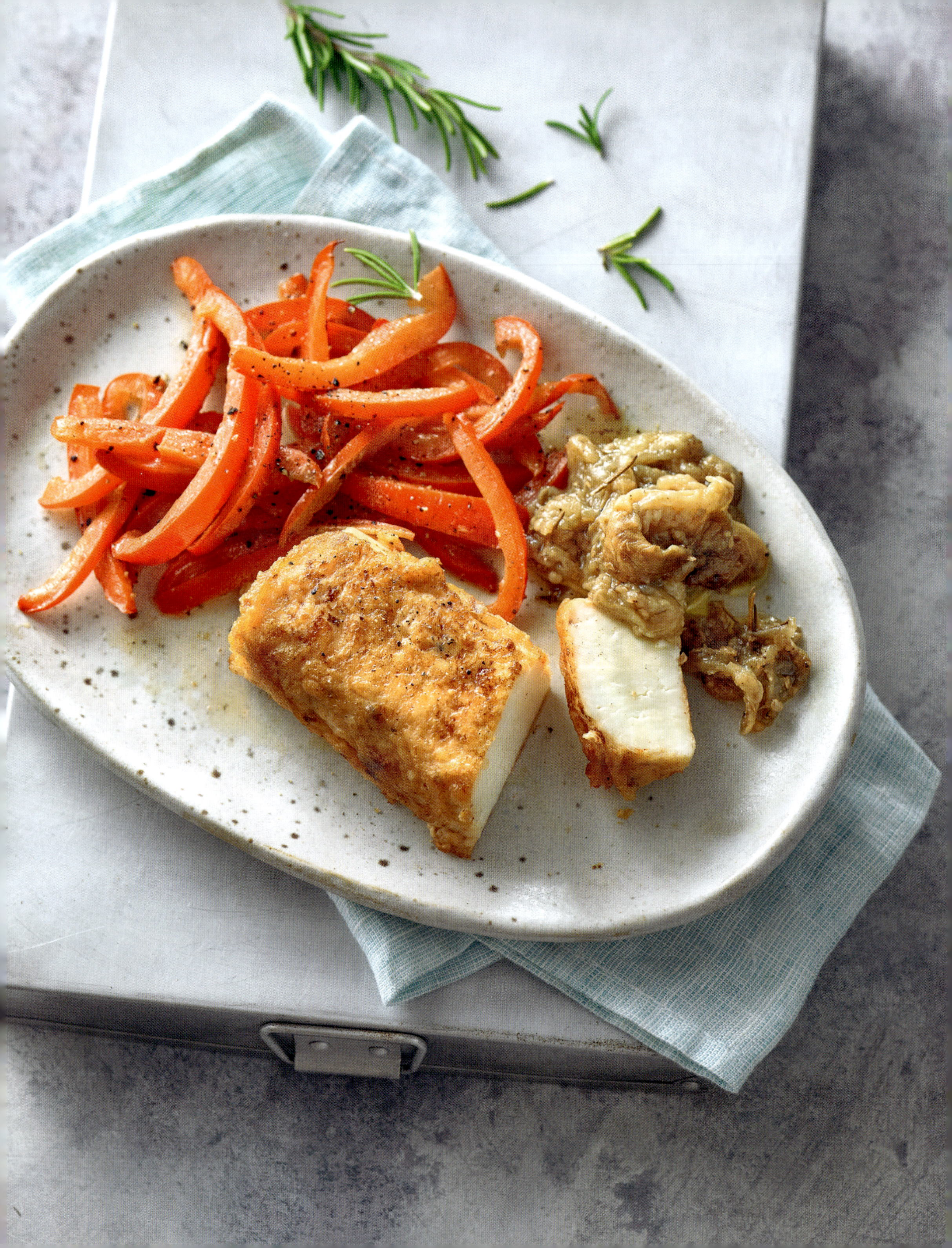

Knuspriger Halloumi mit Auberginencreme

Nährwerte pro Portion: 602 kcal
46 g F, 32 g EW, 12 g KH, 5 g B

vegetarisch, glutenfrei,
frei von raffiniertem Zucker

Zubereitungszeit 25–30 Minuten plus ca. 60 Minuten Back- und Abkühlzeit
Für 2 Personen

Auberginencreme
1 große oder 2 mittelgroße Aubergine(n) (insgesamt 400 g)
2 Knoblauchzehen
1 TL gehackte Rosmarinnadeln
Meersalz
2 EL gutes Olivenöl (20 ml)
2 EL dunkler Balsamico-Essig (20 ml)

Halloumi
1 Bioei (Größe M)
20 g Parmesan am Stück
10 g entöltes Mandelmehl
2 Msp. mildes geräuchertes Paprikapulver (alternativ rosenscharfes Paprikapulver)
½ rote Paprikaschote (125 g)
15 g Butter
1 EL gutes Olivenöl (10 ml)
175 g Halloumi oder Grillkäse
Meersalz

Den Backofen auf 180 °C Ober-/Unterhitze vorheizen. ● Für die Auberginencreme die **Aubergine(n)** waschen, längs halbieren und das Fruchtfleisch an den Schnittflächen einstechen. **Knoblauchzehen** schälen, fein hacken, zusammen mit **Rosmarin** und etwas **Salz** auf die Schnittflächen geben und gut einreiben. Dann mit 1 EL **Öl** beträufeln. Auberginenhälften im vorgeheizten Ofen etwa 45 Minuten backen, bis das Fruchtfleisch sehr weich ist – die genaue Backzeit richtet sich nach Konsistenz und Größe der Aubergine(n). ● Herausnehmen und lauwarm abkühlen lassen. Dann das weiche Fruchtfleisch mit einem Löffel herausschaben. Restliches **Öl** und **Essig** zugeben und mit einer Gabel vermengen. Die Auberginencreme mit **Salz** abschmecken. ● Für den Halloumi das **Ei** aufschlagen und kurz verquirlen. **Parmesan** reiben und zugeben, dann **Mandelmehl** und **Paprikapulver** einrühren. ● **Paprikahälfte** entkernen, waschen und in Streifen schneiden. ● **Butter** und **Öl** in einer Pfanne erhitzen. **Halloumi** in zwei Portionen teilen, in der Ei-Parmesan-Mischung wenden und im heißen Fett anbraten. Paprikastreifen zugeben und mitbraten. Mit **Salz** würzen und den Halloumi von beiden Seiten je 2–3 Minuten goldgelb und knusprig braten. ● Halloumi und Paprikastreifen auf zwei Schalen verteilen und dazu die Auberginencreme reichen.

Tipp Das Gericht entweder gleich warm oder später kalt genießen.

Hähnchenmedaillons mit feurigem Tomatensalat

glutenfrei, frei von raffiniertem Zucker

Zubereitungszeit 20 Minuten
Für 2 Personen

Salat
200 g reife Strauchtomaten
ca. 3-cm-Stück Ingwer (10 g)
1 rote Chilischote
2 EL heller Essig (20 ml; z. B. Obstessig)
½ TL glutenfreie Wasabipaste
1 ½ EL gutes Olivenöl (15 ml)
Salz
schwarzer Pfeffer aus der Mühle
2–3 Stängel Koriander

Medaillons
300 g Hähnchenbrustfilet
Salz
schwarzer Pfeffer aus der Mühle
1 Eiweiß (Größe M)
50 g gemahlene Haselnusskerne
20 g Butter

Für den Salat die **Tomaten** waschen und in Spalten schneiden. **Ingwer** schälen und fein hacken. **Chili** waschen, entkernen, fein würfeln und alles in eine Schüssel geben. • **Essig** mit **Wasabipaste** und **Öl** zu einem Dressing verrühren und mit **Salz** und **Pfeffer** abschmecken, über die Tomaten träufeln und vorsichtig vermengen. **Koriander** hacken und zugeben. • Für die Medaillons die **Hähnchenbrust** in 1 cm dicke Scheiben schneiden und mit **Salz** und **Pfeffer** würzen. • **Eiweiß** in einer Schale leicht verrühren und **Haselnüsse** in eine andere Schale geben. Zum Panieren die Hähnchenscheiben erst im Eiweiß, dann in den Haselnüssen wenden. • **Butter** in einer Pfanne erhitzen und die panierten Medaillons darin von beiden Seiten jeweils 1 ½ Minuten braten. • Den Salat nochmals abschmecken und mit den Medaillons auf zwei Tellern anrichten.

Nährwerte pro Portion: 479 kcal
31 g F, 41 g EW, 8 g KH, 4 g B

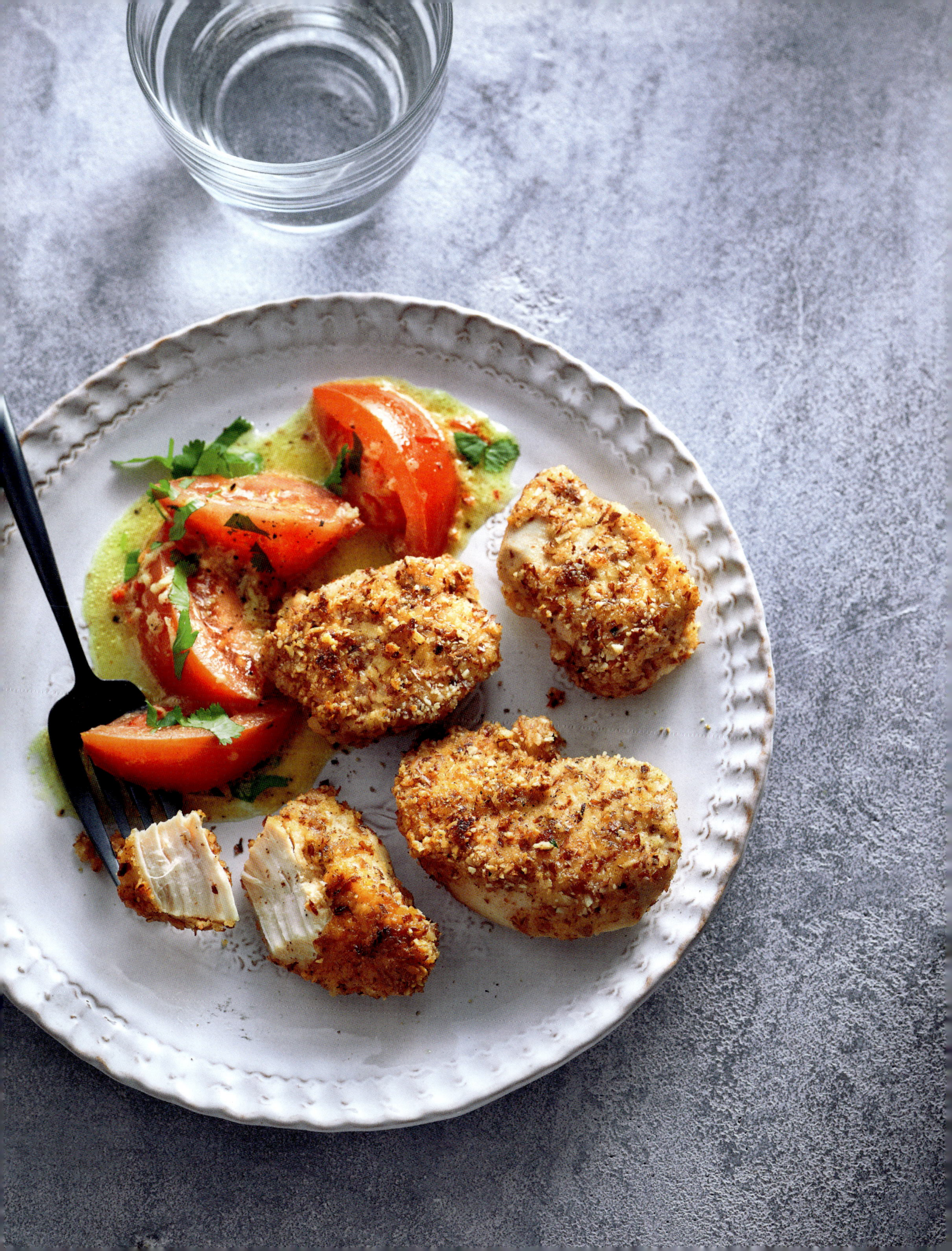

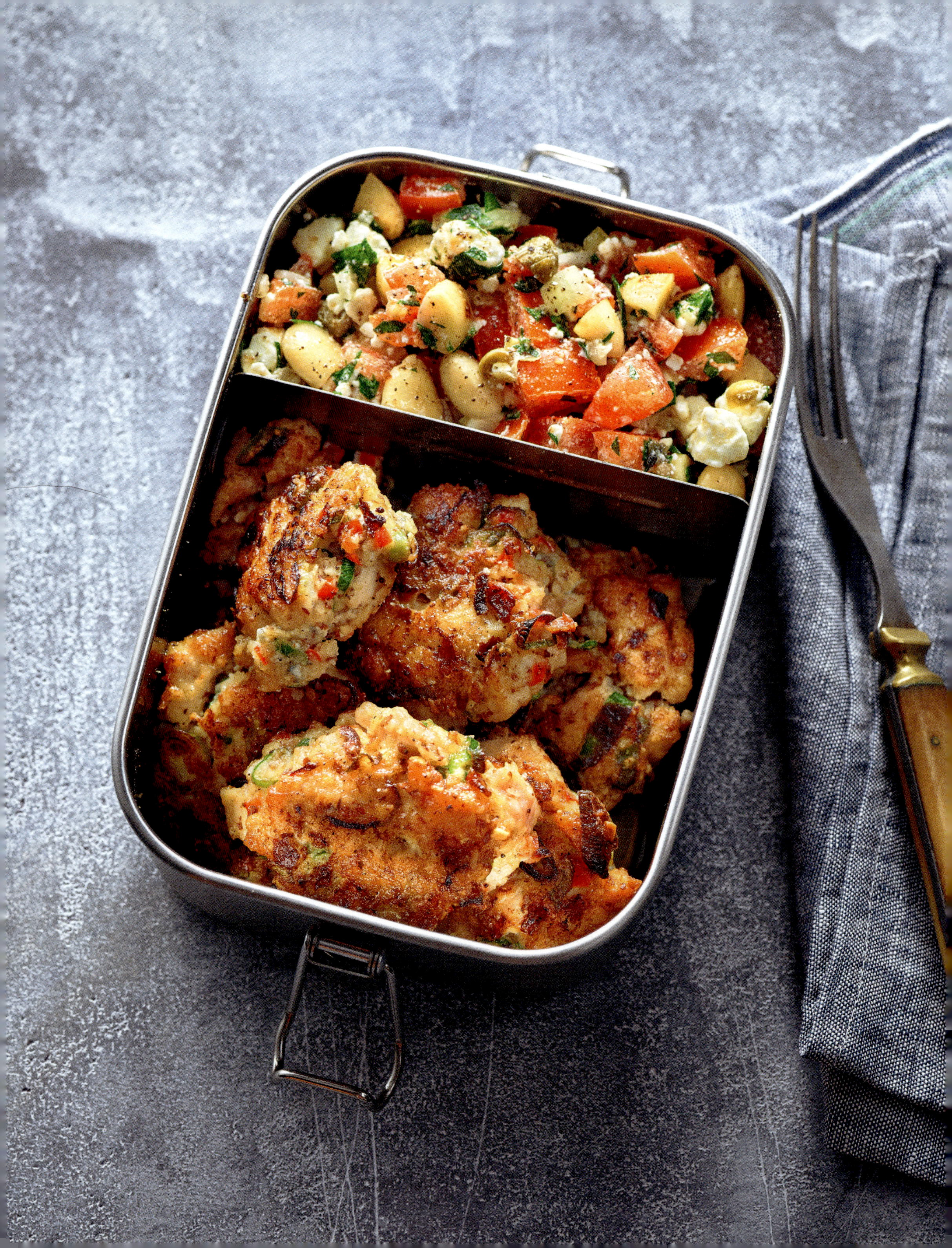

Hähnchen-Nuggets mit Mandelsalsa

Nährwerte pro Portion: 597 kcal
37 g F, 54 g EW, 11 g KH, 8 g B

glutenfrei

Zubereitungszeit 35 Minuten
Für 2 Personen

Salsa
40 g geschälte Mandelkerne
80 g weiße Zwiebeln
2 Knoblauchzehen
5 g Kapern aus dem Glas
1 ½ EL gutes Olivenöl (15 ml)
2 EL heller Balsamico-Essig (20 ml)
100 g Tomaten
Meersalz
schwarzer Pfeffer aus der Mühle
1 Prise Zucker
40 g Feta in Lake (45 % Fett)
1 EL gehackte glatte Petersilie

Nuggets
2 Biohähnchenbrustfilets ohne Haut (à 125 g)
½ rote Spitzpaprika
¼ rote Chilischote
1 Frühlingszwiebel
30 g Gorgonzola
40 g entöltes Mandelmehl
1 Bioei (Größe S)
Meersalz
schwarzer Pfeffer aus der Mühle
20 g Butter

Für die Salsa **Mandeln** halbieren und in einer Pfanne ohne Fettzugabe rösten. Abkühlen lassen. ● Für die Nuggets **Hähnchenbrustfilets** abbrausen, trocken tupfen und in 5 mm kleine Würfel schneiden oder hacken. **Spitzpaprika** und **Chili** entkernen, waschen und fein würfeln. **Frühlingszwiebel** putzen und ebenfalls fein würfeln. ● Hähnchenfleisch, Paprika, Chili, Frühlingszwiebeln, **Gorgonzola, Mandelmehl** und **Ei** mit den Händen gründlich vermengen, kräftig **salzen** und **pfeffern** und aus der Masse kleine, runde Nuggets formen. **Butter** in einer Pfanne aufschäumen und die Nuggets darin von beiden Seiten je 3–4 Minuten braten. ● Inzwischen **Zwiebeln** und **Knoblauchzehen** schälen und fein hacken. **Kapern** ebenfalls fein hacken und mit Zwiebeln, Knoblauch, **Öl** und **Essig** verrühren. **Tomaten** waschen, Stielansätze entfernen, Fruchtfleisch würfeln und untermengen. Mit **Salz, Pfeffer** und **Zucker** abschmecken. Dann den **Feta** zerbröseln und mit **Petersilie** und gerösteten Mandeln untermengen. ● Die Hähnchen-Nuggets auf zwei Teller verteilen und dazu die Mandelsalsa reichen.

Tipp Dazu passt ein frischer Rucola-Salat sehr gut.

Süßscharfes Rindfleisch-Saté

laktosefrei, glutenfrei

Zubereitungszeit 12 Minuten
Für 2 Personen

300 g Rinderfilet
100 g Fenchelknolle
2 Frühlingszwiebeln
1 EL Sesamöl (10 ml; alternativ Keimöl)
Salz
schwarzer Pfeffer aus der Mühle
3 EL süße Chilisauce (30 ml)
1 EL helle Sesamsamen (10 g)

Das **Fleisch** in 2 cm große Würfel schneiden. **Fenchel** waschen und ebenfalls 2 cm groß würfeln. **Frühlingszwiebeln** waschen, putzen und in 3 cm lange Stücke schneiden. ● Fleisch, Fenchel und Frühlingszwiebeln abwechselnd auf Spieße stecken. ● **Sesamöl** in einer Pfanne erhitzen und die Spieße darin bei mittlerer bis hoher Hitze 2 Minuten pro Seite anbraten. Mit **Salz** und **Pfeffer** würzen, die **Chilisauce** darüberträufeln und mit **Sesam** bestreuen. Schmeckt warm oder kalt.

Nährwerte pro Portion: 272 kcal
11 g F, 36 g EW, 4 g KH, 2 g B

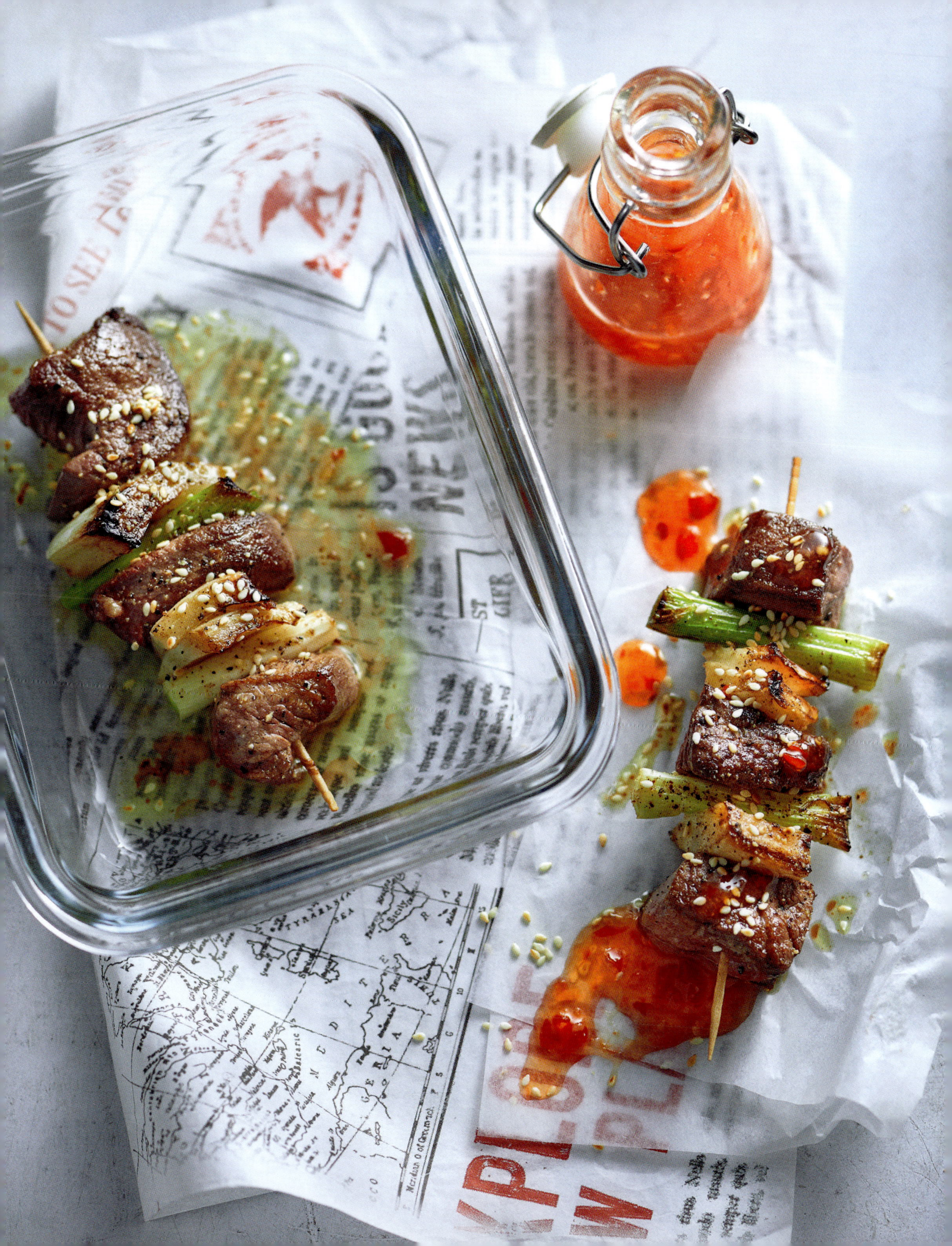

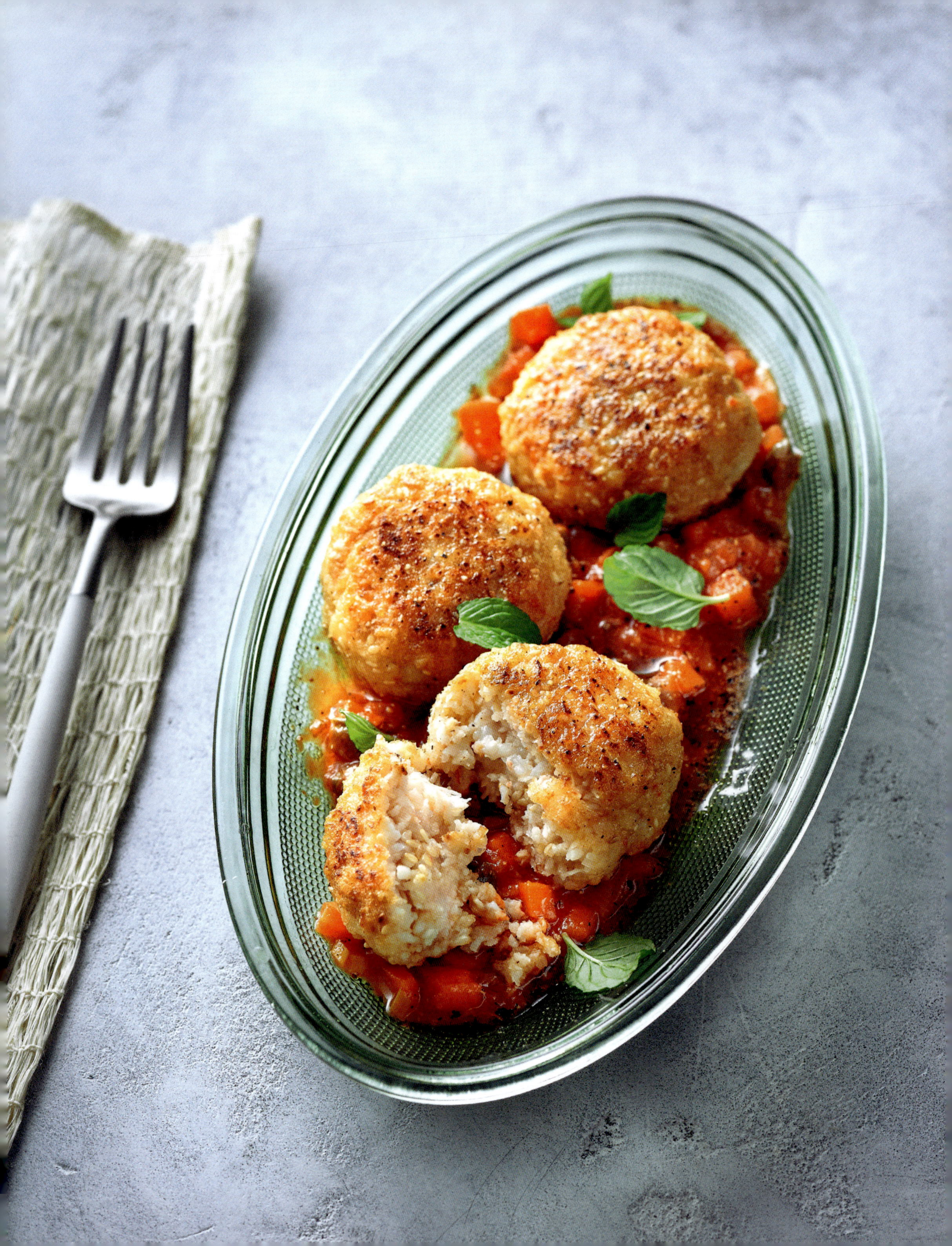

Scampi-Frikadellen mit Gemüsesauce

Nährwerte pro Portion: 400 kcal
24 g F, 33 g EW, 12 g KH, 7 g B

glutenfrei

Zubereitungszeit 20 Minuten
Für 2 Personen

Sauce
80 g Zwiebeln
2–3 Knoblauchzehen
80 g Karotten
80 g Lauch
1 EL gutes Olivenöl (10 ml)
8 Kapern aus dem Glas (10 g)
100 g Tomatenpüree
Salz
schwarzer Pfeffer aus der Mühle
1 Prise Zucker

Frikadellen
300 g küchenfertige rohe Kaisergranate (Scampi), entdarmt und geschält
30 g Kokosraspel
1 Eigelb (Größe M)
1 gehäufter TL Sesamsamen (5 g)
Salz
schwarzer Pfeffer aus der Mühle
10 g Butter
kleine Minzeblätter (nach Belieben)

Für die Sauce **Zwiebeln** und **Knoblauchzehen** schälen und fein würfeln. **Karotten** und **Lauch** waschen, putzen und würfeln. • **Öl** in einer Pfanne erhitzen und die Gemüsewürfel mit Zwiebeln, Knoblauch und **Kapern** darin anbraten. **Tomatenpüree** einrühren, mit **Salz, Pfeffer** und **Zucker** würzen und 15 Minuten köcheln lassen. • Inzwischen für die Frikadellen **Kaisergranate** fein hacken und mit **Kokosraspeln, Eigelb** und **Sesam** vermischen. Mit **Salz** und **Pfeffer** würzen und die Masse zu vier bis sechs Frikadellen formen. • Die **Butter** in einer Pfanne erhitzen und die Frikadellen darin bei mittlerer Hitze von jeder Seite 3 Minuten braten. • Die Sauce abschmecken, auf zwei Teller verteilen, Frikadellen darauf anrichten und nach Belieben mit **Minze** garnieren.

Tipp Wer mag, der kann die Gemüsesauce nach dem Garen zusätzlich glatt pürieren.

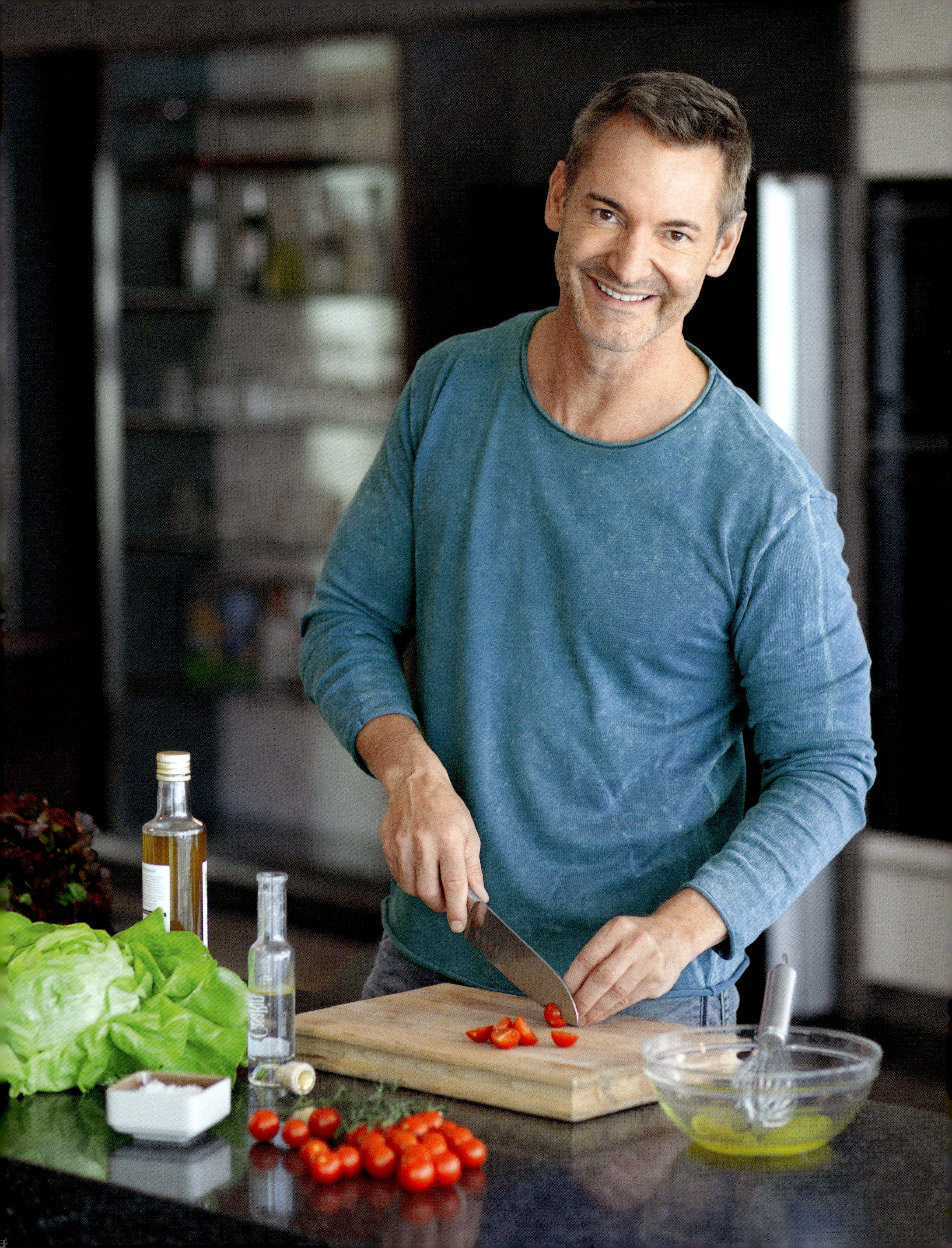

SALATE UND BOWLS

FRISCHE BUNTE VIELFALT

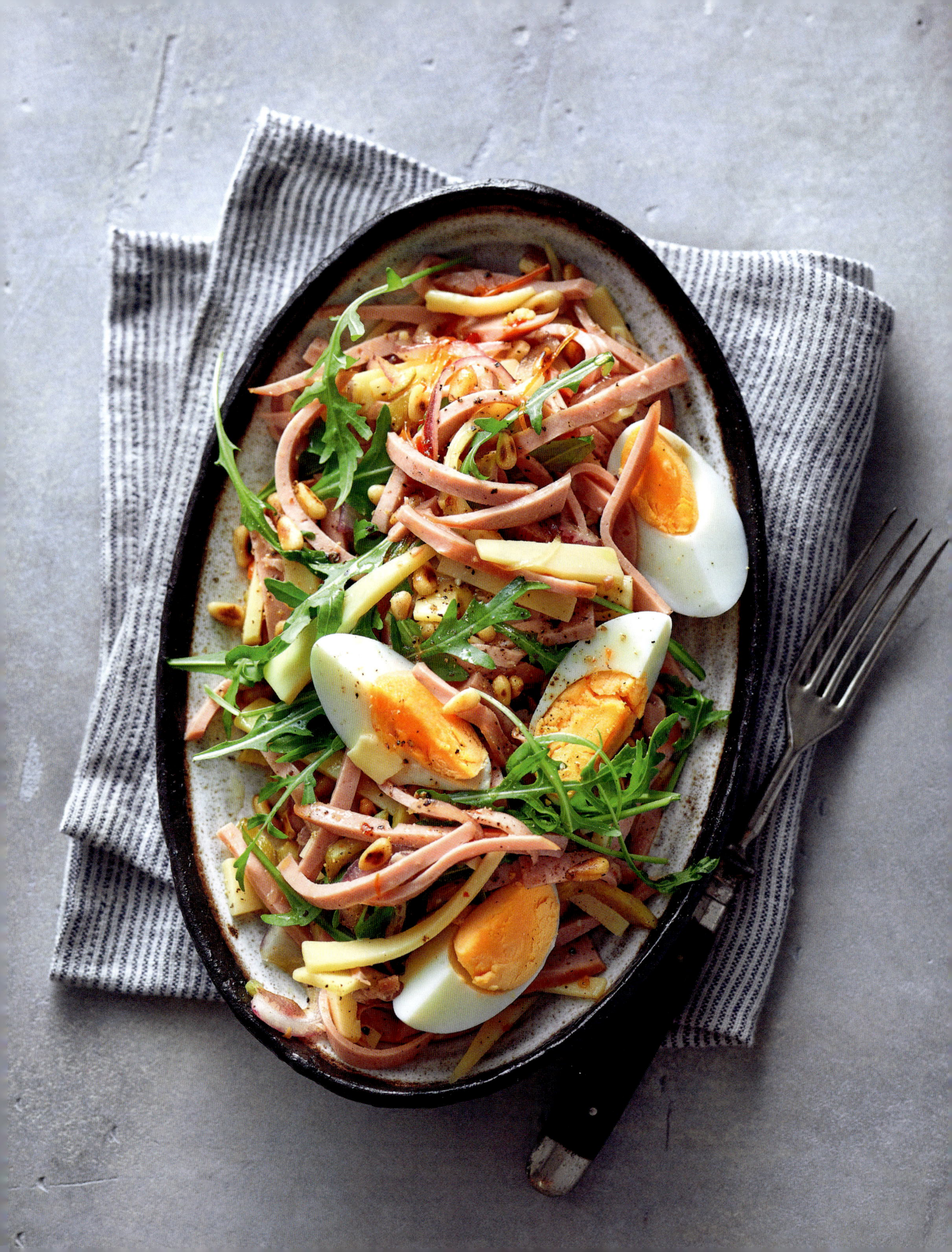

Mediterraner Wurstsalat

glutenfrei

Zubereitungszeit 15 Minuten plus etwas Ruhezeit
Für 2 Personen

2 Bioeier (Größe M)
10 g Pinienkerne
1 mittelgroße rote Zwiebel
250 g magere Fleischwurst
100 g Bergkäse
40 g Essiggurken
1 kleine Handvoll Rucola
2 EL süße Chilisauce (20 ml)
3 EL heller Essig (30 ml; z. B. Weißwein- oder Obstessig)
2 EL gutes Olivenöl (20 ml)
Salz
schwarzer Pfeffer aus der Mühle

Die **Eier** hart kochen, abgießen, kalt abschrecken, schälen und achteln. ● Während der Kochzeit **Pinienkerne** in einer kleinen Pfanne ohne Fettzugabe rösten und abkühlen lassen. ● Inzwischen **Zwiebel** schälen und in feine Streifen schneiden. **Fleischwurst, Käse** und **Gurken** ebenfalls in schmale Streifen schneiden und mit den Zwiebeln in eine Schüssel geben. ● **Rucola** waschen, trocken schleudern und mit den Pinienkernen zur Wurstmischung geben. ● **Chilisauce, Essig** und **Öl** verrühren und mit etwas **Salz** und **Pfeffer** abschmecken. Das Dressing über den Wurstsalat träufeln, vermischen und etwas ziehen lassen. ● Den Wurstsalat nochmals abschmecken und mit den Eierspalten garnieren.

Nährwerte pro Portion: 558 kcal
40 g F, 41 g EW, 9 g KH, 1 g B

Vitamin-Bowl mit roter Paprika, Pilzen und Parmesantalern

vegetarisch, glutenfrei

Zubereitungszeit 20–25 Minuten
Für 2 Personen

Gemüse und Taler
½ rote Paprikaschote (100 g)
30 g Pinienkerne
250 g Pilze (z. B. Champignons)
80 g geriebener Parmesan
2 EL gutes Olivenöl (20 ml)

Dressing
3 EL weißer Balsamico-Essig oder Obstessig (30 ml)
1 gehäufter TL scharfer Senf (8 g)
2 EL gutes Olivenöl (20 ml)
Salz
schwarzer Pfeffer aus der Mühle
1 Prise Zucker

Den Backofen bei Grillfunktion auf höchster Stufe vorheizen. ● Für das Gemüse **Paprika** mit der Schnittfläche nach unten unter dem vorgeheizten Ofengrill so lange rösten, bis die Haut schwarz wird und Blasen wirft. Herausnehmen, mit einem feuchten Küchentuch bedecken und abkühlen lassen. ● Inzwischen die **Pinienkerne** in einer kleinen Pfanne ohne Fettzugabe anrösten. **Pilze** putzen und vierteln. ● Für die Taler **Parmesan** in zwei größeren oder vier kleinen Kreisen auf ein mit Backpapier ausgelegtes Backblech streuen und im Ofen 5–7 Minuten goldbraun gratinieren. Herausnehmen und die Parmesantaler aushärten lassen. ● Unterdessen die Paprika häuten, entkernen und würfeln. ● **Öl** in einer Pfanne erhitzen und Pilze darin bei mittlerer bis hoher Hitze anbraten. ● Für das Dressing **Essig, Senf** und **Öl** kräftig verrühren und mit **Salz, Pfeffer** und **Zucker** abschmecken. ● Paprika, Pinienkerne und Pilze mit dem Dressing in einer Bowl mischen und nochmals abschmecken. Mit Parmesantalern warm oder kalt genießen.

Nährwerte pro Portion: 430 kcal
35 g F, 19 g EW, 10 g KH, 5 g B

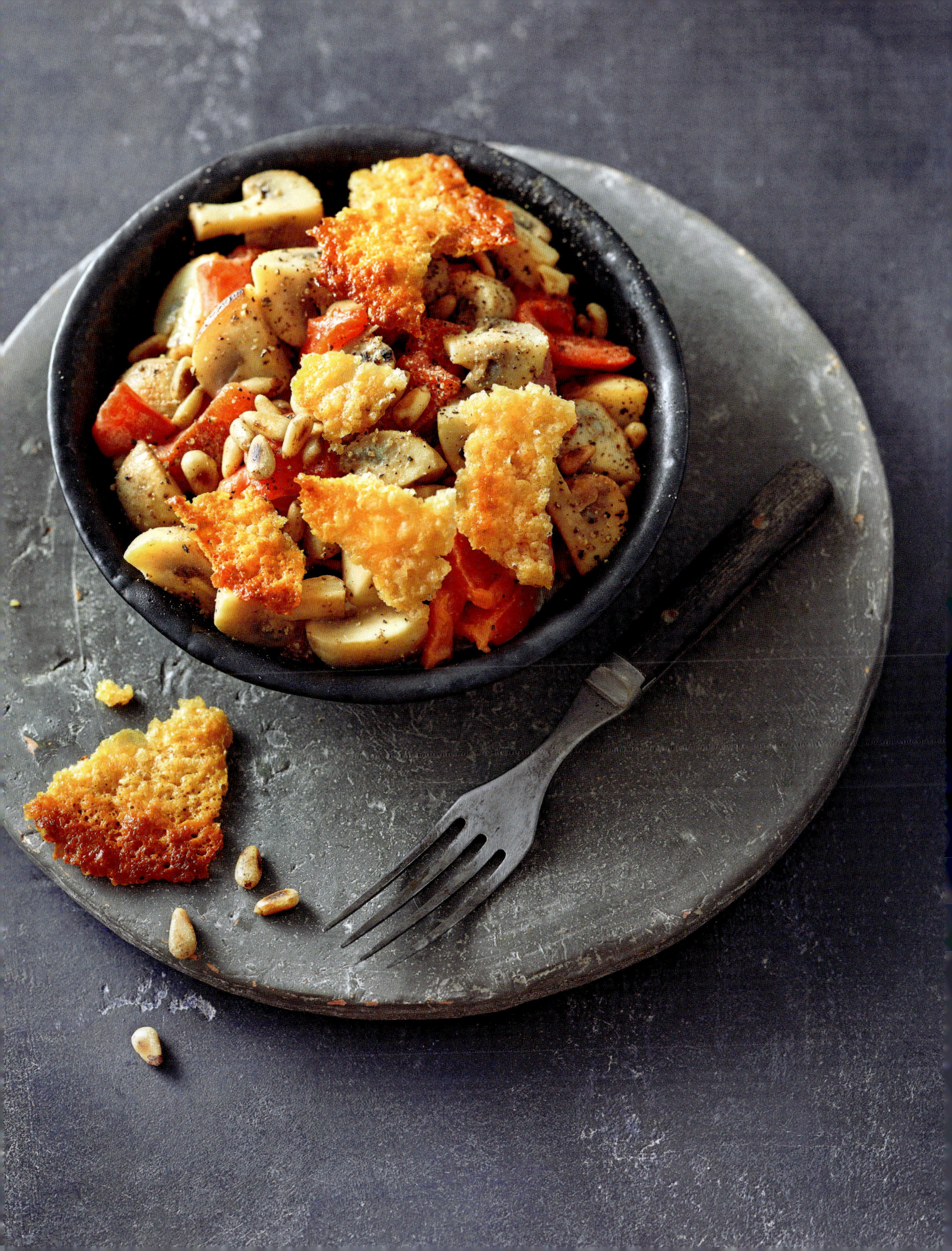

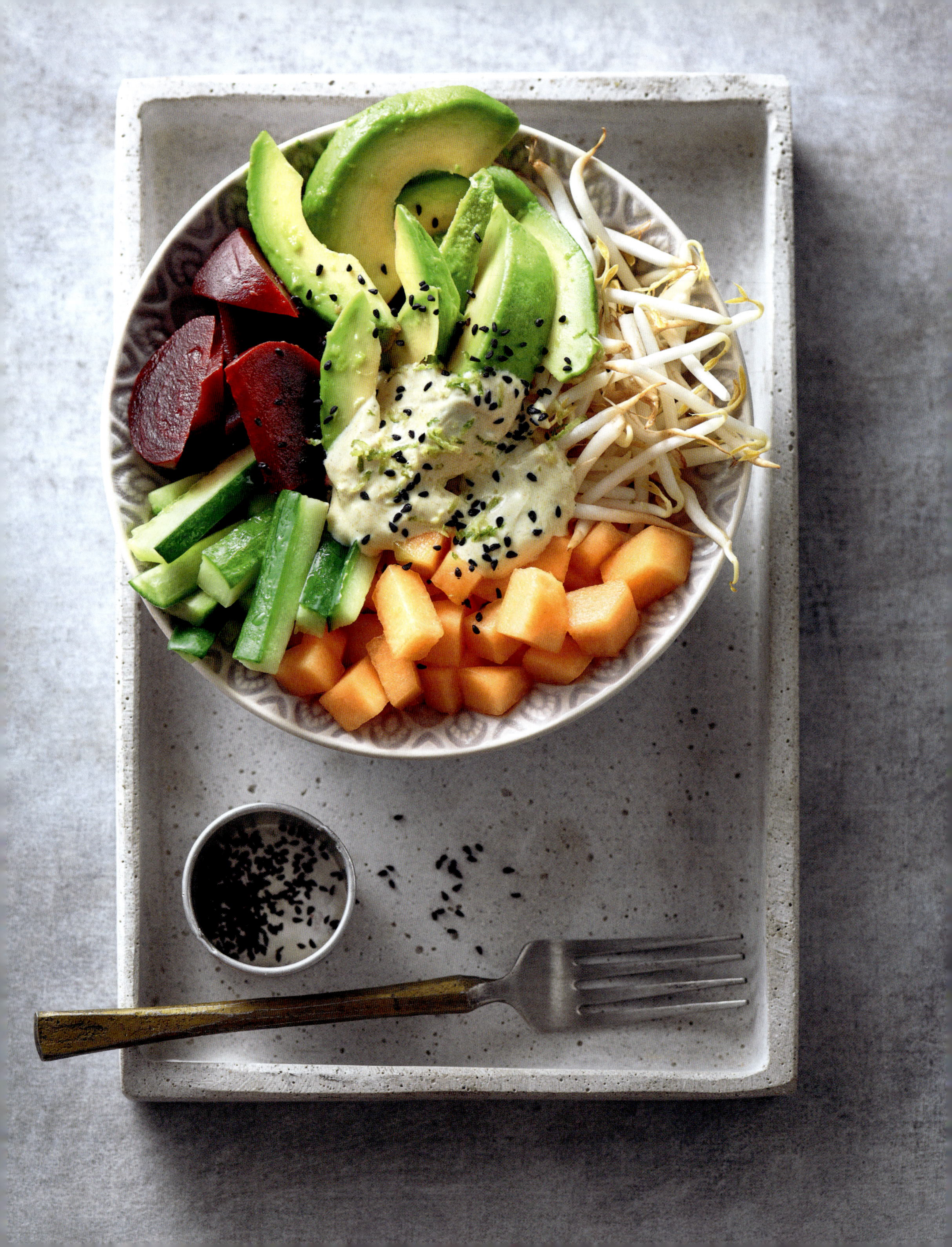

Meine Buddha-Bowl mit Melone und Currycreme

Nährwerte pro Portion: 247 kcal

16 g F, 4 g EW, 19 g KH, 5 g B

vegetarisch, glutenfrei,
frei von raffiniertem Zucker

Zubereitungszeit 10–15 Minuten
Für 2 Personen

1 Stück orangefleischige Honigmelone (geschält 100 g; z. B. Charentais- oder Cantaloupe-Melone)
150 g reifes Avocadofruchtfleisch
60 g vakuumverpackte vorgegarte Rote Bete
80 g Salatgurke
80 g Mungbohnensprossen
2-cm-Stück Ingwer (6 g)
40 g Crème fraîche (30 % Fett)
40 g Naturjoghurt (3,5 % Fett)
3 EL Zitronensaft (30 ml)
abgeriebene Schale von ½ Biolimette
1–2 Msp. milde Curry-Gewürzmischung
Meersalz
etwas Schwarzkümmelsamen

Melone schälen und würfeln. **Avocado** und **Rote Bete** in Spalten schneiden. **Gurke** waschen und ungeschält in längliche Sticks schneiden. **Sprossen** waschen und abtropfen lassen. ● **Ingwer** schälen und reiben, dann mit **Crème fraîche, Joghurt, Zitronensaft, Limettenschale** und **Gewürzmischung** verrühren und die Currycreme mit **Salz** abschmecken. ● Vorbereitetes Gemüse und Früchte separat nach Sorten in zwei Schalen anrichten. Dann die Currycreme darüber verteilen und mit **Schwarzkümmelsamen** garnieren.

Rote-Bete-Salat mit Kürbiskern-Schmand

vegetarisch, glutenfrei,
frei von raffiniertem Zucker

Zubereitungszeit 10 Minuten
Für 2 Personen

Beten-Salat
400 g vakuumverpackte, vorgegarte Rote Beten
1 EL Obstessig (10 ml)
20 g Sahnemeerrettich aus dem Glas
1 EL Zitronensaft (10 ml)
1 EL gutes Olivenöl (10 ml)
Meersalz
schwarzer Pfeffer aus der Mühle
Kürbiskern-Schmand
30 g Kürbiskerne
80 g Schmand (24 % Fett)
Meersalz
schwarzer Pfeffer aus der Mühle

Für den Beten-Salat **Rote Beten** in Spalten schneiden. **Essig, Sahnemeerrettich, Zitronensaft** und **Olivenöl** verrühren. Mit **Salz** und **Pfeffer** abschmecken und das Dressing über die Rote-Bete-Spalten gießen. Alles gut vermengen und marinieren. ● Währenddessen für den Kürbiskern-Schmand die **Kürbiskerne** grob hacken und in einer Pfanne ohne Fettzugabe rösten, bis sie aromatisch duften. Aus der Pfanne nehmen und kurz abkühlen lassen. **Schmand** mit etwas **Salz** und **Pfeffer** glatt rühren und die abgekühlten Kürbiskerne untermengen. ● Rote-Bete-Salat auf zwei Teller verteilen und mit dem Kürbiskern-Schmand toppen.

Nährwerte pro Portion: 395 kcal
24 g F, 11 g EW, 29 g KH, 4 g B

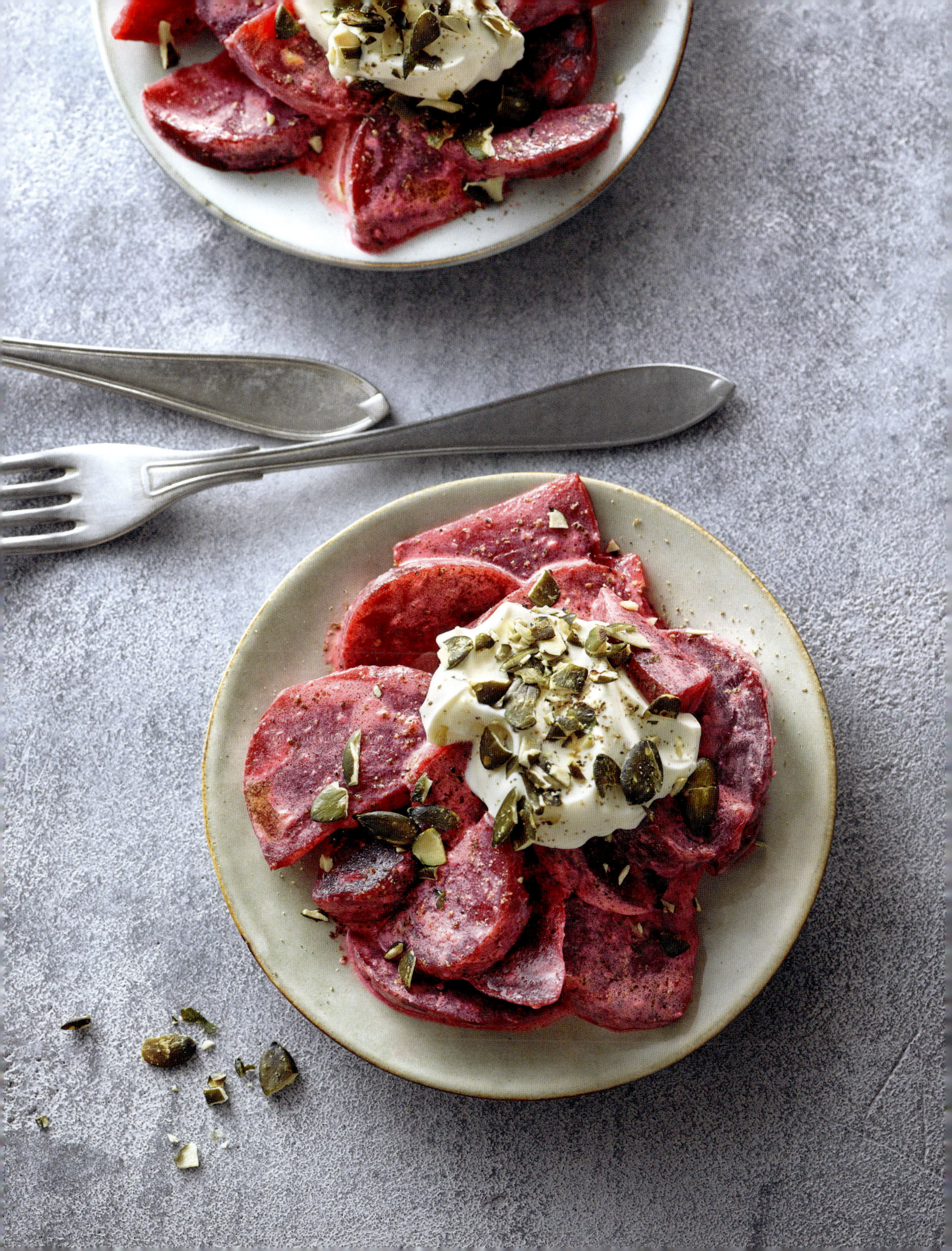

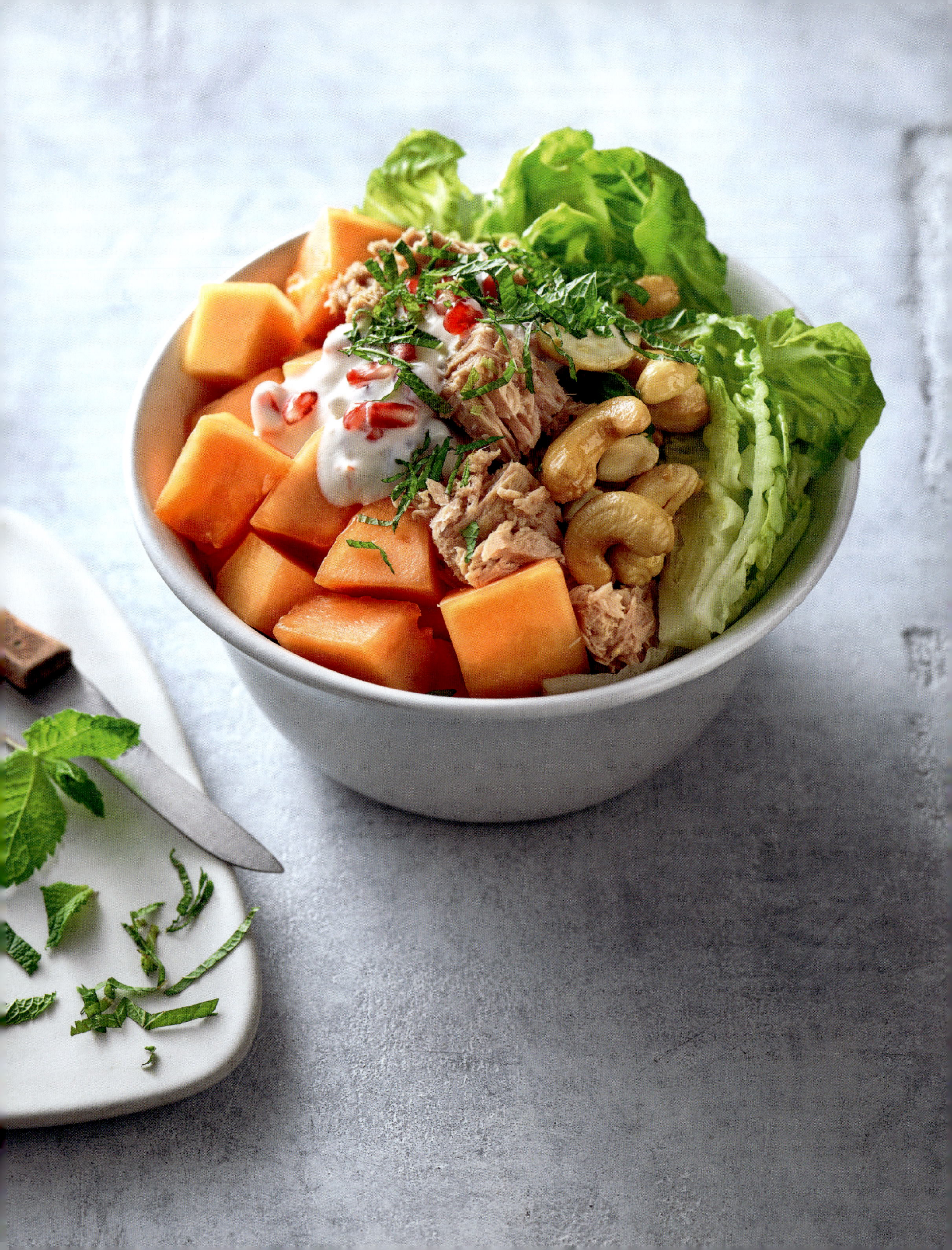

Papaya-Bowl mit Thunfisch und Granatapfelcreme

glutenfrei

Zubereitungszeit 15 Minuten
Für 2 Personen

1 reife, mittelgroße Papaya (ca. 250 g)
150 g Romanasalatherzen
1 Dose Thunfisch Natur (150 g)
40 g Cashewkerne
15 g Butter
1 kleiner Granatapfel (150 g)
60 g Crème fraîche (30 % Fett)
10 g Naturjoghurt (3,5 % Fett)
2 EL Weißweinessig (20 ml)
2 EL süße Chilisauce (20 ml)
Salz
5 Minzeblätter

Die **Papaya** schälen, entkernen und in 3–4 cm große Stücke schneiden. **Romanasalatherzen** waschen und in grobe Streifen schneiden. **Thunfisch** abtropfen lassen. **Cashewkerne** in einer kleinen Pfanne mit **Butter** anrösten und aus der Pfanne nehmen. ● Den **Granatapfel** aufschneiden und die Kerne auslösen. **Crème fraîche, Joghurt, Essig, Chilisauce** und eine Prise **Salz** glatt rühren. Die Granatapfelkerne kräftig unterrühren, bis sich die Creme leicht färbt. ● Papaya und Salatstreifen in zwei Schalen füllen und den Thunfisch darauf verteilen. Dann die Granatapfelcreme darübergeben und mit Cashewkernen bestreuen. **Minze** in feine Streifen schneiden und die Bowls damit garnieren.

Nährwerte pro Portion: 475 kcal
25 g F, 29 g EW, 33 g KH, 5 g B

Best of Caesar Salad

Nährwerte pro Portion: 608 kcal
55 g F, 22 g EW, 4 g KH, 3 g B

glutenfrei

Zubereitungszeit 30 Minuten plus ca. 10 Minuten Backzeit
Für 2 Personen

Chips
60 g Parmesan am Stück
1 EL Rosmarinnadeln

Salat
½ Romanasalat (ca. 150 g)
75 g Frühstücksbacon in Scheiben
2 EL gutes Olivenöl (20 ml)
1 Knoblauchzehe
30 g Pekannusskerne
2 EL glutenfreie Sojasauce (20 ml; z. B. Tamari)

Dressing
2 ½ EL Obstessig (25 ml)
2 EL gutes Olivenöl (20 ml)
2 EL Mayonnaise (80 % Fett; 20 g)
10 g Sardellenfilets in Lake aus dem Glas
10 g Kapern aus dem Glas
Meersalz
schwarzer Pfeffer aus der Mühle

Den Backofen auf 170 °C Ober-/Unterhitze vorheizen. ● Für die Chips **Parmesan** reiben und **Rosmarin** grob hacken. Beides vermischen, auf einem mit Backpapier ausgelegten Backblech verteilen und im vorgeheizten Ofen etwa 10 Minuten goldbraun backen, dabei den Backvorgang kontrollieren, denn Parmesan verbrennt schnell. Herausnehmen, abkühlen lassen und die Parmesanplatte grob in Stücke brechen. ● Inzwischen für den Salat den **Romanasalat** putzen, waschen, gut trocken schütteln und in mundgerechte Stücke zerpflücken. **Frühstücksbacon** in Streifen schneiden. **Öl** in einer Pfanne erhitzen und den Bacon darin anbraten. **Knoblauchzehe** schälen und in die Pfanne pressen. Den Bacon aus der Pfanne nehmen, **Pekannüsse** halbieren und in derselben Pfanne anrösten. Mit **Sojasauce** ablöschen und herausnehmen. ● Für das Dressing **Essig, Öl** und **Mayonnaise** glatt rühren. **Sardellen** und **Kapern** hacken, untermengen und mit **Salz** und **Pfeffer** abschmecken. ● Salatblätter mit dem Dressing vermischen und auf zwei tiefe Schalen verteilen oder in großen Gläsern anrichten. Bacon und Pekannüsse darüber verteilen und mit den Parmesanchips garnieren.

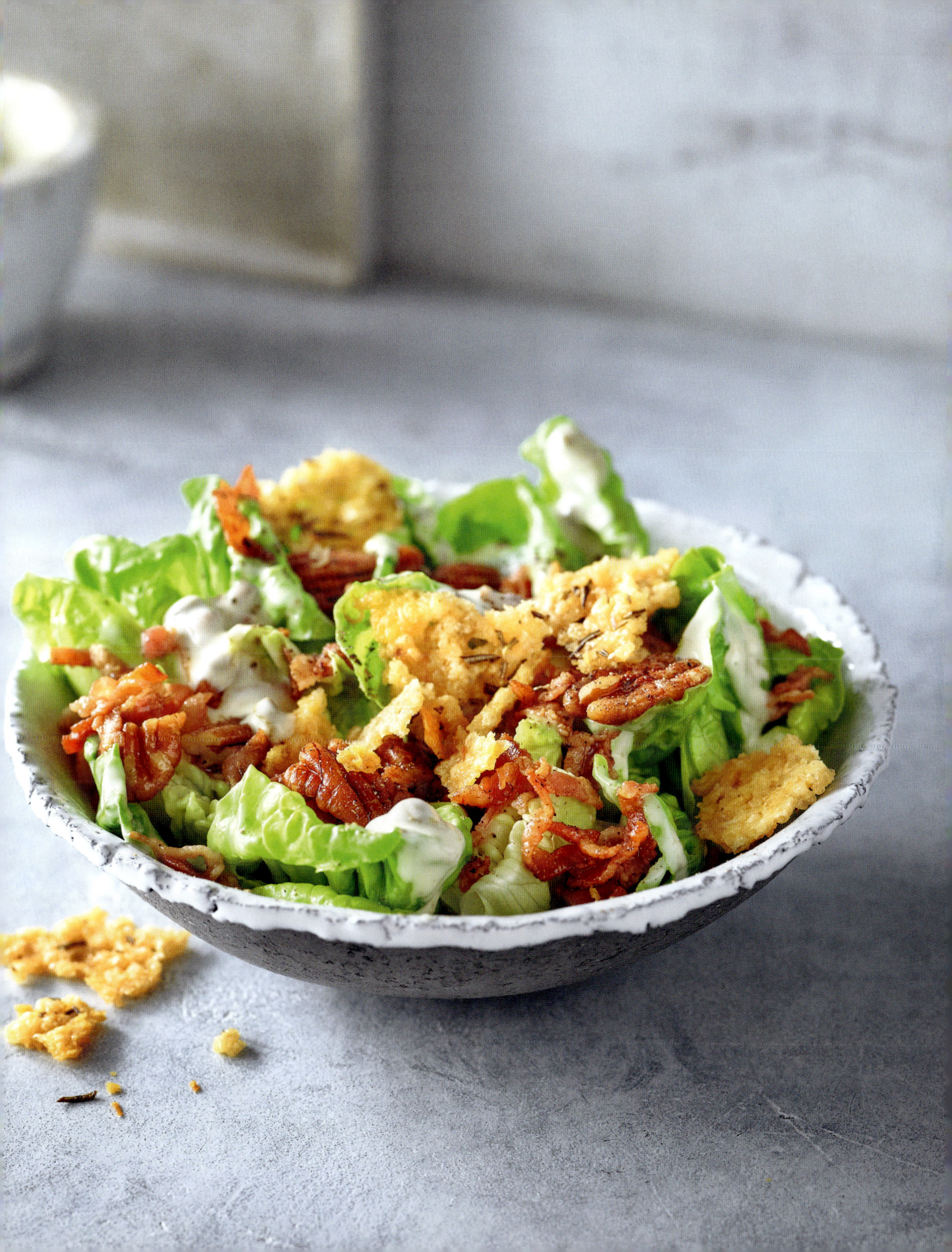

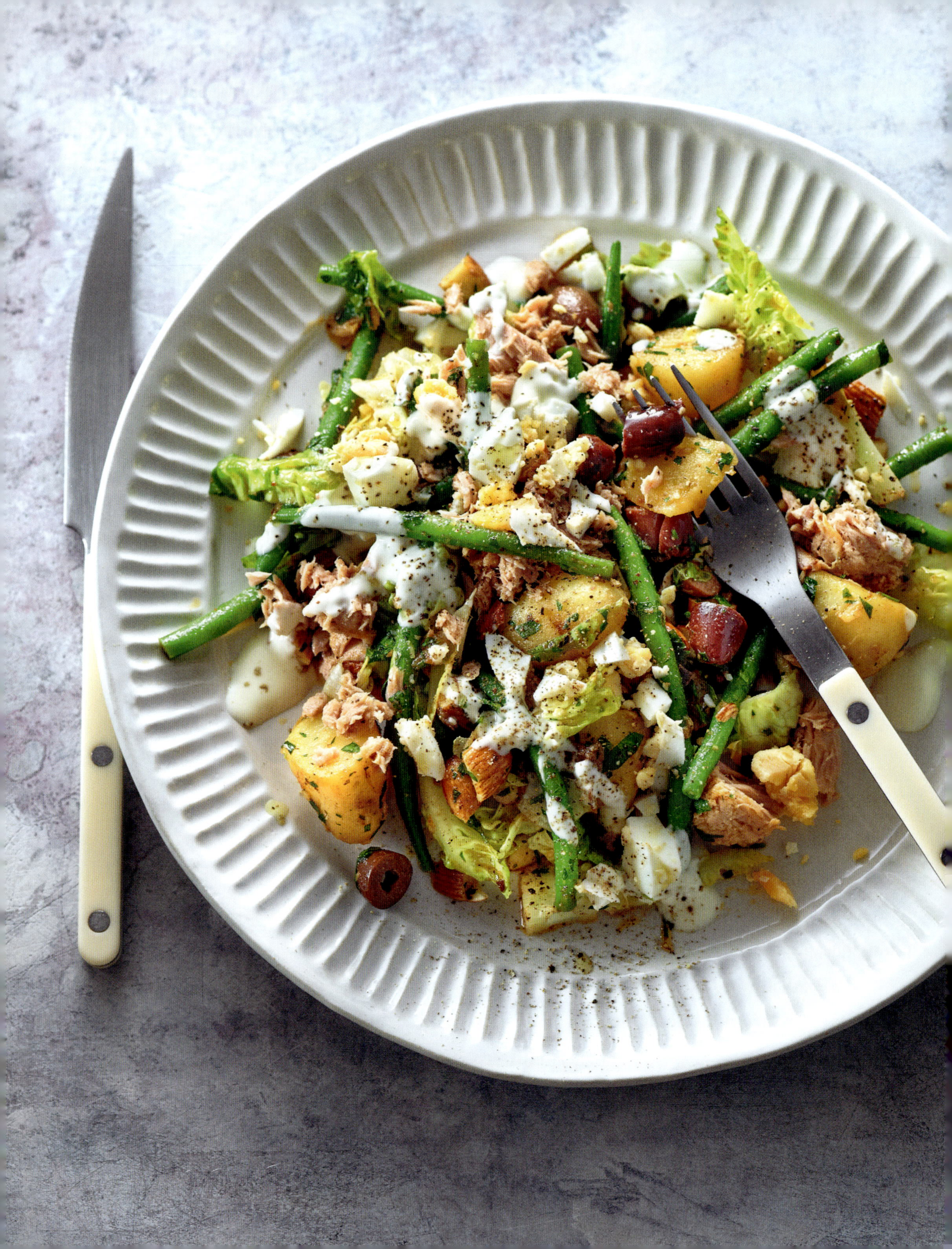

Christians Niçoise-Salat

Nährwerte pro Portion: 493 kcal
33 g F, 15 g EW, 30 g KH, 7 g B

glutenfrei

Zubereitungszeit 40–45 Minuten
Für 2 Personen

Salatkomponenten
150 g junge grüne Bohnen
Meersalz
6–7 Knoblauchzehen (20 g)
50 ml gutes Olivenöl
10 g Mandelkerne
150 g gekochte junge Pellkartoffeln vom Vortag
1 ½ TL Harissa (8 g; alternativ z. B. Sambal Oelek)
schwarzer Pfeffer aus der Mühle
1 EL gehackte glatte Petersilie
150 g Romanasalatherzen
150 g Thunfisch in Olivenöl
2 hart gekochte Bioeier (Größe M)

Sardellen-Dressing
6 g Sardellenfilets in Lake aus dem Glas
1 EL Zitronensaft (10 ml)
3 EL Obstessig (30 ml)
1 Prise Zucker
40 g schwarze Oliven ohne Stein
Meersalz

Mayonnaise-Dressing
2 EL Mayonnaise (80 % Fett; 20 g)
1 EL Naturjoghurt (3,5 % Fett; 10 g)
1 EL Obstessig (10 ml)
Meersalz

Für die Salatkomponenten **Bohnen** putzen, waschen und in sprudelnd kochendem **Salzwasser** bissfest blanchieren. Dann in Eiswasser abschrecken und abtropfen lassen. ● **Knoblauchzehen** schälen und halbieren. **Öl** in einer Pfanne leicht erhitzen, Knoblauch darin etwa 10 Minuten sanft weich garen – keinesfalls rösten, da er sonst bitter wird. Inzwischen **Mandeln** hacken. **Pellkartoffeln** pellen und halbieren. ● Den weichen Knoblauch mit einer Schaumkelle aus der Pfanne nehmen, mit einer Gabel zerdrücken und mit Mandeln, **Harissa,** etwas **Salz** und **Pfeffer** zu einer Paste verrühren. Kartoffelhälften unter die Paste heben. Die Pfanne mit dem Öl wieder erhitzen und die marinierten Kartoffeln darin 3–4 Minuten kräftig anbraten und rösten. **Petersilie** zugeben, in eine Schüssel füllen und abkühlen lassen. ● Inzwischen **Salatherzen** waschen, in Streifen schneiden und trocken schütteln. **Thunfisch** abtropfen lassen. ● Für das Sardellen-Dressing die **Fischfilets** hacken und mit **Zitronensaft, Essig** und **Zucker** verrühren. **Oliven** halbieren, unterrühren und mit **Salz** abschmecken. ● Für das Mayonnaise-Dressing **Mayonnaise, Joghurt, Essig,** eine Prise **Salz** und 1 EL Wasser verrühren. ● Bohnen, Salatstreifen und Thunfisch zu den Kartoffeln geben und vermengen. Sardellen-Dressing locker unterheben und den Salat auf zwei Schalen verteilen. **Eier** pellen, hacken, darauf verteilen und mit dem Mayonnaise-Dressing beträufeln. Zum Schluss etwas **Pfeffer** grob darübermahlen.

Orientalischer Schichtsalat „1001 Nacht“

glutenfrei,
frei von raffiniertem Zucker

Zubereitungszeit 45 Minuten
Für 2 Personen

Karottencreme
2–3 Karotten (insgesamt 250 g)
2 EL gutes Olivenöl (20 ml)
Meersalz
etwas kohlensäurehaltiges Mineralwasser
1–2 Knoblauchzehen
¼ rote Chilischote
1 EL Tahin (Sesammus; 10 g; alternativ z. B. Erdnussbutter)
2 EL Zitronensaft (20 ml)
1 Msp. gemahlener Kreuzkümmel (Cumin)
½ TL milde Curry-Gewürzmischung
½ TL edelsüßes Paprikapulver

Salatkomponenten
75 g Räuchertofu
1 EL gutes Olivenöl (10 ml)
¼ Eisbergsalat (ca. 150 g)
1 Stück Wassermelone (geschält 100 g)
50 g Feta in Lake (45 % Fett)
3 hart gekochte Bioeier (Größe M)
75 g Räucherlachs in Scheiben

Dressing
1 EL Obstessig (10 ml)
1 EL Zitronensaft (10 ml)
1 TL Harissa (6 g; alternativ z. B. Sambal Oelek)
1 EL gutes Olivenöl (10 ml)
5 Minzeblätter
30 g Granatapfelkerne
Meersalz

Für die Karottencreme die **Karotten** schälen und in feine Scheiben schneiden. 1 EL **Öl** in einem Topf erhitzen und Karotten darin mit einer Prise **Salz** farblos anschwitzen. Mit einem Schuss **Mineralwasser** ablöschen und abgedeckt weich dünsten. • Inzwischen die **Knoblauchzehe(n)** schälen und fein hacken. **Chili** entkernen, waschen und ebenfalls fein hacken. Karotten in einen Mixbecher füllen, Knoblauch, Chili, restliches **Öl, Tahin, Zitronensaft** und **Gewürze** zugeben und mit dem Stabmixer fein pürieren – je nach Konsistenz mit etwas **Mineralwasser** verdünnen. Die Karottencreme mit **Salz** abschmecken und zum Abkühlen auf einen Teller geben. • Währenddessen für die Salatkomponenten **Räuchertofu** in Würfel schneiden. **Öl** in einer Pfanne erhitzen und den Tofu darin kurz anbraten. Abkühlen lassen. • **Eisbergsalat** waschen, trocken schütteln und grob in Stücke schneiden. Von der **Wassermelone** die Schale entfernen und Fruchtfleisch in Würfel schneiden. **Feta** grob zerbröseln. **Eier** pellen und hacken. **Räucherlachs** grob in Stücke zerzupfen. • Für das Dressing **Essig, Zitronensaft, Harissa** und **Öl** verrühren. **Minze** hacken, mit den **Granatapfelkernen** untermengen und mit **Salz** abschmecken. • Zum Schichten als Erstes den Eisbergsalat gleichmäßig in eine Schüssel füllen. Mit der Karottencreme bedecken und darauf den Räuchertofu verteilen. Dann mit dem Dressing übergießen und als Nächstes Wassermelone und Feta daraufschichten. Zum Schluss die gehackten Eier daraufgeben und mit Räucherlachs garnieren.

Nährwerte pro Portion: 598 kcal
40 g F, 33 g EW, 21 g KH, 6 g B

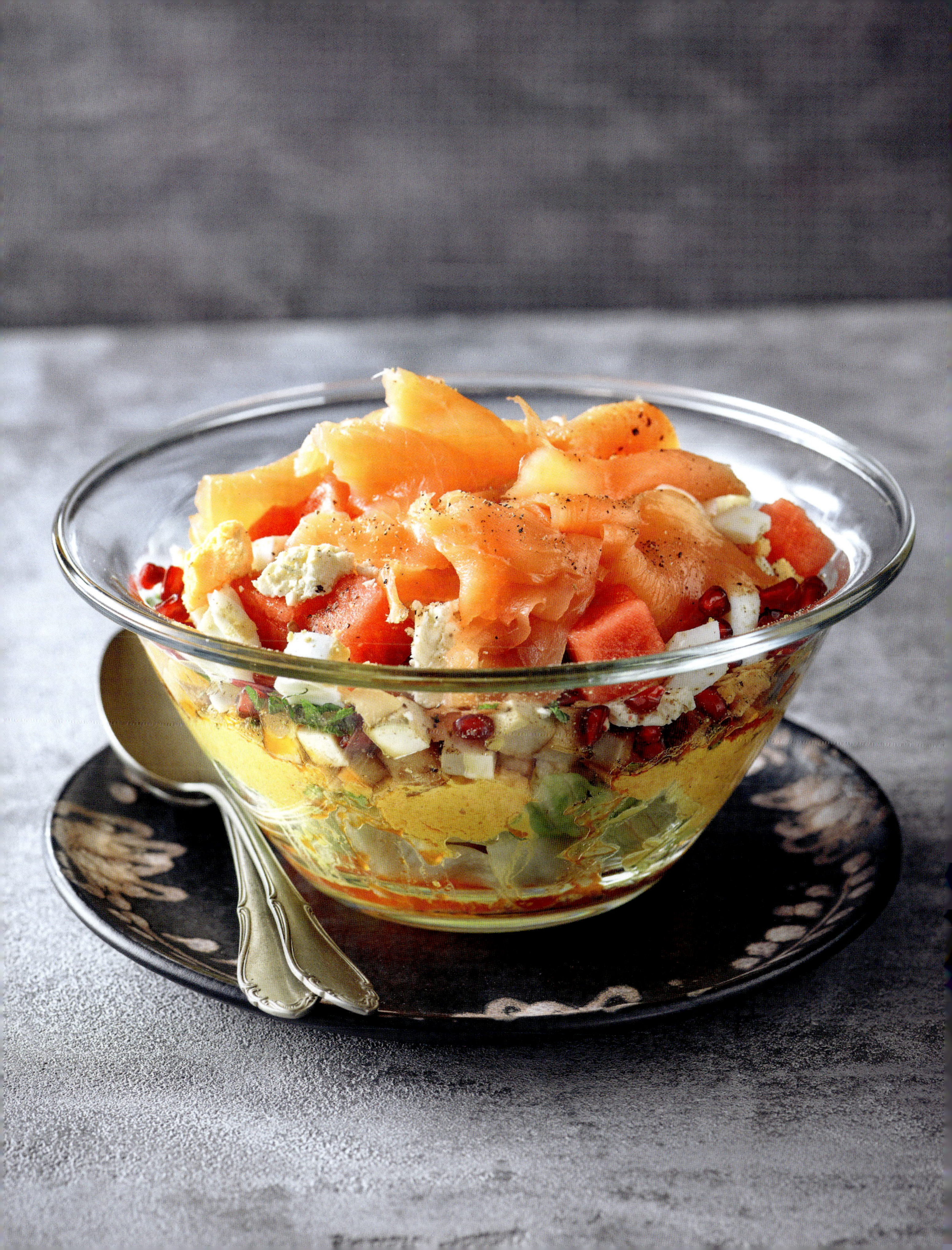

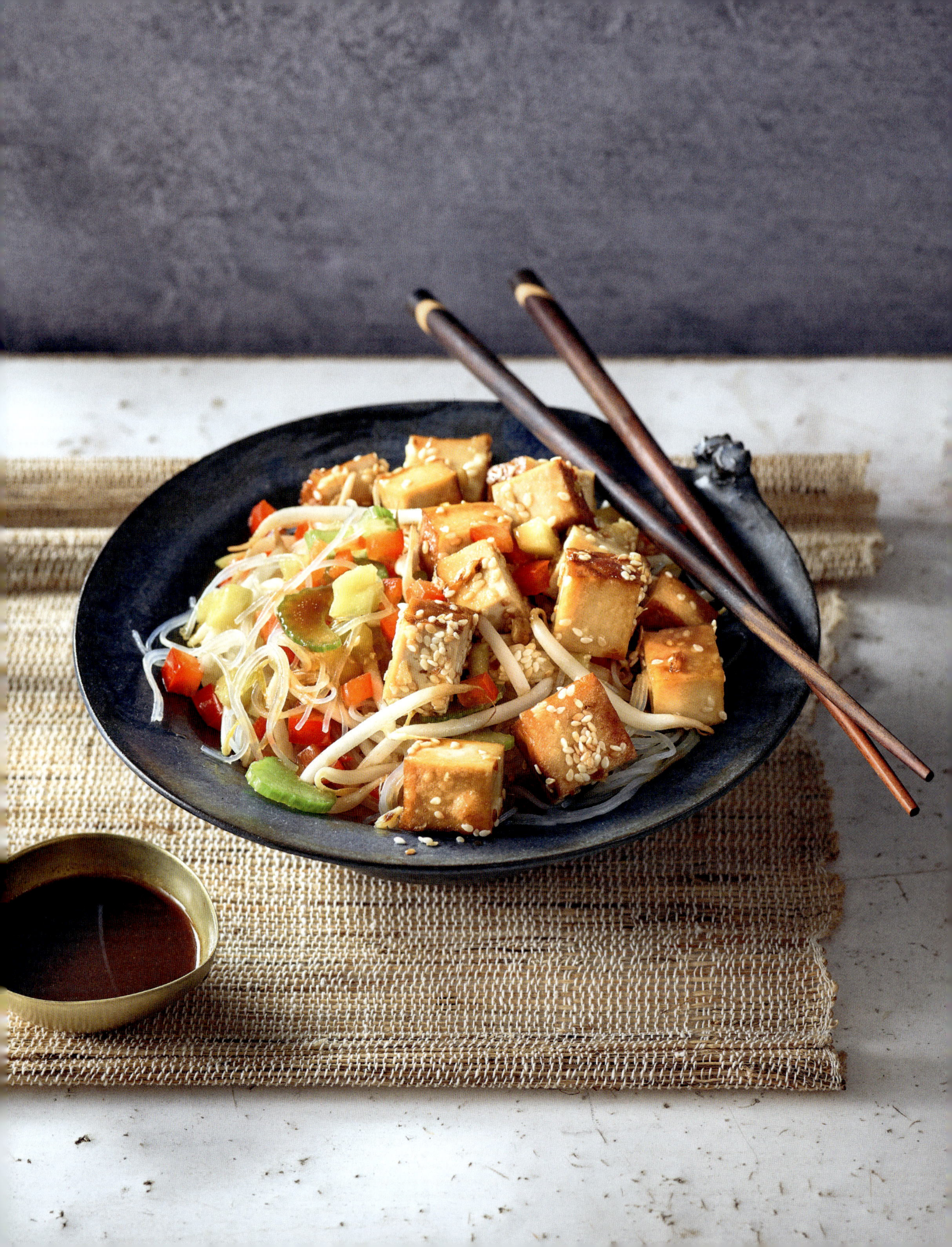

Glasnudelsalat mit Sprossen, Mango und Sesamtofu

vegan, glutenfrei,
frei von raffiniertem Zucker

Zubereitungszeit 25 Minuten
Für 2 Personen

Salat
60 g Glasnudeln
½ rote Paprikaschote (100 g)
1–2 Stangen Staudensellerie (60 g)
40 g Mungbohnensprossen
¼ reife Mango (80 g Fruchtfleisch)
50 ml glutenfreie Sojasauce (z. B. Tamari)
1 EL Limettensaft (10 ml)
1 gestrichener TL glutenfreie Wasabipaste
¼ rote Chilischote
Meersalz

Sesamtofu
150 g Räuchertofu
3 EL geröstetes Sesamöl (30 ml)
1–2 Knoblauchzehen
3,5-cm-Stück Ingwer (12 g)
1 ½ TL helle Sesamsamen (8 g)

Für den Salat die **Glasnudeln** mit heißem Wasser überbrühen und nach Packungsanweisung quellen lassen. Abgießen und abtropfen lassen. ● Inzwischen für den Sesamtofu den **Räuchertofu** in Würfel schneiden. **Sesamöl** in einer Pfanne erhitzen und Tofuwürfel darin rundum anbraten. **Knoblauchzehe(n)** schälen und zerdrücken. **Ingwer** schälen und fein reiben. Beides mit dem **Sesam** zugeben und kurz rösten. Die Pfanne vom Herd nehmen. ● **Paprika** entkernen, waschen und klein würfeln. **Staudensellerie** putzen, waschen und in feine Scheiben schneiden. **Sprossen** waschen und abtropfen lassen. **Mangofruchtfleisch** in Würfel schneiden. Alles zu den abgetropften Glasnudeln geben und vermengen. ● **Sojasauce, Limettensaft** und **Wasabipaste** verrühren. **Chili** entkernen, waschen, fein hacken und unterheben. Mit **Salz** abschmecken, das Dressing zum Salat geben und vermengen. ● Den Glasnudelsalat auf zwei Schalen verteilen und mit dem Sesamtofu toppen.

Nährwerte pro Portion: 432 kcal
20 g F, 20 g EW, 39 g KH, 6 g B

Eiersalat mit Honigbacon und Cashewkernen

glutenfrei

Zubereitungszeit 20 Minuten
Für 2 Personen

5 Bioeier (Größe M)
100 g roh geräucherter Bauchspeck, in 2 mm dünne Scheiben geschnitten
1 Rosmarinzweig
40 g Cashewkerne
1 EL flüssiger Honig (10 g)
40 g fettarme Mayonnaise (25 % Fett)
2 EL Naturjoghurt (3,5 % Fett; 20 g)
2 EL Obstessig (20 ml)
1 TL feiner Senf (5 g)
Meersalz
schwarzer Pfeffer aus der Mühle

Eier 7–8 Minuten hart kochen, dann in kaltem Wasser abschrecken und pellen. • Inzwischen die **Speckscheiben** halbieren und in einer beschichteten Pfanne etwa 5 Minuten von beiden Seiten anrösten und knusprig braten. • Währenddessen **Rosmarinnadeln** abstreifen und fein hacken. **Cashewkerne** zum Bacon geben und kurz mitrösten. Dann **Honig** darüberträufeln, Rosmarin zugeben und kurz karamellisieren. Die Pfanne vom Herd nehmen. • **Mayonnaise, Joghurt, Essig** und **Senf** glatt rühren und mit **Salz** und **Pfeffer** abschmecken. Die Eier grob hacken und unterheben. • Den Eiersalat auf zwei Schalen verteilen und den Honigbacon mit Cashewkernen darübergeben.

Nährwerte pro Portion: 588 kcal
44 g F, 31 g EW, 16 g KH, 1 g B

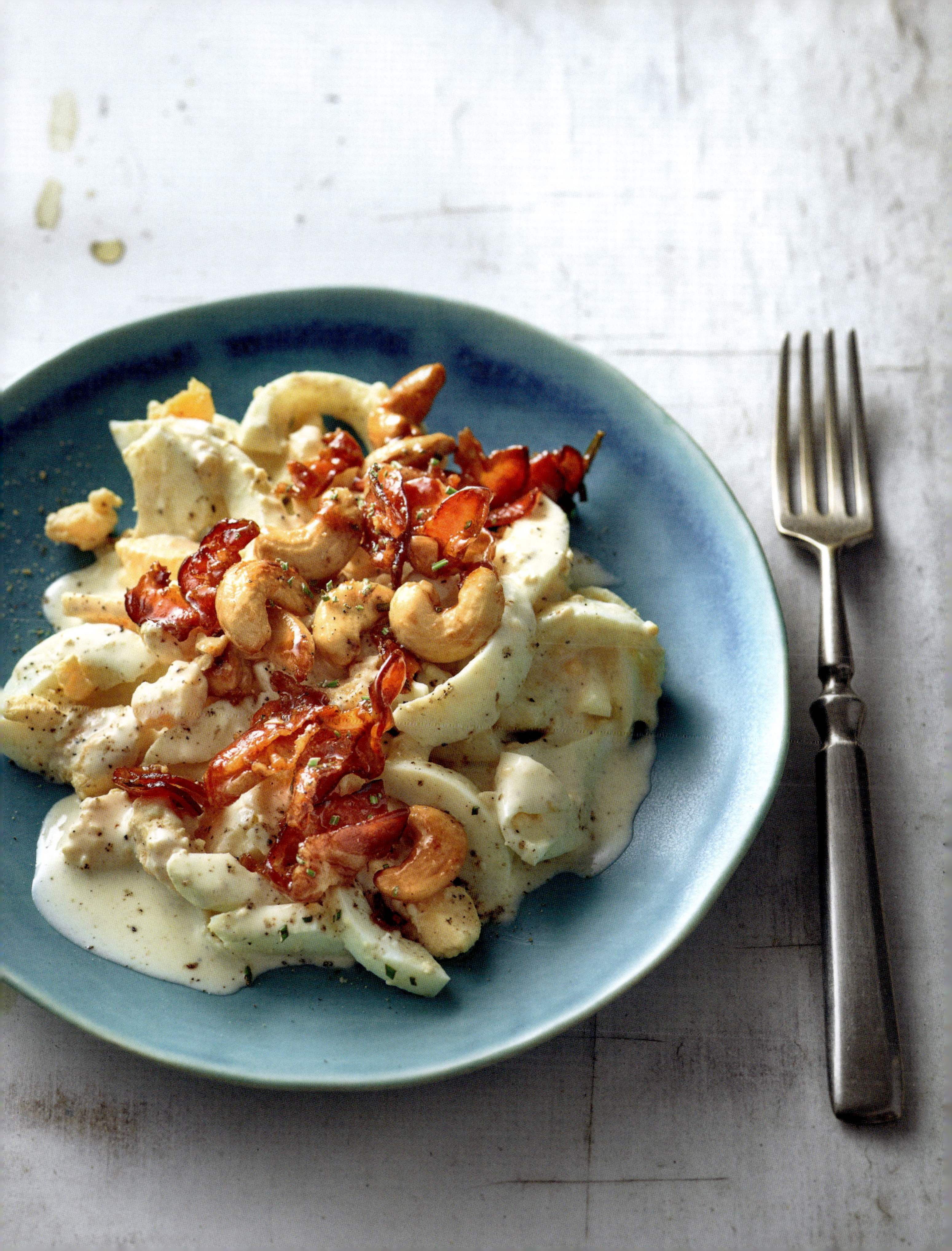

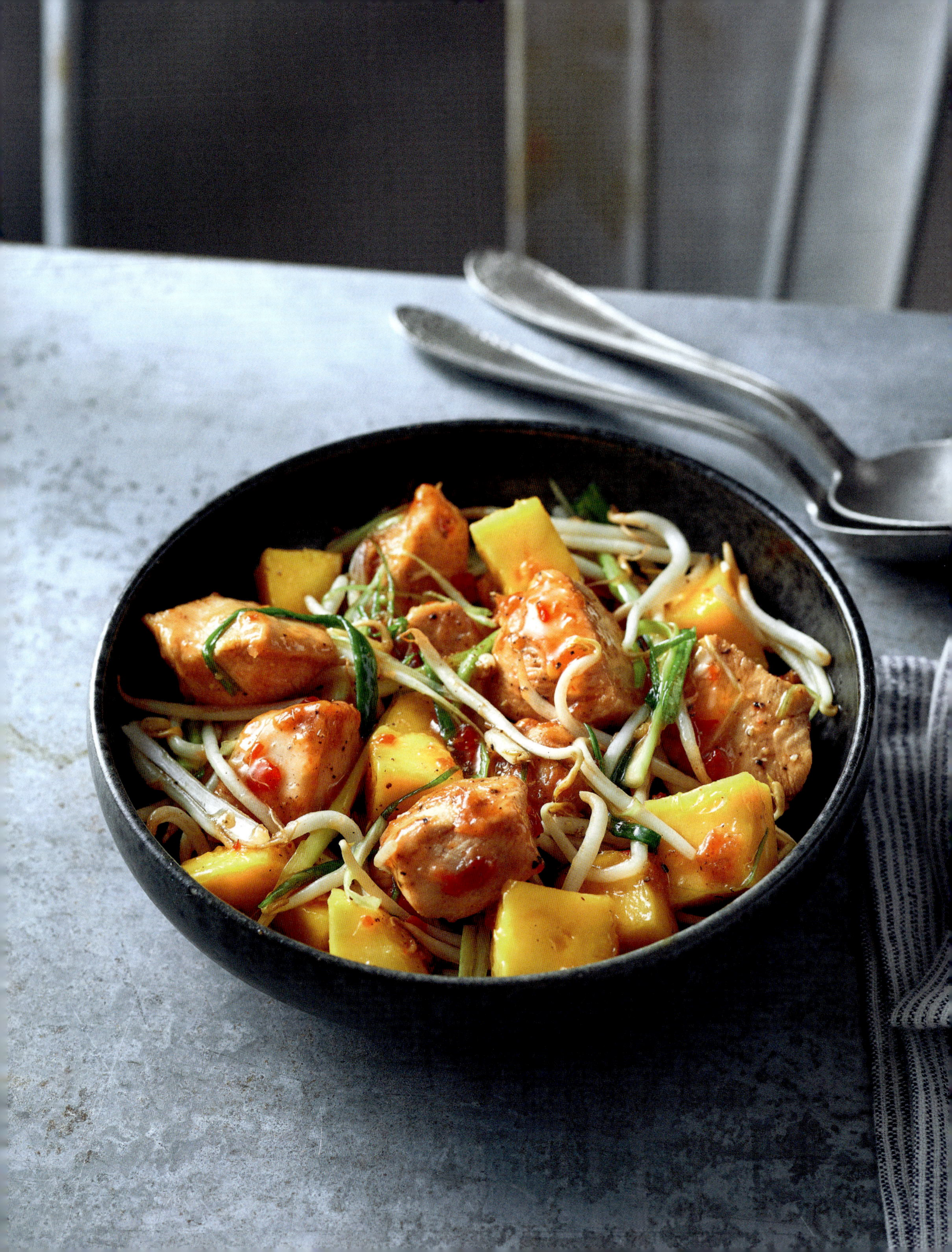

BBQ-Chicken-Salat mit Mango

laktosefrei, glutenfrei

Zubereitungszeit 15 Minuten plus 15 Minuten Backzeit
Für 2 Personen

Chicken-Salat
300 g Hähnchenbrustfilet
50 g Mungbohnensprossen
60 g Mangofruchtfleisch
2 Frühlingszwiebeln
3 EL süße Chilisauce (30 ml)

Marinade
3 EL glutenfreie Sojasauce (z. B. Tamari; 30 ml)
3 EL glutenfreie BBQ-Sauce (30 ml)
1 gestrichener TL Kartoffelstärke (3 g)
Salz
schwarzer Pfeffer aus der Mühle
1–2-cm-Stück Ingwer (5 g)
1 Knoblauchzehe

Den Backofen auf 180 °C Ober-/Unterhitze vorheizen. ● Für den Salat das **Hähnchenfleisch** etwa 3 cm groß würfeln. ● Für die Marinade **Sojasauce, BBQ-Sauce** und **Stärke** mit etwas **Salz** und **Pfeffer** verrühren. **Ingwer** schälen und fein darüberreiben. **Knoblauchzehe** schälen, zerdrücken und einrühren. Dann die Hähnchenwürfel zugeben und gut mischen. ● Auf einem mit Backpapier ausgelegten Backblech verteilen und 15 Minuten im vorgeheizten Ofen backen. Herausnehmen und etwas abkühlen lassen. ● Inzwischen **Bohnensprossen** im Sieb abbrausen und abtropfen lassen. **Mango** in 2 cm große Würfel schneiden. **Frühlingszwiebeln** putzen und in Streifen schneiden. ● Sprossen, Mango und Frühlingszwiebeln in einer Schüssel mischen, dann **Chilisauce** und Hähnchenwürfel unterrühren und abschmecken. ● Den BBQ-Chicken-Salat lauwarm oder kalt genießen.

Nährwerte pro Portion: 254 kcal
2 g F, 37 g EW, 22 g KH, 2 g B

Olivensalat mit Parmesan-Rahm-Dressing

vegetarisch, glutenfrei

Zubereitungszeit 15–20 Minuten
Für 2 Personen

Salat
50 g Walnusskerne
2 kleine Romanasalatherzen (insgesamt 100 g)
80 g Chicorée
50 g große grüne Oliven mit Stein
50 g schwarze Oliven mit Stein
50 g in Öl eingelegte getrocknete Tomaten

Dressing
40 g Sahne (30 % Fett)
1 EL Mayonnaise (80 % Fett; 10 g)
1 EL Naturjoghurt (3,5 % Fett; 10 g)
1 EL Feigensenf (10 g)
1 EL heller Balsamico-Essig (10 ml)
20 g Parmesan am Stück
Meersalz
schwarzer Pfeffer aus der Mühle

Für den Salat **Walnusskerne** in einer Pfanne ohne Fettzugabe rösten und abkühlen lassen. ● **Romanasalat** waschen, trocken schütteln und in Streifen schneiden. **Chicorée** längs halbieren, den Strunk entfernen und in Streifen schneiden. Grüne und schwarze **Oliven** entsteinen, **getrocknete Tomaten** in Streifen schneiden. Alles zusammen mit den Walnusskernen vermengen. ● Für das Dressing **Sahne, Mayonnaise, Joghurt, Feigensenf** und **Essig** verrühren. **Parmesan** sehr fein reiben und untermengen. Je nach Bedarf etwas Wasser zugeben und mit **Salz** und **Pfeffer** abschmecken. ● Das Dressing über den Olivensalat geben, gut vermengen und auf zwei Schalen oder Gläser verteilen.

Nährwerte pro Portion: 469 kcal
40 g F, 12 g EW, 13 g KH, 5 g B

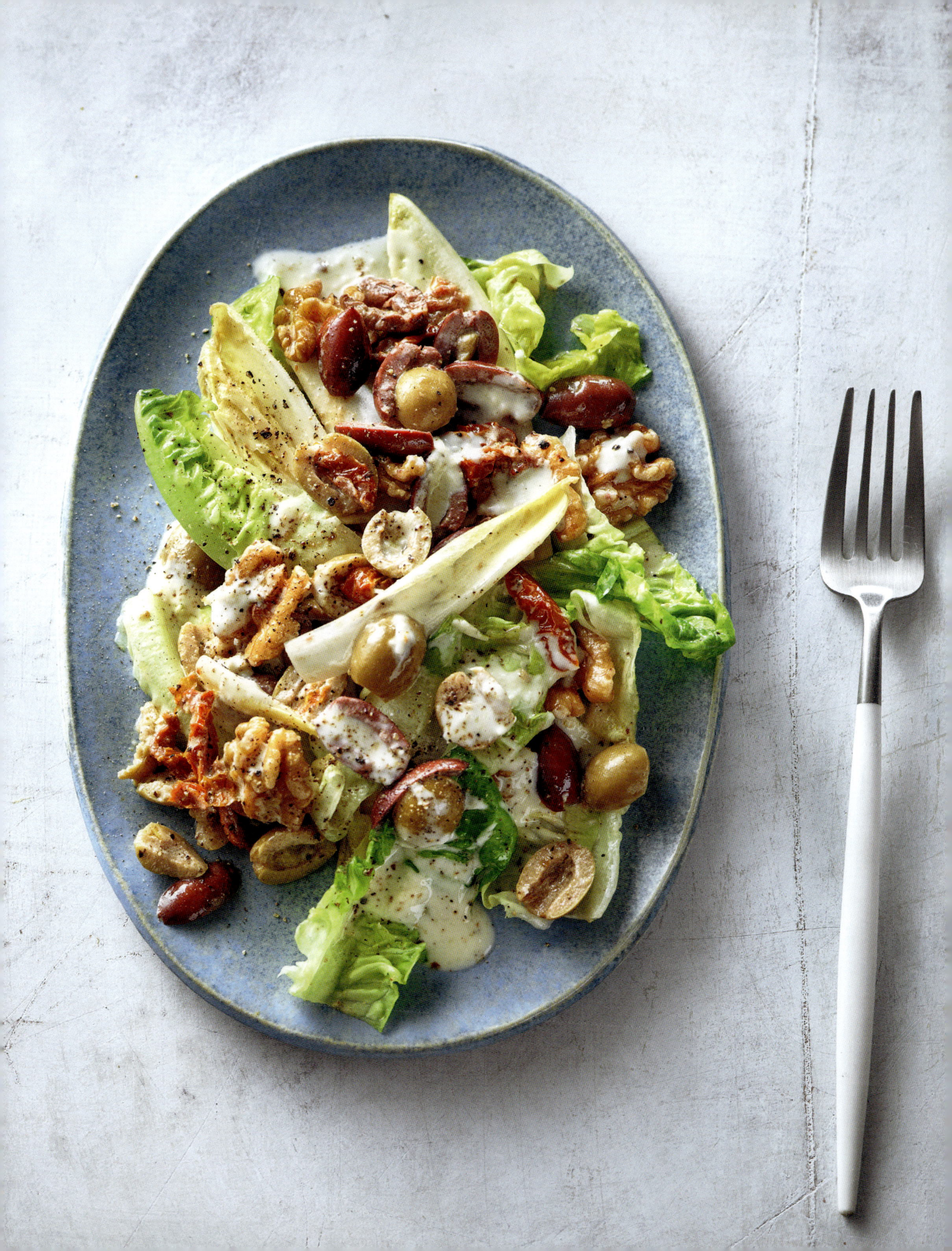

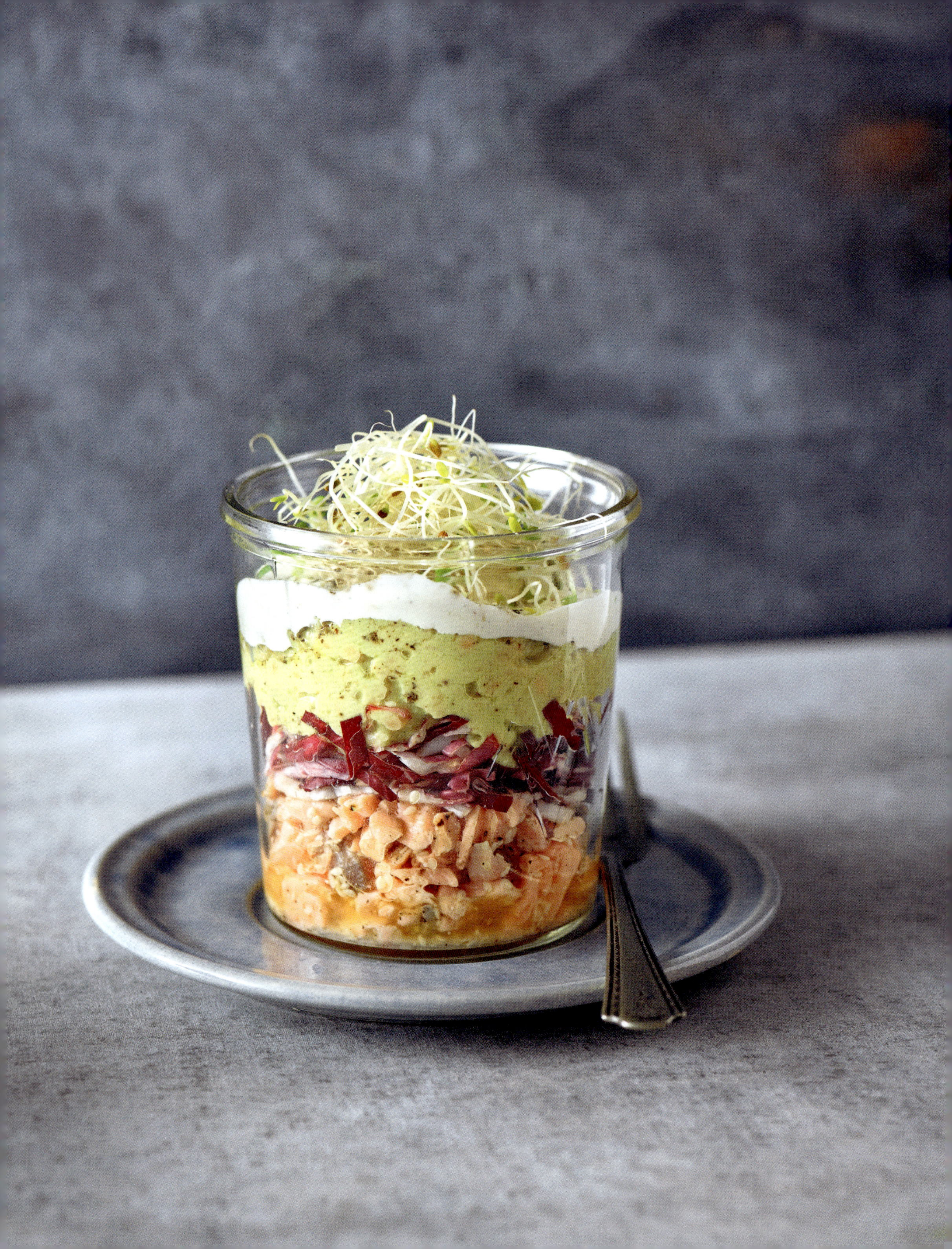

Räucherlachssalat mit Avocado-Linsen-Creme und Ingwerdressing

Nährwerte pro Portion: 599 kcal
38 g F, 37 g EW, 26 g KH, 7 g B

glutenfrei, frei von raffiniertem Zucker

Zubereitungszeit 30 Minuten
Für 2 Personen

Salat
150 g frischer Lachs ohne Haut
80 g Räucherlachs in Scheiben
1 EL gutes Olivenöl (10 ml)
1 ½ TL helle Sesamsamen (5 g)
Meersalz
schwarzer Pfeffer aus der Mühle
50 g Radicchio
2 EL Alfalfasprossen oder Schnittlauchröllchen

Creme
80 g rote Linsen
Meersalz
100 g reifes Avocadofruchtfleisch
1 EL Tahin (Sesammus; 10 g; alternativ z. B. Erdnussbutter)
1 ½ TL Limettensaft (8 ml)
schwarzer Pfeffer aus der Mühle

Dressing
3-cm-Stück Ingwer (10 g)
50 g Crème fraîche (30 % Fett)
1 ½ TL heller Balsamico-Essig (8 ml)
Meersalz
schwarzer Pfeffer aus der Mühle

Für den Salat frischen **Lachs** und **Räucherlachs** grob hacken. **Öl** in einer Pfanne erhitzen und die Lachsmischung darin kurz anbraten. **Sesam** zugeben und mit **Salz** und **Pfeffer** würzen. Lachsmischung in zwei große Salatgläser füllen und abkühlen lassen. ● Für die Creme die **Linsen** in kochendem Wasser 5–6 Minuten weich kochen, dabei gegen Ende der Garzeit etwas **Salz** zugeben. Abgießen und abkühlen lassen. ● Linsen, **Avocado, Tahin, Limettensaft,** etwas **Salz** und **Pfeffer** mit einer Gabel zerdrücken und zu einer cremigen Mischung vermengen – eventuell mit etwas Wasser verdünnen. ● Für das Dressing den **Ingwer** schälen und reiben, dann mit **Crème fraîche, Essig,** etwas **Salz** und **Pfeffer** zu einem Dressing verrühren. ● **Radicchio** waschen, trocken schütteln, in feine Streifen schneiden und als zweite Schicht auf der Lachsmischung verteilen. Dann die Creme einfüllen, mit dem Dressing beträufeln und mit **Sprossen** garnieren.

Süßsaurer Gemüsesalat al tonno

glutenfrei

Zubereitungszeit 30–35 Minuten
Für 2 Personen

Salat
80 g rote Zwiebeln
½ rote Paprikaschote (100 g)
1 junge Karotte (100 g)
* ½ kleiner Kohlrabi (100 g)
Meersalz
180 g Putenschinken in Scheiben

Vinaigrette
10 Basilikumblätter
2 EL heller Balsamico-Essig (20 ml)
3 EL gutes Olivenöl (30 ml)
1 EL süße Chilisauce (10 ml)
Meersalz
schwarzer Pfeffer aus der Mühle

Dressing
50 g Thunfisch Natur aus der Dose
40 g Mayonnaise (80 % Fett)
3 EL Naturjoghurt (3,5 % Fett; 30 g)
1 EL heller Balsamico-Essig (10 ml)
Meersalz
schwarzer Pfeffer aus der Mühle

Für den Salat **Zwiebeln** schälen, vierteln und die Segmente voneinander trennen. **Paprika** entkernen, waschen und in Streifen schneiden. Beides in eine Schüssel geben und beiseitestellen. **Karotte** putzen und in längliche Stifte schneiden. **Kohlrabi** schälen und in Spalten schneiden, dann beides in sprudelndem **Salzwasser** 3 Minuten blanchieren. Herausheben und zu Zwiebeln und Paprika geben. • Für die Vinaigrette **Basilikum** hacken und mit **Essig, Öl** und **Chilisauce** verrühren. Die Vinaigrette mit **Salz** und **Pfeffer** würzen, über das Gemüse geben und vermengen. • Für das Dressing **Thunfisch** abtropfen lassen. Dann mit **Mayonnaise, Joghurt** und **Essig** in einen Mixbecher geben und mit dem Stabmixer pürieren. Mit **Salz** und **Pfeffer** abschmecken. • Den Gemüsesalat auf zwei Schalen verteilen und mit dem Thunfischdressing übergießen. Zum Schluss den **Putenschinken** locker darauf anrichten.

* grüne Spargel anstelle
3 Stck. und der Länge nach
Kohlrabi

Nährwerte pro Portion: 487 kcal
32 g F, 28 g EW, 19 g KH, 5 g B

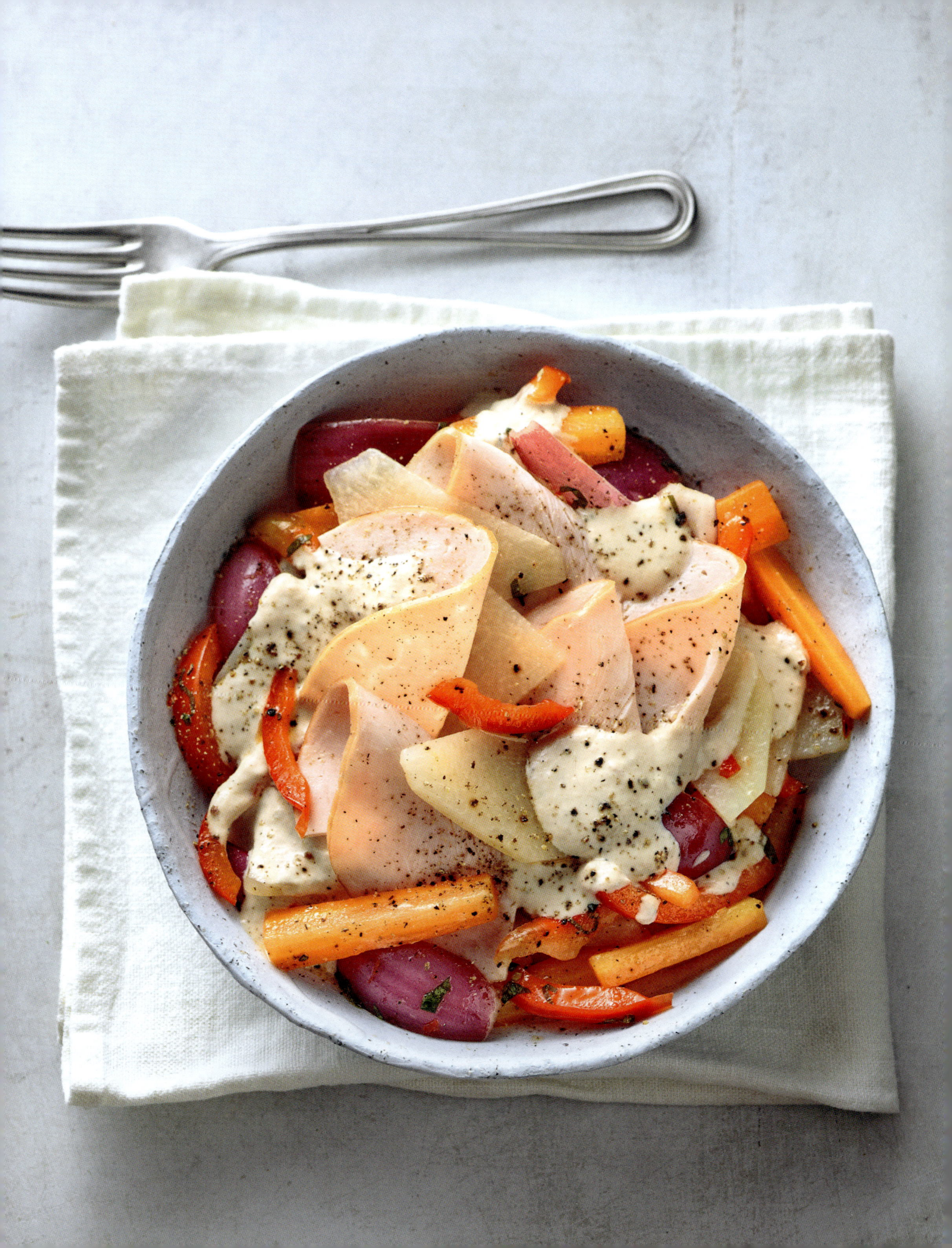

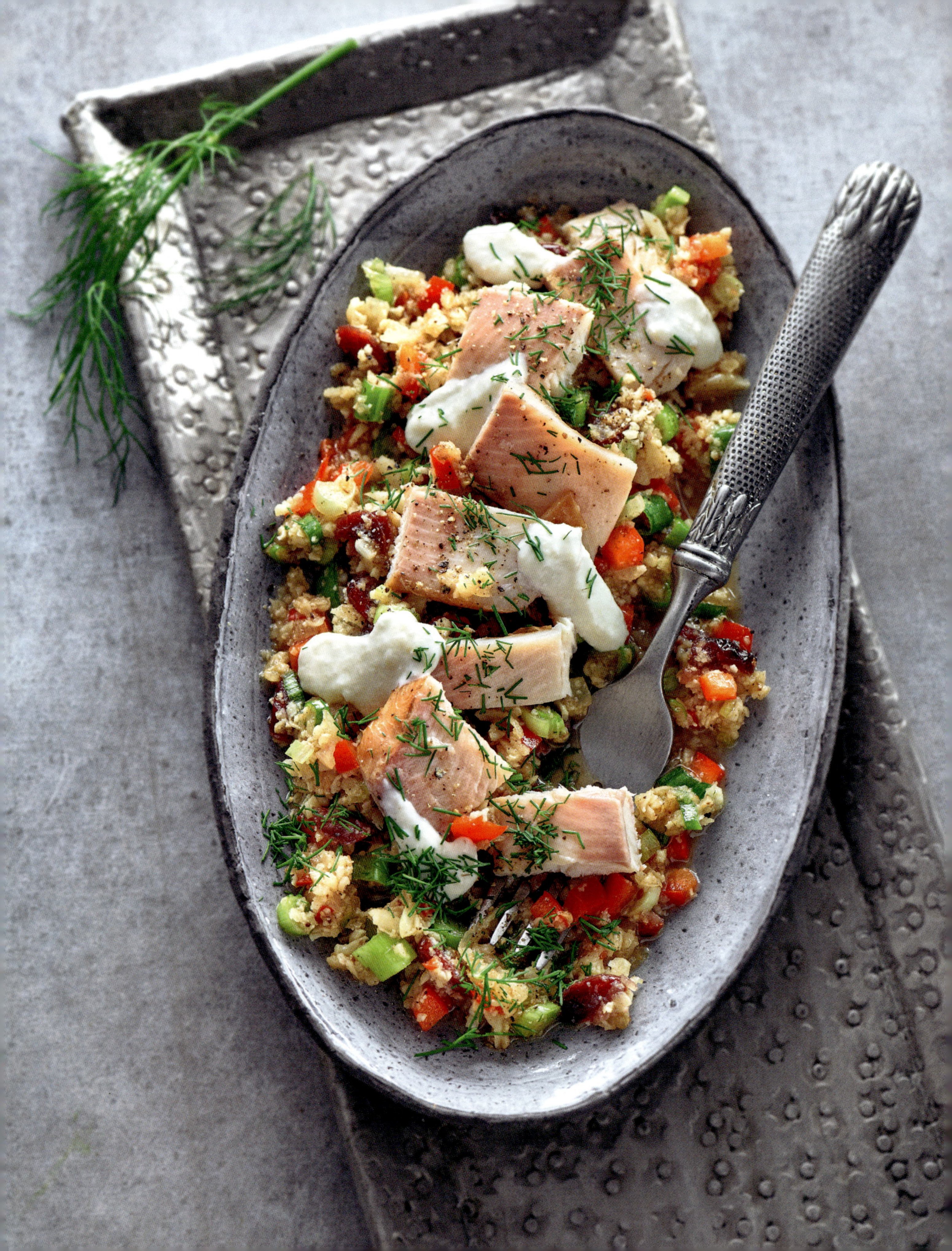

Blumenkohl-Taboulé mit Räucherforelle

Nährwerte pro Portion: 568 kcal
36 g F, 25 g EW, 31 g KH, 7 g B

glutenfrei, frei von raffiniertem Zucker

Zubereitungszeit 30 Minuten
Für 2 Personen

Taboulé
200 g Blumenkohl
2 Knoblauchzehen
1 mittelgroße weiße Zwiebel
3 EL gutes Olivenöl (30 ml)
30 g Cranberrys oder Rosinen
Meersalz
½ rote Paprikaschote (125 g)
1 Bund Frühlingszwiebeln
¼ rote Chilischote
200 g Räucherforellenfilet ohne Haut
40 g Sahnemeerrettich aus dem Glas
1 EL gehackter Dill

Vinaigrette
2 EL Apfelessig (20 ml)
3 EL gutes Olivenöl (30 ml)
1 EL flüssiger Honig (10 g)
2 Msp. Ras el-Hanout (alternativ Currypulver)
Meersalz
schwarzer Pfeffer aus der Mühle

Für das Taboulé den **Blumenkohl** putzen, waschen und auf einer Rohkostreibe zu Couscous-ähnlichen Bröseln reiben. **Knoblauchzehen** schälen und hacken, **Zwiebel** schälen und fein würfeln. **Öl** in einer Pfanne erhitzen und den Blumenkohl-Couscous darin mit Knoblauch, Zwiebeln und **Cranberrys** sehr scharf anbraten. Leicht **salzen** und in eine Schüssel geben. ● **Paprika** entkernen, waschen und klein würfeln. **Frühlingszwiebeln** putzen und in feine Ringe schneiden. **Chili** entkernen, waschen und hacken. Alles zum Blumenkohl geben. ● Für die Vinaigrette **Essig, Öl, Honig, Ras el-Hanout,** etwas **Salz** und **Pfeffer** verrühren. Über die Blumenkohlmischung geben und gut vermengen. ● Das Blumenkohl-Taboulé auf zwei große Salatgläser oder Schalen verteilen. **Räucherforellenfilet** in grobe Stücke teilen und darauf anrichten. **Sahnemeerrettich** in kleinen Klecksen daraufgeben und mit **Dill** garnieren.

Warmer Ofen-Kürbissalat mit Pinienkernen und Skyr-Dip

vegetarisch, glutenfrei

Zubereitungszeit 15–20 Minuten plus ca. 35 Minuten Backzeit und ca. 5 Minuten Abkühlzeit
Für 2 Personen

Kürbissalat
500 g Hokkaido-Kürbis
50 ml gutes Olivenöl
½ TL milde Curry-Gewürzmischung (3 g)
½ TL Meersalz
15 g Pinienkerne
2 EL dunkler Balsamico-Essig oder Balsamico-Creme (20 ml)
½ Kästchen Rotkohlsprossen
Dip
40 g Skyr (0,2 % Fett)
30 g körniger Hüttenkäse
1 EL Harissa (10 g; alternativ z. B. Sambal Oelek)
1 EL weißer Balsamico-Essig (10 ml)
Meersalz

Den Backofen auf 200 °C Ober-/Unterhitze vorheizen. ● Für den Salat den **Kürbis** entkernen und in 1 cm dicke Spalten schneiden. **Öl, Gewürzmischung** und **Salz** in einer großen Schüssel verrühren. Kürbisspalten zugeben und alles gut vermengen. Auf ein mit Backpapier ausgelegtes Backblech legen und mit der restlichen Marinade aus der Schüssel beträufeln. **Pinienkerne** darüberstreuen, mit **Essig** beträufeln und im vorgeheizten Ofen etwa 35 Minuten backen. Herausnehmen und circa 5 Minuten abkühlen lassen. ● Für den Dip **Skyr, Hüttenkäse, Harissa** und **Essig** verrühren und mit **Salz** abschmecken. ● Ofenkürbis mit Pinienkernen auf einer Platte anrichten, mit dem ausgetretenen Saft vom Blech beträufeln und mit **Sprossen** garnieren. Dazu den Dip reichen.

Tipp Hokkaido-Kürbis gehört zu den wenigen Kürbissorten, die nicht geschält werden müssen.

Nährwerte pro Portion: 378 kcal
20 g F, 10 g EW, 40 g KH, 7 g B

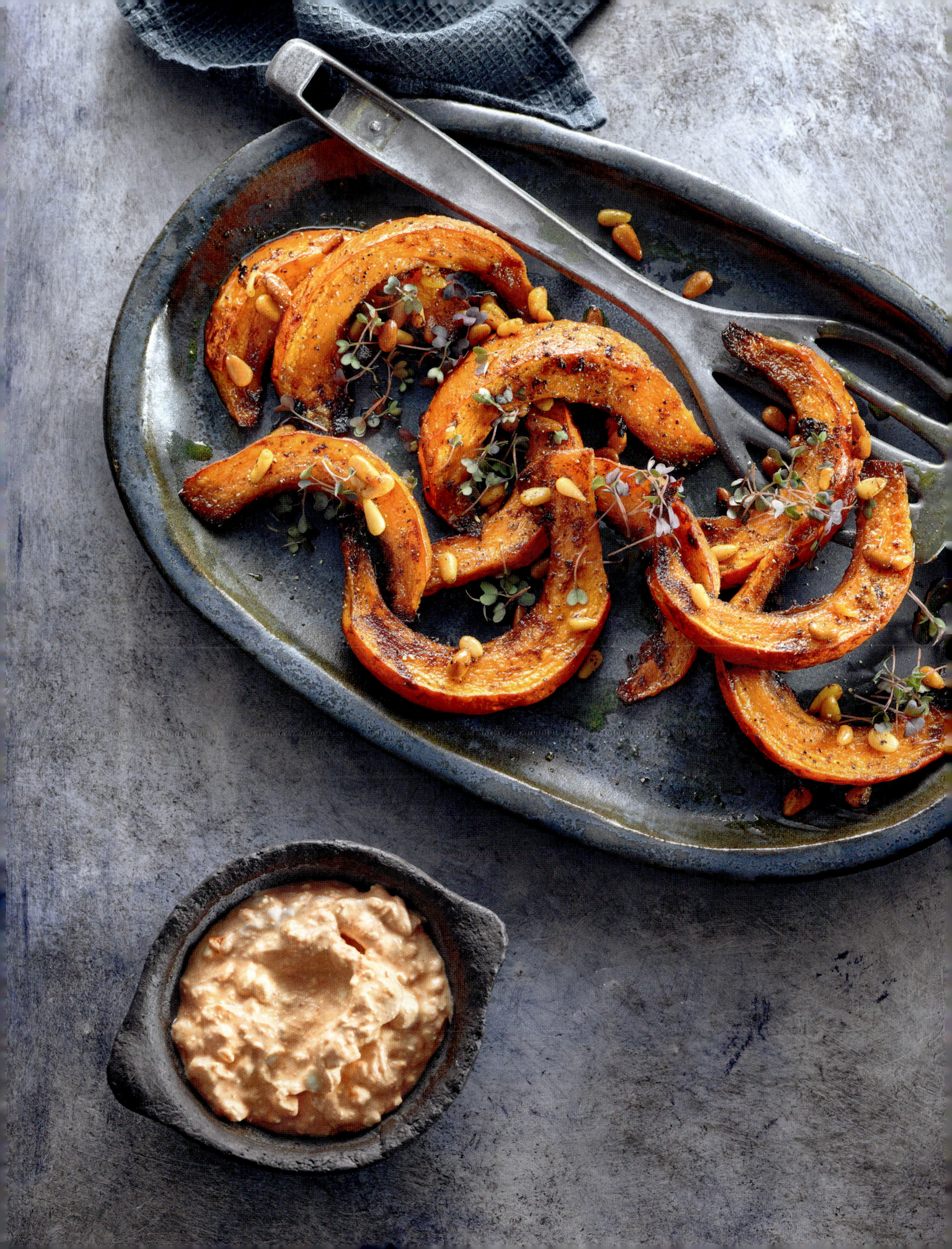

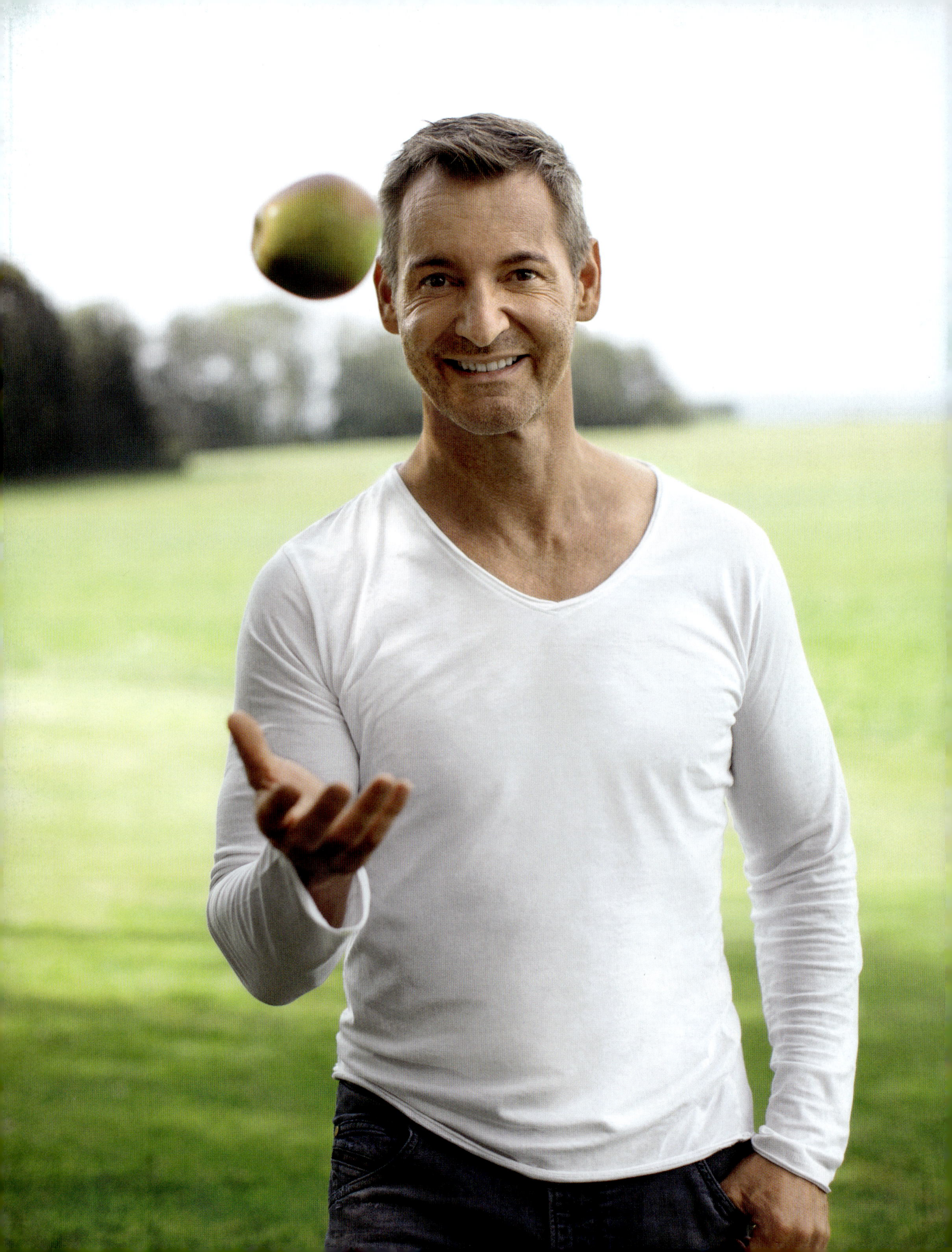

SNACKS

EINFACHES FÜR ZWISCHENDURCH

Asia-Gemüserollen

Nährwerte pro Portion: 282 kcal
16 g F, 4 g EW, 27 g KH, 4 g B

vegetarisch, glutenfrei

Zubereitungszeit 15–20 Minuten
Für 2 Personen

120 g Weißkohl oder Spitzkraut
1 kleine Karotte (70 g)
50 g Mungbohnensprossen
Meersalz
1 EL weißer Balsamico-Essig (10 ml)
½ kleines Bund glatte Petersilie
40 g Mayonnaise (80 % Fett)
1 EL glutenfreie Sojasauce (10 ml; z. B. Tamari)
1 TL süße Chilisauce (5 ml)
etwas Limettensaft
6 runde Reispapierblätter (Ø 18 cm)

Weißkohl waschen, **Karotte** schälen, beides in feine Streifen schneiden und in eine Schüssel geben. **Sprossen** abbrausen, abtropfen lassen, mit einer Prise **Salz** und **Essig** zugeben und mit den Händen etwas kneten. ● **Petersilie** fein hacken und mit **Mayonnaise, Sojasauce** und **Chilisauce** verrühren. Zum Gemüse geben, vermengen und je nach Geschmack mit **Salz** und **Limettensaft** abschmecken. ● Je ein **Reisblatt** in reichlich kaltem Wasser einweichen. Sobald das Blatt weich wird, herausnehmen und auf ein sauberes Küchentuch legen. Ein Sechstel der Gemüsemischung in die Mitte des unteren Drittels geben. Seitenränder darüberklappen und das Reisblatt mit leichtem Druck aufrollen. Auf die gleiche Weise die restlichen Zutaten verarbeiten. ● Die gefüllten Rollen auf eine leicht befeuchtete Platte legen und bis zum Servieren mit einem feuchten Küchentuch abdecken. Die Asia-Gemüserollen kalt servieren.

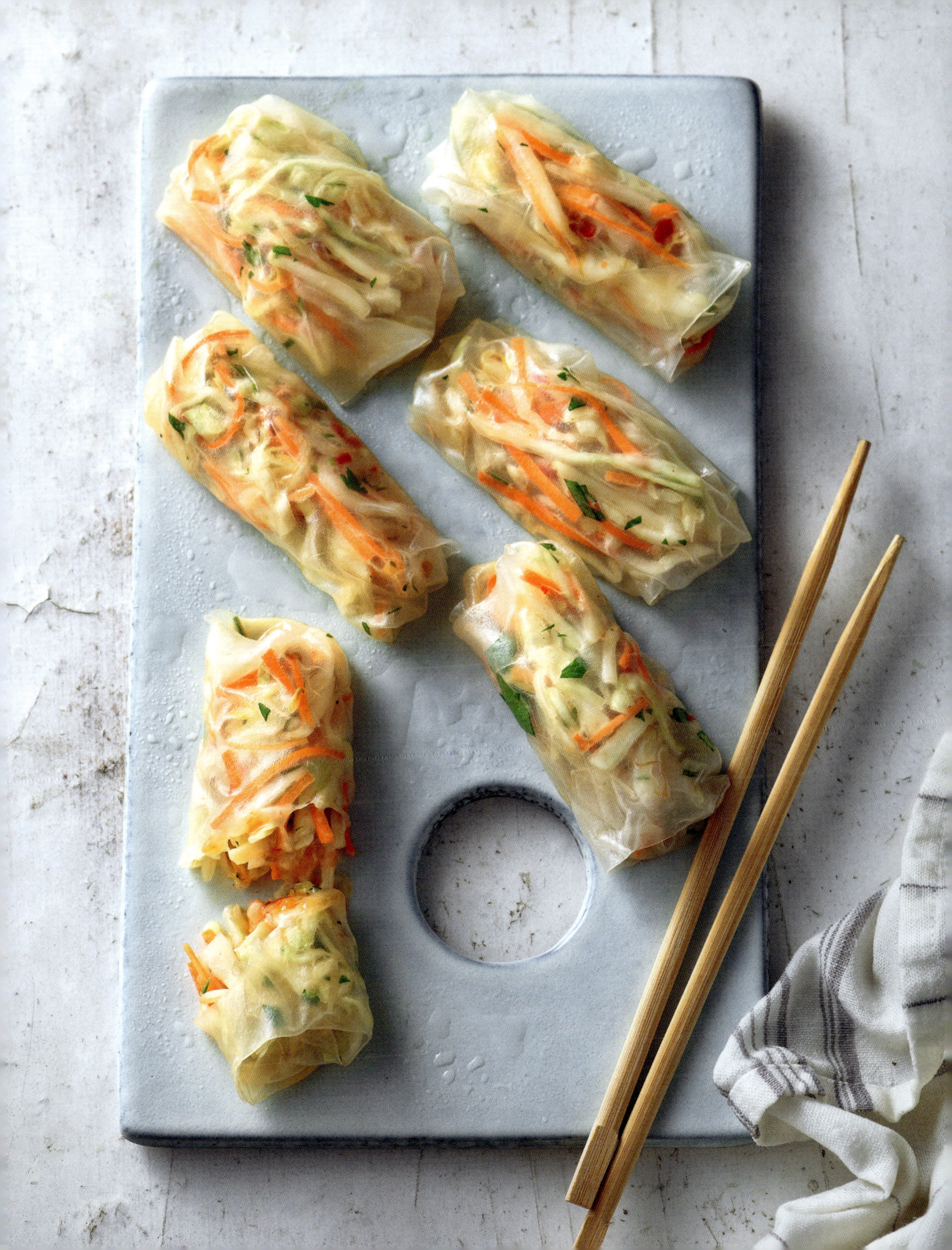

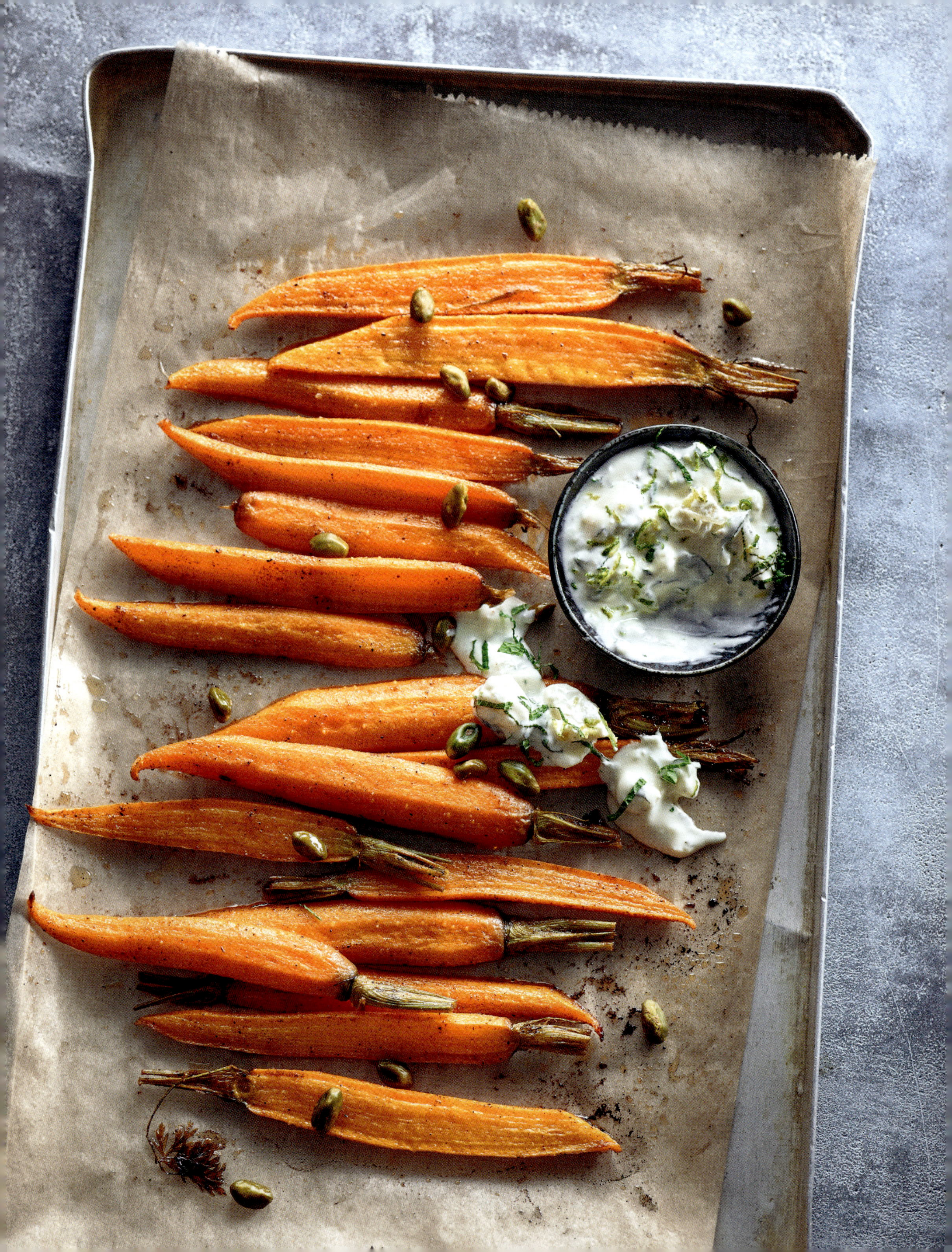

Zimt-Karotten mit Limetten-Feta-Dressing

Nährwerte pro Portion: 474 kcal
39 g F, 12 g EW, 15 g KH, 7 g B

vegetarisch, glutenfrei

Zubereitungszeit 20 Minuten plus 20 Minuten Backzeit
Für 2 Personen

Karotten
350 g Bundkarotten oder junge Karotten
20 g Butter
2 EL gutes Olivenöl (20 ml)
1 Msp. mildes geräuchertes Paprikapulver (alternativ rosenscharfes Paprikapulver)
½ TL gemahlener Zimt
Meersalz
schwarzer Pfeffer aus der Mühle
20 g grüne Pistazienkerne

Dressing
5 Minzeblätter
3 EL griechischer Naturjoghurt (10 % Fett; 30 g)
2 EL Mayonnaise (80 % Fett; 20 g)
etwas abgeriebene Biolimettenschale
2 EL Limettensaft (20 ml)
80 g Feta in Lake (45 % Fett)

Den Backofen auf 200 °C Ober-/Unterhitze vorheizen. • **Karotten** putzen, gut unter fließendem Wasser abbürsten oder schälen, dann längs halbieren. **Butter** und **Öl** in einer Pfanne leicht erhitzen. **Paprikapulver, Zimt,** eine große Prise **Salz** und etwas **Pfeffer** einstreuen. Karotten hinzufügen, durchschwenken, dann auf einem mit Backpapier ausgelegten Backblech verteilen, mit der Gewürzbutter aus der Pfanne beträufeln und im vorgeheizten Ofen 20 Minuten rösten. Zwischendurch die Karotten einmal wenden. • Die **Pistazien** in einer kleinen Pfanne ohne Fettzugabe rösten. Abkühlen lassen. • Für das Dressing die **Minze** in feine Streifen schneiden und mit **Joghurt, Mayonnaise, Limettenschale** und **Limettensaft** verrühren. Den **Feta** zerbröseln und locker untermengen. • Zimt-Karotten auf zwei Tellern anrichten, das Limetten-Feta-Dressing darübergeben und mit Pistazien bestreuen.

Gurkentaler mit Matjes-Ricotta-Tatar

Zubereitungszeit 10 Minuten
Für 2 Personen

1 Salatgurke (250 g)
150 g Matjesfilets
40 g Ricotta
2 EL Mayonnaise (80 % Fett; 20 g)
1 TL flüssiger Honig (5 g)
1 EL gehackter Dill
Meersalz
schwarzer Pfeffer aus der Mühle
2–3 Radieschen

glutenfrei

Salatgurke waschen, die Enden abschneiden und Gurke ungeschält quer in etwa 5 mm dicke Scheiben schneiden. ● **Matjesfilets** kalt abbrausen, fein würfeln und in eine Schüssel geben. **Ricotta, Mayonnaise, Honig** und **Dill** verrühren und zum Matjes geben. Unterheben und mit **Salz** und **Pfeffer** abschmecken. ● **Radieschen** waschen, putzen und in feine Scheiben schneiden oder hobeln. ● Gurkenscheiben auf zwei Teller setzen. Je einen Klecks Matjes-Ricotta-Tatar daraufgeben und mit Radieschenscheiben garnieren.

Nährwerte pro Portion: 315 kcal
26 g F, 13 g EW, 15 g KH, 1 g B

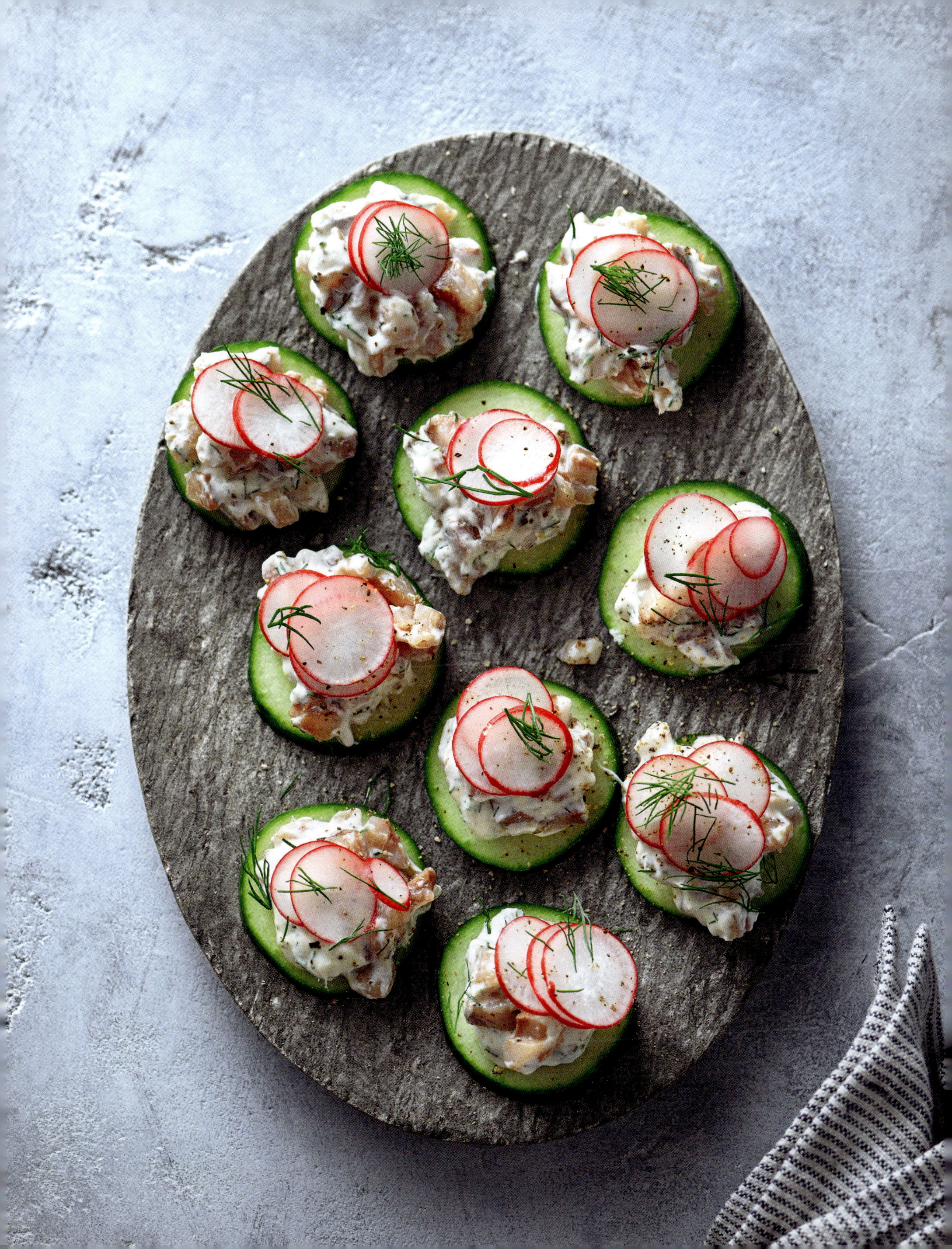

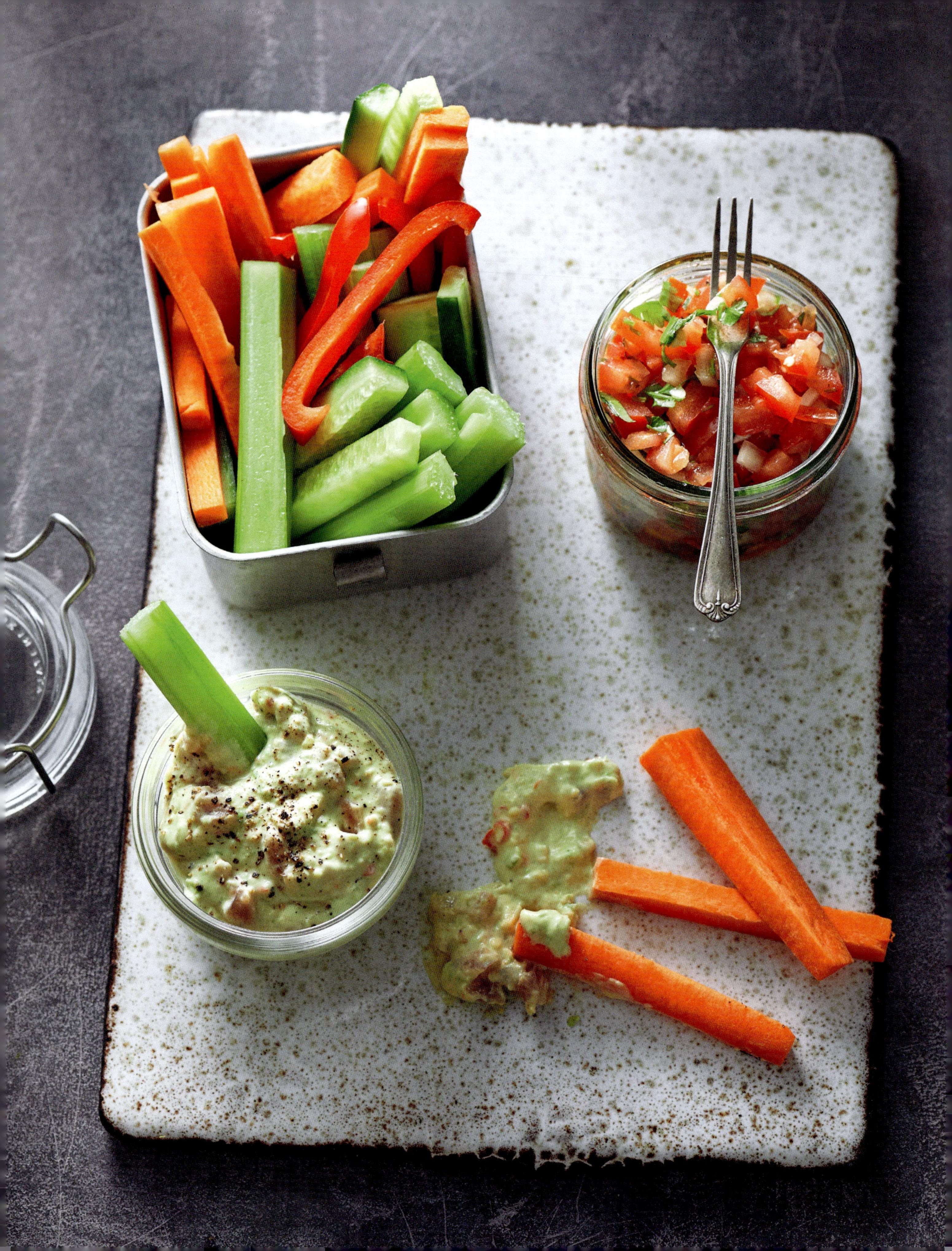

Gemüsesticks mit Thunfisch-Guacamole und Tomatensalsa

Nährwerte pro Portion: 394 kcal
32 g F, 11 g EW, 18 g KH, 8 g B

glutenfrei

Zubereitungszeit 20 Minuten
Für 2 Personen

Sticks
80 g Karotte
80 g Staudensellerie
100 g Salatgurke
80 g rote Paprikaschote
Guacamole
1 kleine reife Avocado (100 g Fruchtfleisch)
2 EL süße Chilisauce (20 ml)
50 g Thunfisch Natur aus der Dose
3 EL Crème fraîche (30 % Fett; 30 g)
Salz
schwarzer Pfeffer aus der Mühle
Salsa
½ kleine Zwiebel
150 g reife Tomaten
½ kleine rote Chilischote
2–3 Stängel Koriander
3 EL gutes Olivenöl (30 ml)
1 EL Obstessig (10 ml)
1 Prise Zucker
Salz

Das **Gemüse** waschen, putzen und in Stifte schneiden. ● Für die Guacamole die **Avocado** schälen, entkernen und mit einer Gabel zerdrücken. **Chilisauce, Thunfisch** und **Crème fraîche** einrühren, dann mit **Salz** und **Pfeffer** abschmecken. ● Für die Salsa die **Zwiebel** schälen und würfeln. **Tomaten** waschen und ebenfalls würfeln. Die **Chili** entkernen, waschen und hacken. **Koriander** ebenfalls hacken. Alles in eine Schüssel geben, **Öl, Essig** und **Zucker** einrühren und mit **Salz** abschmecken. ● Guacamole und Salsa in Gläser füllen und mit den Gemüsesticks genießen.

Honigmelone mit gebratenem Parmaschinken

laktosefrei, glutenfrei,
frei von raffiniertem Zucker

Zubereitungszeit 10 Minuten
Für 2 Personen

1 Stück orangefleischige Honigmelone (geschält 200 g; z. B. Charentais- oder Cantaloupe-Melone)
150 g Parmaschinken oder roher Schinken in Scheiben (nicht zu dünn geschnitten)
¼ rote Chilischote
30 g Pinienkerne
1 EL gehackte glatte Petersilie

Melone schälen und in mundgerechte Würfel schneiden. • **Schinken** in grobe Stücke zerzupfen und in einer Pfanne ohne Fettzugabe langsam knusprig braten. • **Chili** waschen, entkernen, fein würfeln und mit den **Pinienkernen** zugeben. Alles rösten, die **Petersilie** hinzufügen und aus der Pfanne nehmen. • Die Melonenwürfel in zwei Snackschalen füllen und die Schinkenmischung darüber verteilen.

Nährwerte pro Portion: 370 kcal
25 g F, 23 g EW, 16 g KH, 1 g B

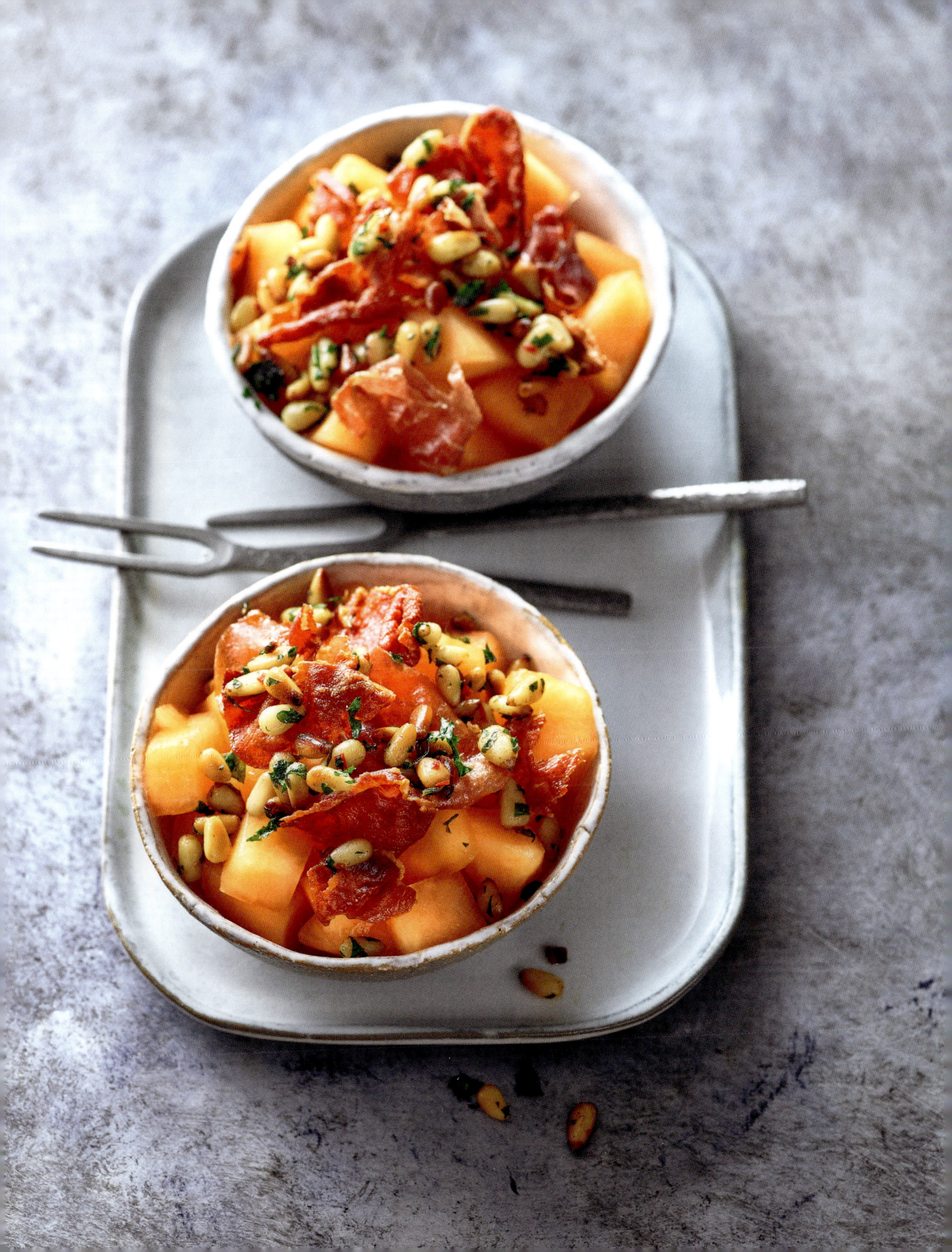

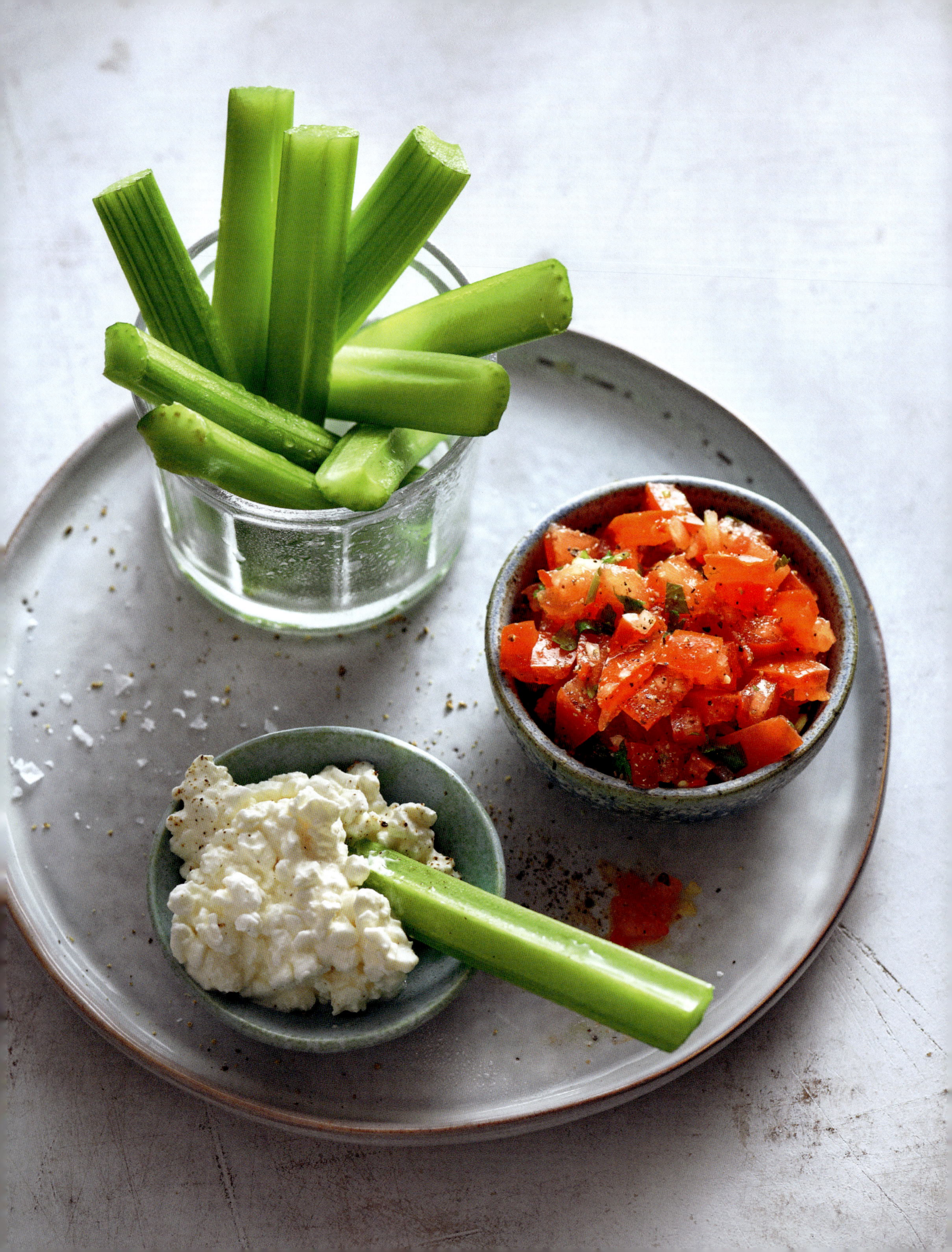

Staudenselleriesticks mit Hüttenkäse und Tomatensalsa

vegetarisch, glutenfrei

Zubereitungszeit 12–15 Minuten
Für 2 Personen

250 g Staudensellerie
2 reife Tomaten (insgesamt 150 g)
¼ kleine Zwiebel
1 TL gehackter Koriander (alternativ zartes Staudenselleriegrün)
1 EL Obstessig (10 ml)
2 EL gutes Olivenöl (20 ml)
½ TL gehackte rote Chilischote
Meersalz
1 Prise Zucker
schwarzer Pfeffer aus der Mühle
100 g körniger Frischkäse (Hüttenkäse)

Staudensellerie waschen, die Stangenenden abschneiden und Fäden abziehen. In etwa 10 cm lange Stücke schneiden und diese längs halbieren. ● **Tomaten** waschen, Stielansätze entfernen und Fruchtfleisch in feine Würfel schneiden. **Zwiebel** schälen, fein würfeln, mit **Koriander, Essig, Öl** und **Chili** zu den Tomaten geben und vermengen. Die Salsa mit **Salz, Zucker** und **Pfeffer** abschmecken. ● Die Selleriesticks in Gläser stecken und dazu Tomatensalsa und **Hüttenkäse** reichen.

Nährwerte pro Portion: 164 kcal
11 g F, 9 g EW, 6 g KH, 4 g B

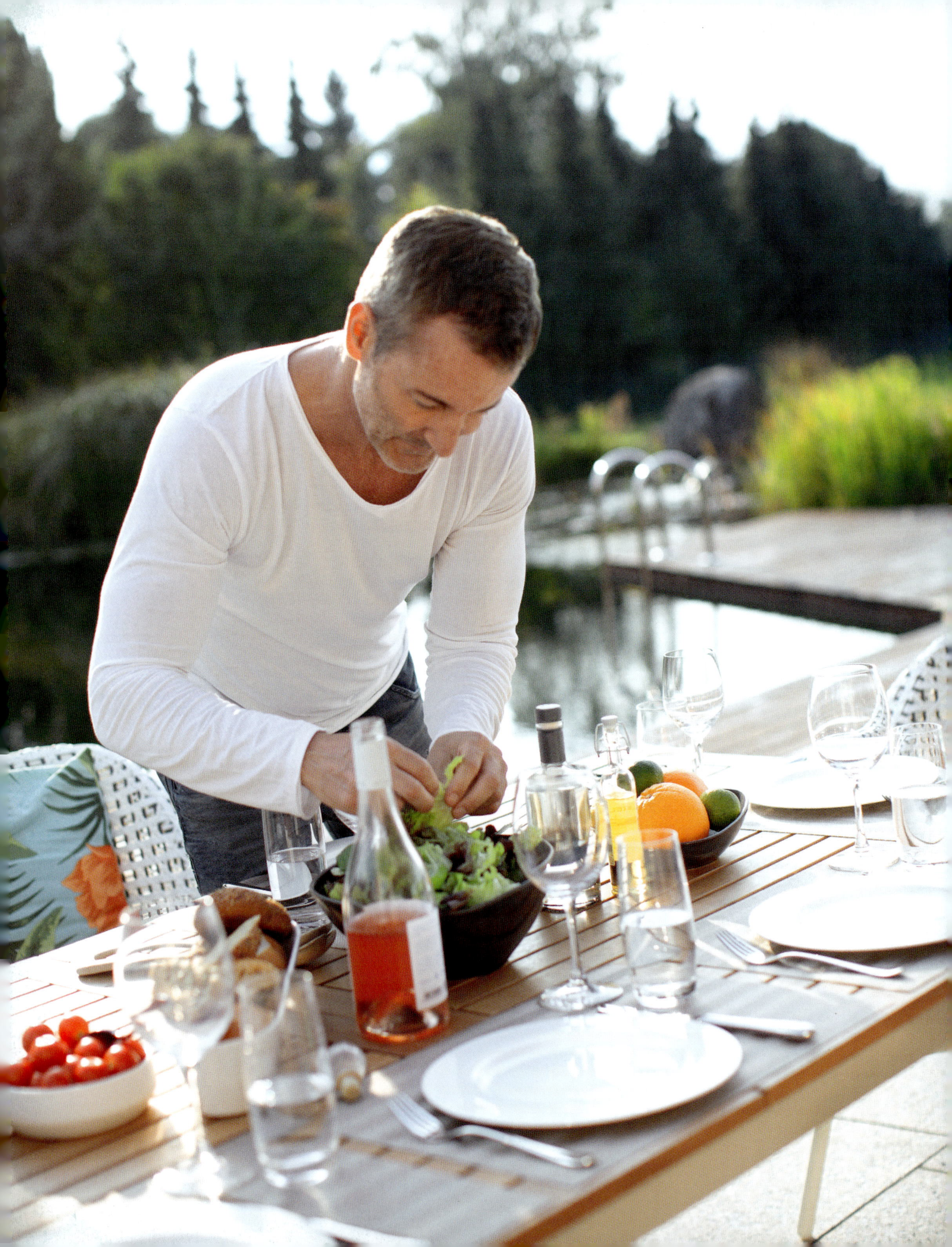

HAUPT-GERICHTE

KÖSTLICHE SATTMACHER

Geschmortes Kalbsragout mit Ofensellerie

Nährwerte pro Portion: 598 kcal
22 g F, 67 g EW, 25 g KH, 17 g B

glutenfrei, frei von raffiniertem Zucker

Zubereitungszeit 45–50 Minuten plus 2,5 Stunden Backzeit
Für 2 Personen

Ragout
500 g Biokalbfleisch aus der Keule oder aus der Schulter
Meersalz
schwarzer Pfeffer aus der Mühle
300 g weiße Zwiebeln
10 g Butter
1 TL grob gehackte Kümmelsamen
2 getrocknete Lorbeerblätter
30 g Tomatenmark
1 ½ TL edelsüßes Paprikapulver (5 g)
300 g passierte Tomaten
30 g schwarze Oliven ohne Stein
40 g Sardellenfilets in Lake aus dem Glas
10 g Kapern aus dem Glas
1 EL Rosmarinnadeln
200 ml Gemüsebrühe

Ofensellerie
1 mittelgroße Sellerieknolle (500 g)
20 g Butter
Meersalz

Den Backofen auf 175 °C Ober-/Unterhitze vorheizen. • Für das Ragout das **Kalbfleisch** in 3–4 cm große Würfel schneiden, mit **Salz** und **Pfeffer** würzen und beiseitestellen. **Zwiebeln** schälen und in Streifen schneiden. **Butter** in einem Bräter erhitzen, Zwiebeln, **Kümmel** und **Lorbeerblätter** zugeben und etwa 10 Minuten unter Rühren anbraten. **Tomatenmark** und **Paprikapulver** zugeben und kurz anrösten. **Passierte Tomaten** unterrühren und aufkochen. **Oliven** halbieren und mit **Sardellenfilets, Kapern** und **Rosmarin** zugeben. Die **Gemüsebrühe** angießen und aufkochen. • Das Kalbfleisch in die Sauce legen, den Bräter in den vorgeheizten Ofen schieben und ohne Deckel etwa 2,5 Stunden schmoren lassen, dabei ab und zu das Fleisch wenden. • Etwa 30 Minuten vor Ende der Garzeit für den Ofensellerie die **Sellerieknolle** schälen und in 2 cm große Würfel schneiden. **Butter** in einer ofenfesten Pfanne aufschäumen und Selleriewürfel darin langsam etwa 10 Minuten rundum anbraten. Mit **Salz** würzen, dann die Pfanne in den Backofen schieben und den Sellerie die letzten 5–10 Minuten auf unterster Schiene mitschmoren. • Den Bräter aus dem Ofen nehmen, das Fleisch aus der Sauce heben und diese je nach Konsistenz etwas einköcheln lassen. Dann mit **Salz** und **Pfeffer** abschmecken. Das Fleisch zurück in die Sauce legen und kurz ziehen lassen. Die Pfanne aus dem Ofen nehmen. • Das Kalbsragout auf zwei Teller verteilen und den Ofensellerie dazu servieren.

Tipp Eventuelle Reste für den nächsten Tag aufheben – das Gericht schmeckt auch dann noch wunderbar.

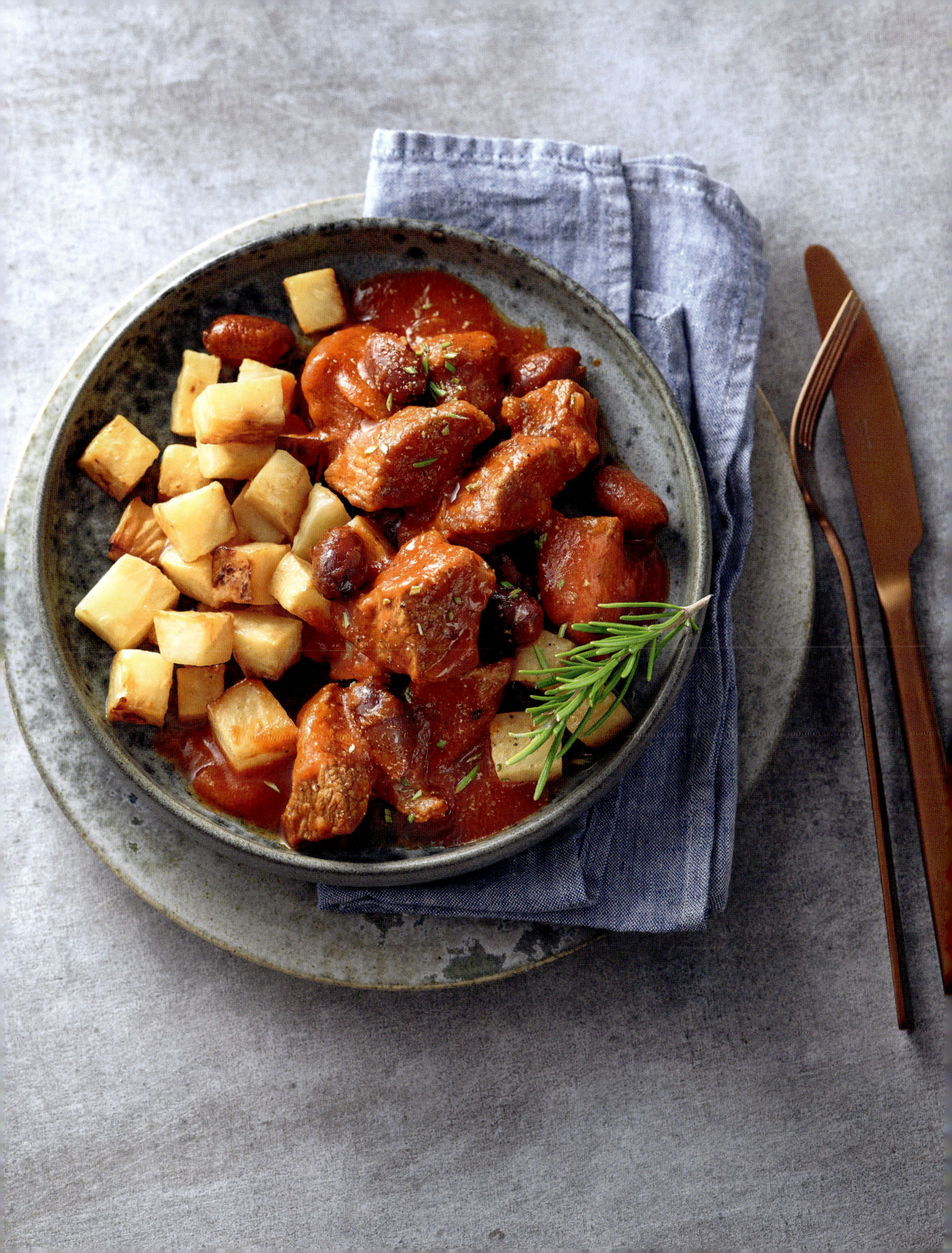

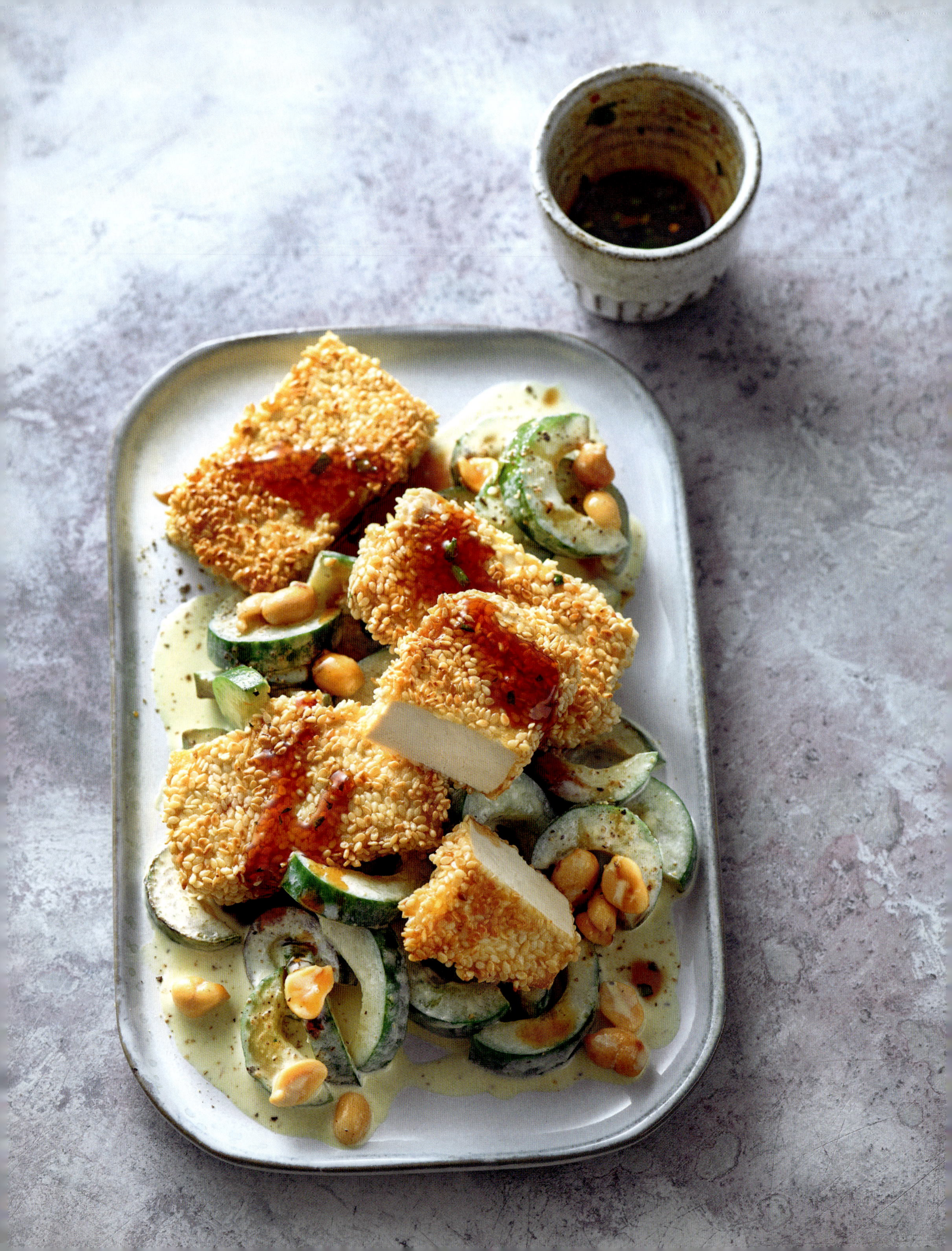

Tofu-Sensation mit Schmorgurken und Erdnüssen

Nährwerte pro Portion: 584 kcal
48 g F, 21 g EW, 26 g KH, 5 g B

vegetarisch, glutenfrei

Zubereitungszeit 25 Minuten
Für 2 Personen

Sojalack
40 ml glutenfreie Sojasauce (z. B. Tamari)
40 ml glutenfreie Teriyaki-Sauce
½ TL glutenfreie Wasabipaste
20 g Butter
2,5-cm-Stück Ingwer (8 g)
1 EL gehackter Koriander

Schmorgurken
1 Salatgurke (250 g)
2 EL neutrales Pflanzenöl (20 ml)
2-cm-Stück Ingwer (6 g)
50 g Crème fraîche (30 % Fett)
Meersalz
25 g ungesalzene geröstete Erdnusskerne

Tofu
300 g Seidentofu oder gewöhnlicher Tofu
Meersalz
1 Eiweiß (Größe M)
40 g helle Sesamsamen
2 EL geröstetes Sesamöl (20 ml)

Für den Sojalack **Sojasauce, Teriyaki-Sauce, Wasabipaste** und **Butter** in einem Topf aufkochen. **Ingwer** schälen, fein reiben, zugeben und die Mischung sirupartig einkochen lassen. Vom Herd nehmen und den **Koriander** unterrühren. • Inzwischen für die Schmorgurken die **Salatgurke** waschen, Enden abschneiden und die Gurke ungeschält längs halbieren. Mit einem Löffel entkernen und in etwa 1 cm dicke Scheiben schneiden. **Pflanzenöl** in einer Pfanne erhitzen und die Gurken darin scharf anbraten. **Ingwer** schälen, reiben und zugeben. **Crème fraîche** einrühren und einmal aufkochen. Die Schmorgurken vom Herd nehmen und ziehen lassen. Zum Schluss mit **Salz** würzen und die **Erdnusskerne** zugeben. • Für den Tofu den **Seidentofu** in 1,5 cm dicke Scheiben schneiden und beidseitig mit **Salz** würzen. Das **Eiweiß** mit einer Gabel leicht aufschlagen und die Tofuscheiben damit einpinseln. Anschließend im **Sesam** wälzen. **Sesamöl** in einer Pfanne erhitzen. Den Tofu darin von beiden Seiten je 1 ½ Minuten goldgelb braten. • Die Schmorgurken auf zwei Teller verteilen, die Tofuscheiben darauf anrichten und den Sojalack über den Tofu träufeln.

Ruckzuck-Filet mit Pilzen in Senfsauce und Brokkoli

Nährwerte pro Portion: 427 kcal
16 g F, 46 g EW, 15 g KH, 8 g B

glutenfrei

Zubereitungszeit 35 Minuten
Für 2 Personen

350 g Rinder- oder Schweinefilet
Meersalz
schwarzer Pfeffer aus der Mühle
2 EL neutrales Pflanzenöl (20 ml)
1 mittelgroßer Brokkoli (300 g)
100 g Steinpilze oder andere Pilze
50 g Schalotten
1 Knoblauchzehe
80 ml Rotwein
3 EL Crème fraîche (30 % Fett; 30 g)
6 g eingelegte grüne Pfefferkörner aus dem Glas
1 TL flüssiger Honig (5 g)
2 EL Obstessig (20 ml)
1 EL grober Senf (10 g)
1 EL Balsamico-Creme (10 g)
1 EL süße Chilisauce (10 ml)
1 EL gehackte glatte Petersilie

Den Backofen auf 80 °C Ober-/Unterhitze vorheizen. ● **Rinderfilet** in etwa 3 cm große Würfel schneiden und mit **Salz** und **Pfeffer** würzen. 1 EL **Öl** in einer Pfanne erhitzen und die Fleischwürfel darin rundum kräftig anbraten. Herausnehmen und im vorgeheizten Ofen warm halten. ● **Brokkoli** in kleine Röschen teilen und waschen. **Steinpilze** putzen und in Scheiben schneiden. **Schalotten** und **Knoblauchzehe** schälen und fein würfeln. Die Pfanne mit dem Bratansatz wieder erhitzen und das restliche **Öl** zugeben. Pilze, Schalotten und Knoblauch darin anbraten, mit dem **Rotwein** ablöschen und **Crème fraîche** sowie **Pfefferkörner** unterrühren. Etwas einkochen lassen und mit **Honig, Essig, Senf, Balsamico-Creme, Chilisauce, Salz** und **Pfeffer** abschmecken. Das Fleisch in die Sauce legen und kurz erhitzen. ● Während des Einkochens die Brokkoliröschen tropfnass in einen Topf geben. Etwas **Salz** und etwa eine halbe Tasse Wasser hinzufügen, den Deckel auflegen, aufkochen und bissfest dünsten. ● Das Ruckzuck-Filet mit Steinpilzen, Senfsauce und Brokkoli auf zwei Tellern anrichten und mit gehackter **Petersilie** bestreuen.

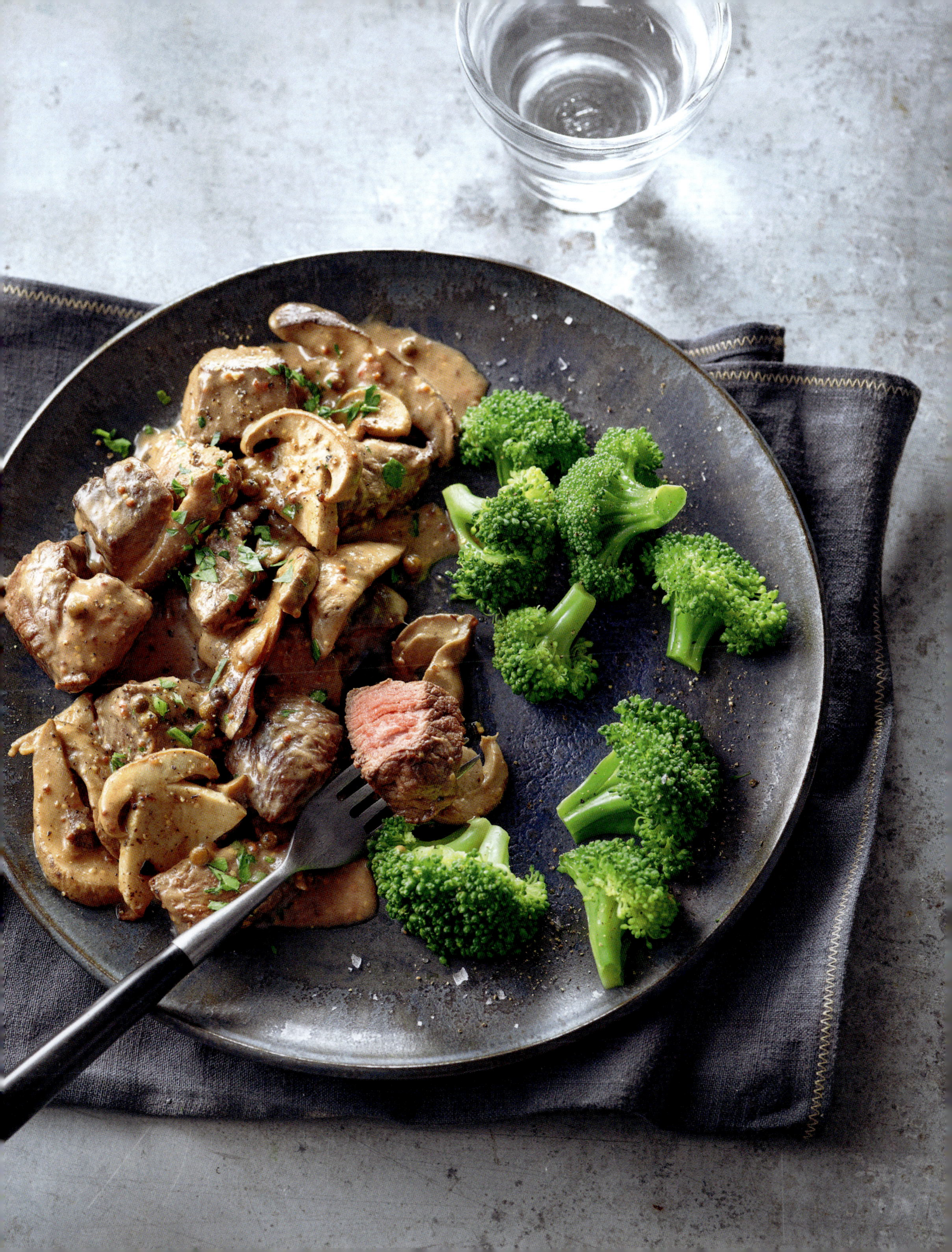

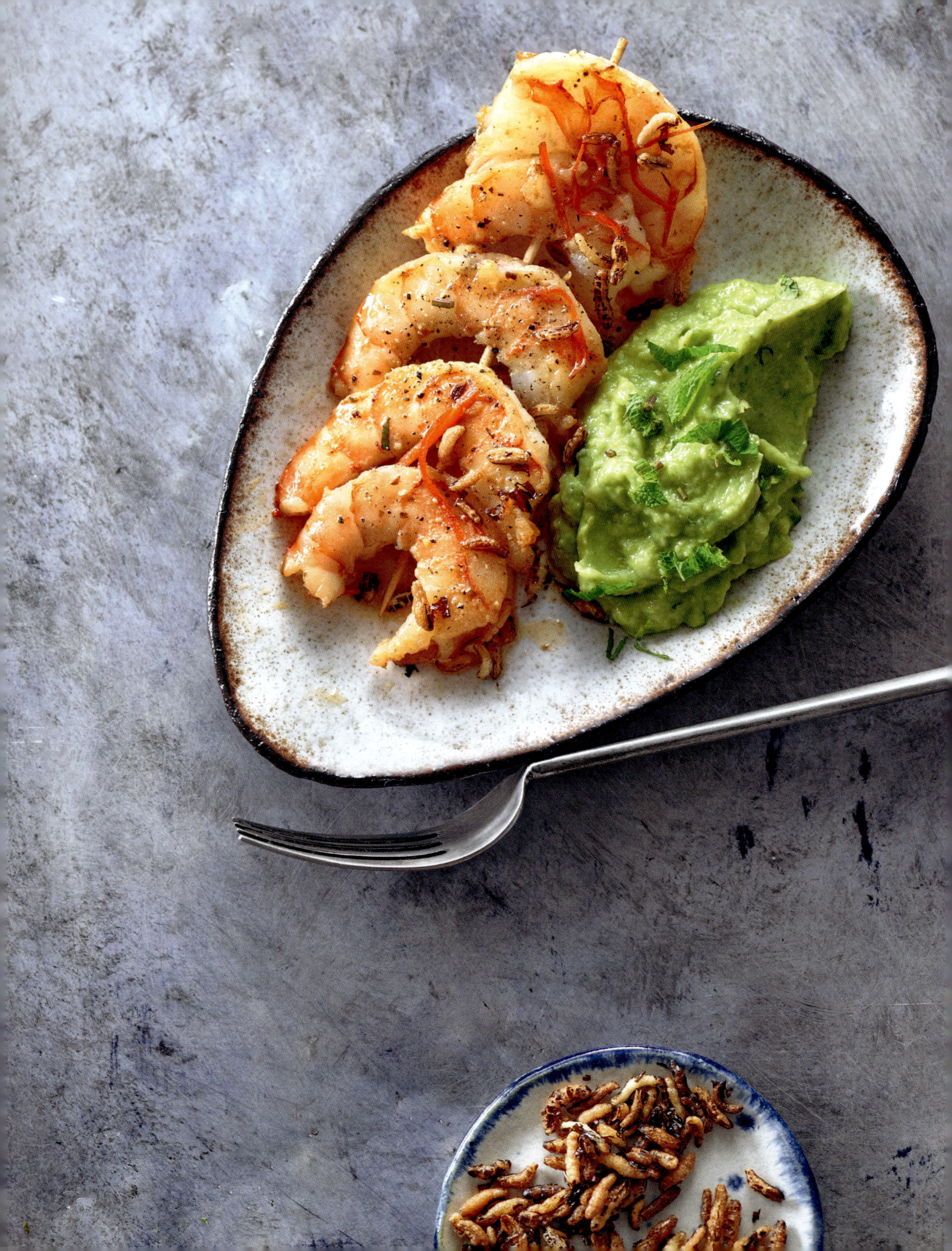

Wildwassergarnelen mit Avocado-Erbsen-Creme

Nährwerte pro Portion: 602 kcal
46 g F, 31 g EW, 14 g KH, 2 g B

laktosefrei, glutenfrei,
frei von raffiniertem Zucker

Zubereitungszeit 30–35 Minuten
Für 2 Personen

100 ml neutrales Pflanzenöl
20 g Wildreis
75 g reifes Avocadofruchtfleisch
30 g TK-Erbsen, aufgetaut
30 g reifes Mangofruchtfleisch
1 EL weißer Balsamico-Essig (10 ml)
Meersalz
3–4 Minzeblätter
350 g geschälte rohe Wildwasser-garnelen ohne Kopf
½ rote Chilischote
2–3 Knoblauchzehen
2 EL gutes Olivenöl (20 ml)

Mehrere Lagen Küchenpapier neben dem Herd bereitlegen. **Pflanzenöl** in einem Frittiertopf oder großen Topf auf 190 °C erhitzen. Die trockenen, ungekochten **Wildreiskörner** vorsichtig hineingeben und wenige Sekunden aufpuffen lassen (siehe Tipp). Sobald der Puffreis an die Oberfläche steigt, sofort mit einem Schaumlöffel herausheben, sonst verbrennt er blitzartig. Auf Küchenpapier abtropfen lassen. • **Avocado, Erbsen, Mango, Essig** und etwas **Salz** in einen Mixbecher geben. **Minze** fein hacken, zugeben und mit dem Stabmixer fein pürieren. • **Garnelen** vom Darm befreien, unter fließendem kaltem Wasser säubern und trocken tupfen. Auf lange Holzspieße stecken. • **Chili** entkernen, waschen und in Streifen schneiden. **Knoblauchzehen** schälen und hacken. **Olivenöl** in einer Pfanne erhitzen. Garnelenspieße hineinlegen, Chili und Knoblauch zugeben und die Spieße von beiden Seiten je 1 ½ Minuten scharf anbraten. Aus der Pfanne nehmen und mit **Salz** würzen. • Die Garnelenspieße auf zwei Teller legen und daneben die Avocado-Erbsen-Creme anrichten. Zum Schluss mit dem gepufften Wildreis bestreuen.

Tipp Bei der Zubereitung von gepufftem Wildreis ist, wie auch sonst beim Frittieren bei hohen Temperaturen, äußerste Vorsicht geboten. Sämtliche Küchenhelfer, zum Beispiel die Schaumkelle, müssen absolut frei von Wasserrückständen sein, sonst gibt es heftige Verbrennungen durch explosionsartige Spritzer. Am besten alle Arbeitsmaterialien und Küchenhelfer rechtzeitig bereitlegen. Wichtig: Diese Frittiermethode funktioniert nicht mit normalem Reis.

Veggie-Italo-Burger

Nährwerte pro Portion: 613 kcal
50 g F, 32 g EW, 8 g KH, 7 g B

vegetarisch, glutenfrei

Zubereitungszeit 30–35 Minuten
Für 2 Personen

1 mittelgroße Zwiebel
1 Knoblauchzehe
6 EL gutes Olivenöl (60 ml)
100 g Tofu Natur
40 g Parmesan am Stück
50 g entöltes Mandelmehl
1 TL scharfer Senf (5 g)
2 TL Tomatenmark (10 g)
1 Bioei (Größe M)
Meersalz
schwarzer Pfeffer aus der Mühle
2 große Portobello-Pilze oder sehr große Champignons
1 Zweig Rosmarin oder Thymian
10 g in Öl eingelegte getrocknete Tomaten
3 EL Mayonnaise (80 % Fett; 30 g)
2–4 Salatblätter

Zwiebel und **Knoblauchzehe** schälen und fein würfeln. 2 EL **Öl** erhitzen, Zwiebel- und Knoblauchwürfel darin bei niedriger Hitze farblos anschwitzen. Vom Herd nehmen und auskühlen lassen. ● **Tofu** mit einer Gabel zerdrücken und **Parmesan** reiben. Beides mit **Mandelmehl, Senf,** 1 TL **Tomatenmark, Ei** und Zwiebelmischung zu einem Teig verkneten. Mit **Salz** und **Pfeffer** würzen und aus der Tofumasse zwei Burger formen. 2 EL **Öl** in der gleichen Pfanne erhitzen und die Burger darin bei mittlerer Hitze von jeder Seite 3 Minuten braten. ● Währenddessen die **Portobello-Pilze** putzen und die Stiele entfernen. Restliches **Öl** in einer anderen Pfanne erhitzen und darin die Pilze mit der Lamellenseite nach unten 3–4 Minuten anbraten, dabei den **Rosmarinzweig** mit in die Pfanne geben. Wenden und noch mal kurz braten. Zum Schluss mit **Salz** würzen. ● **Tomaten** klein schneiden und mit restlichem **Tomatenmark** und **Mayonnaise** verrühren. **Salatblätter** waschen und trocken schütteln. ● Tomaten-Mayo auf die Lamellenseite der Pilze streichen und mit Salat belegen. Je einen Veggie-Burger darauflegen und servieren.

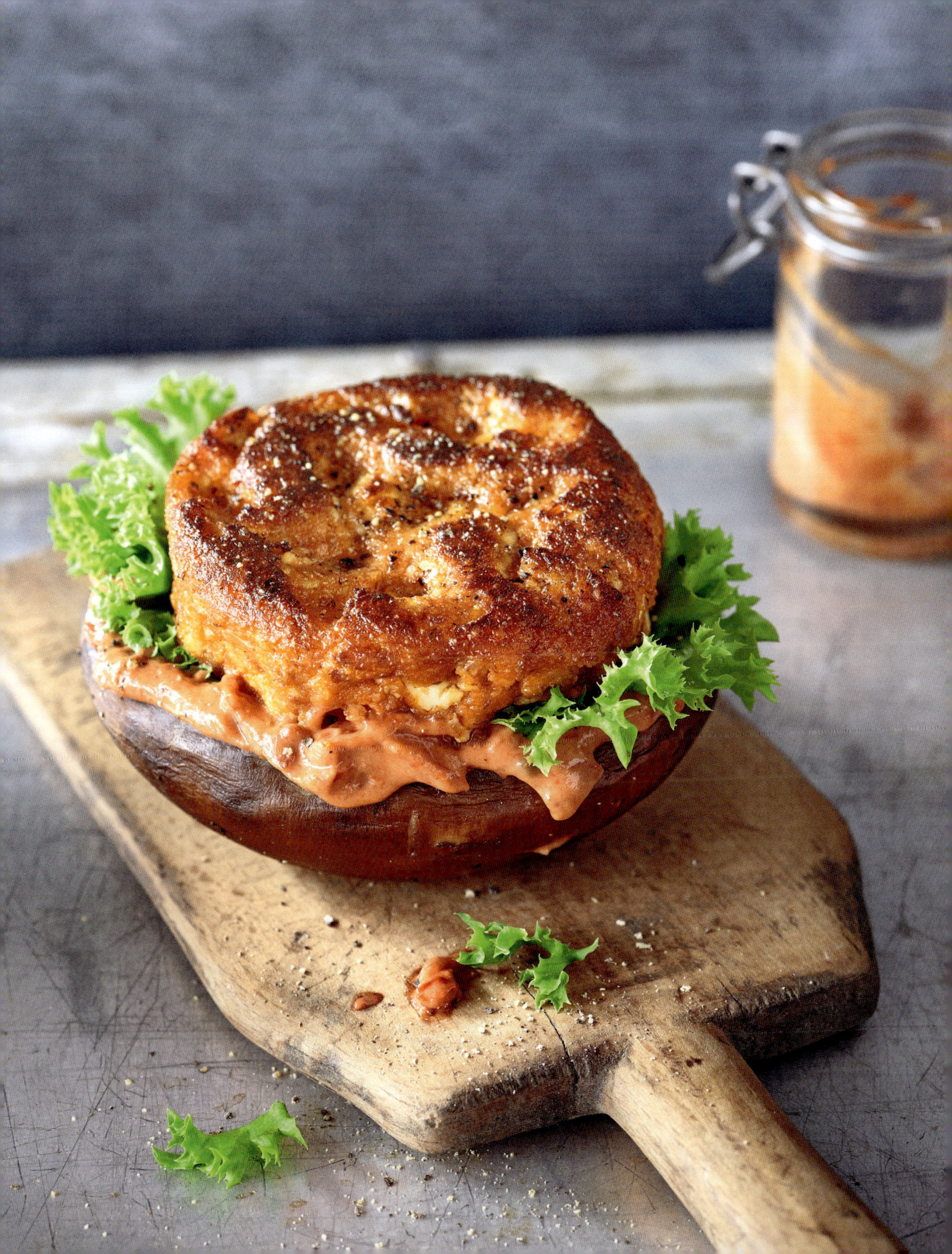

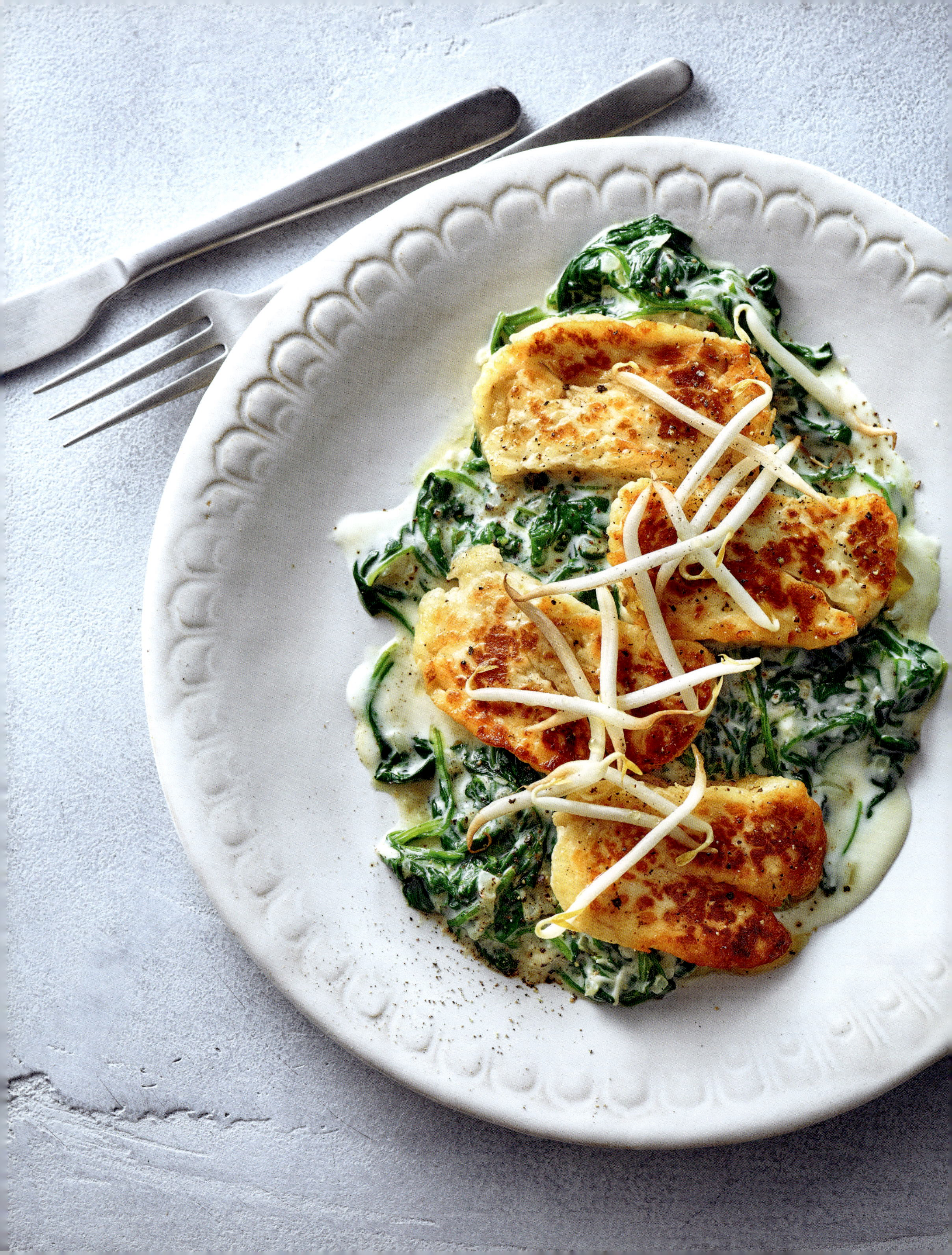

Grillkäse mit Parmesan-Spinat und Sprossen

vegetarisch, glutenfrei,
frei von raffiniertem Zucker

Zubereitungszeit 25–30 Minuten
Für 2 Personen

1 EL gutes Olivenöl (10 ml)
275 g Grillkäse, in Scheiben geschnitten
150 g Babyspinat
50 g Mungbohnensprossen oder Rotkohlsprossen
1 mittelgroße weiße Zwiebel
2 Knoblauchzehen
5 g Butter
40 g Sahne (30 % Fett)
20 g Parmesan am Stück
Meersalz
schwarzer Pfeffer aus der Mühle

Den Backofen auf 80 °C Ober-/Unterhitze vorheizen. • Das **Öl** in einer Pfanne erhitzen. **Grillkäsescheiben** darin von beiden Seiten je 2 Minuten anbraten. Auf einen Teller legen und im vorgeheizten Ofen warm halten. • Inzwischen **Spinat** waschen und abtropfen lassen. **Sprossen** abbrausen und ebenfalls abtropfen lassen. **Zwiebel** schälen und würfeln. **Knoblauchzehen** schälen und hacken. • **Butter** in derselben Pfanne erhitzen. Zwiebeln und Knoblauch darin farblos anschwitzen. Dann den Babyspinat hinzufügen. Den Deckel auflegen und Spinat wenige Minuten zusammenfallen lassen. **Sahne** zugeben und aufkochen. **Parmesan** darüberreiben und gut durchschwenken. 1 Minute köcheln lassen und mit **Salz** und **Pfeffer** abschmecken. • Den Parmesan-Spinat auf zwei Teller verteilen und den Grillkäse darauf anrichten. Zum Schluss mit den Sprossen garnieren.

Nährwerte pro Portion: 593 kcal
47 g F, 34 g EW, 8 g KH, 2 g B

Gerösteter grüner Spargel mit Gorgonzola

vegetarisch, glutenfrei,
frei von raffiniertem Zucker

Zubereitungszeit 20 Minuten plus 15 Minuten Backzeit
Für 2 Personen

500 g grüner Spargel
3 EL gutes Olivenöl (30 ml)
Fleur de Sel
schwarzer Pfeffer aus der Mühle
30 g Kapern aus dem Glas
30 g Mandelkerne
80 g Gorgonzola
40 g Butter
3 Stängel Dill

Den Backofen auf 210 °C Ober-/Unterhitze vorheizen. ● Die Enden der **Spargelstangen** etwa 2 cm abschneiden und das untere Drittel schälen. Spargelstangen eng nebeneinander auf ein mit Backpapier ausgelegtes Backblech legen. **Öl** darüberträufeln, mit **Fleur de Sel** und **Pfeffer** würzen. **Kapern** hacken und zugeben. **Mandeln** grob hacken und darüber verteilen. Im vorgeheizten Ofen 8 Minuten rösten. Wenden, den **Gorgonzola** in Stücken darübergeben und weitere 7 Minuten backen. ● Währenddessen die **Butter** aufschäumen und langsam goldbraun bräunen. **Dill** grob hacken und unterrühren. ● Den gerösteten Spargel auf zwei Teller verteilen und mit der Dillbutter beträufeln.

Nährwerte pro Portion: 545 kcal
50 g F, 16 g EW, 7 g KH, 6 g B

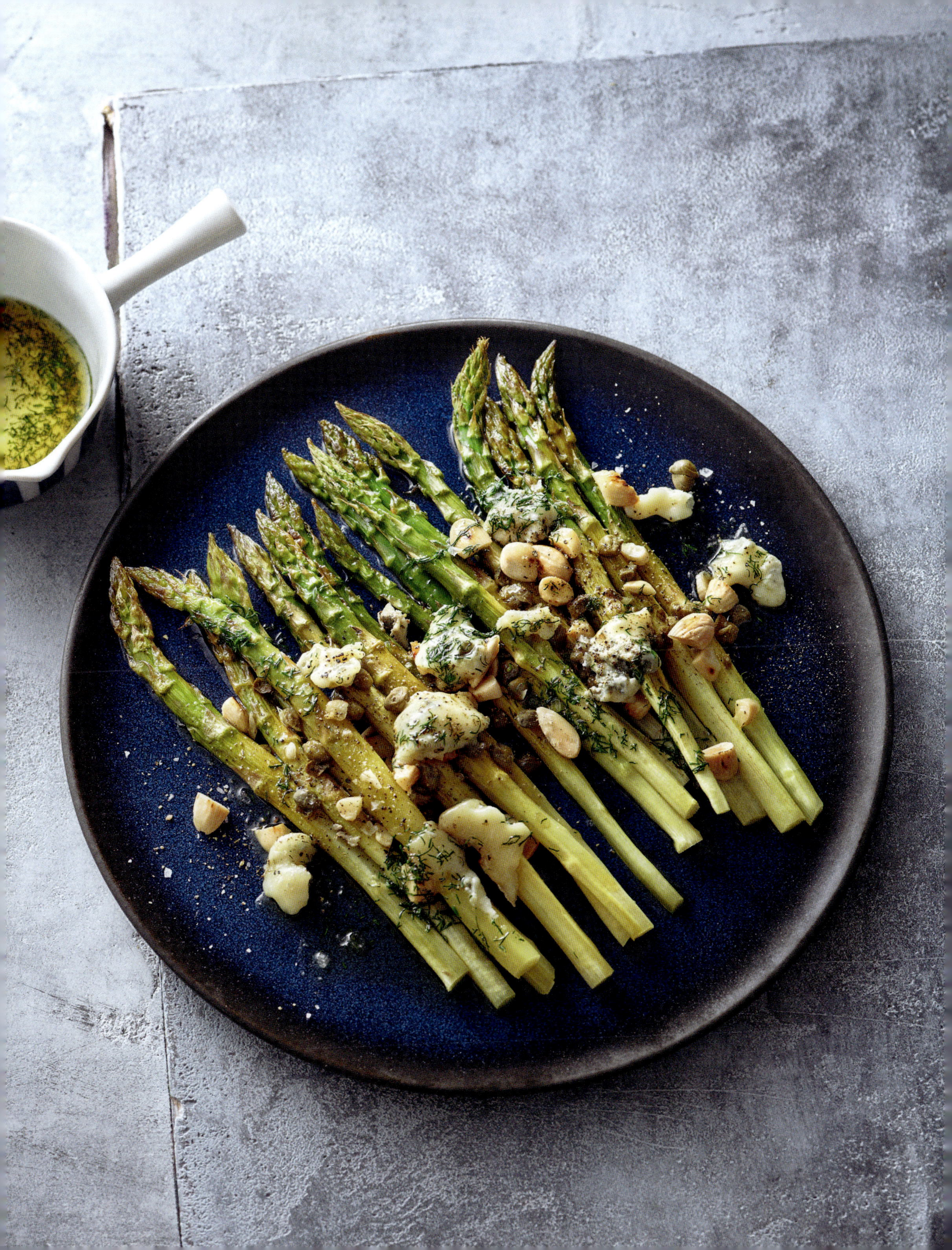

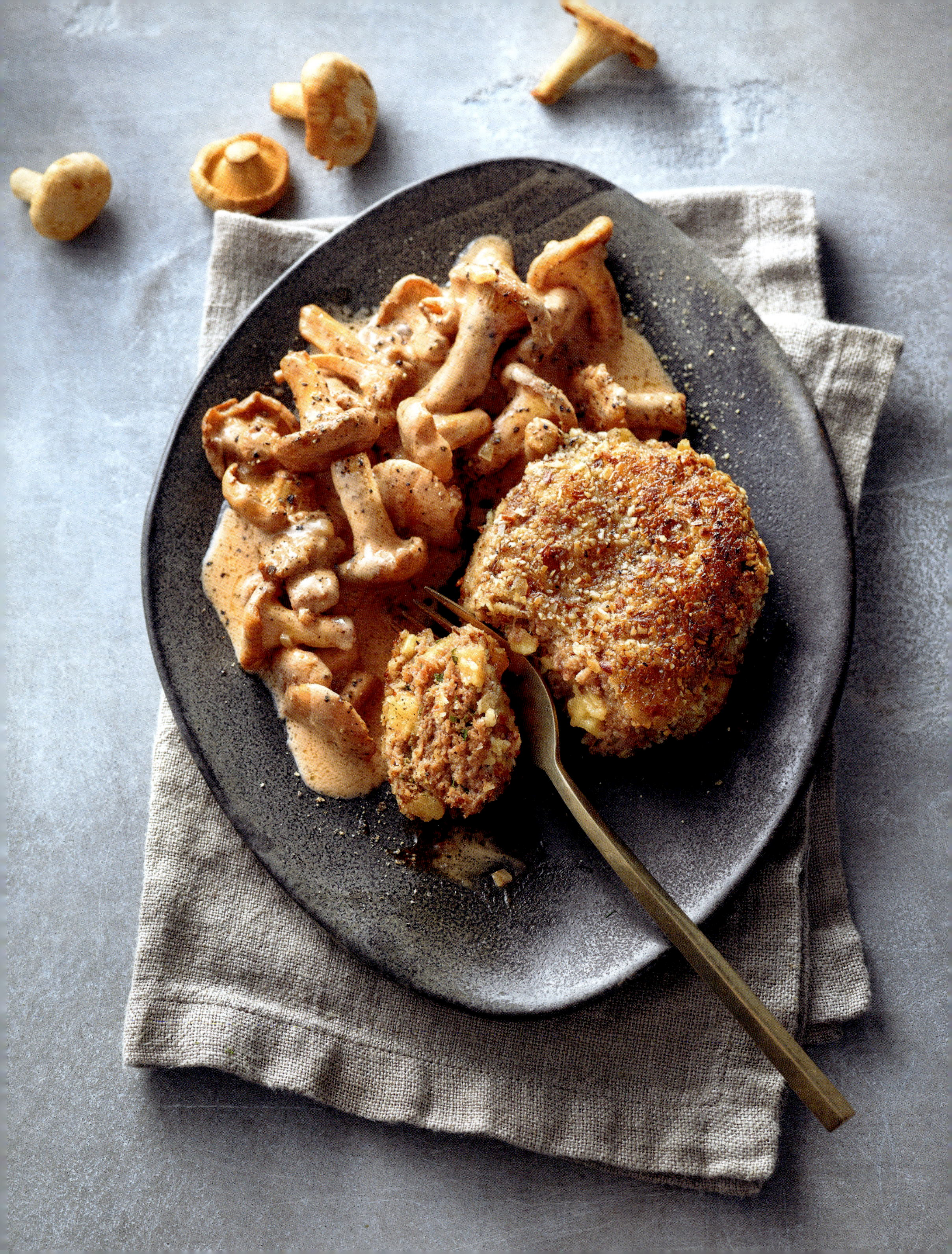

Knuspriges Hacksteak auf Pfifferlingen

glutenfrei

Zubereitungszeit 35 Minuten
Für 2 Personen

Hacksteaks
1 kleinere Zwiebel
2 EL gutes Olivenöl (20 ml)
5 g Kapern aus dem Glas
300 g mageres Rinderhackfleisch
1 EL scharfer Senf (10 g)
1 EL Tomatenketchup (10 g)
2 Bioeier (Größe S)
1 EL gehackte glatte Petersilie
70 g fettarmer Gouda
Meersalz
schwarzer Pfeffer aus der Mühle
40 g entöltes Mandelmehl
10 g Butter

Pilze
150 g Pfifferlinge
1 kleine Zwiebel
1 Knoblauchzehe
10 g Butter
1 TL Tomatenmark (5 g)
75 ml roter Portwein oder Rotwein
30 g Sahne (30 % Fett)
Meersalz
schwarzer Pfeffer aus der Mühle
etwas Zitronensaft

Für die Hacksteaks die **Zwiebel** schälen und würfeln. 1 EL **Öl** in einer Pfanne erhitzen und die Zwiebeln darin glasig anschwitzen. **Kapern** hacken und in eine Schüssel geben. **Hackfleisch, Senf, Ketchup,** ein **Ei, Petersilie** und Zwiebeln zugeben und alles gut verkneten. **Gouda** fein würfeln und einarbeiten. Mit **Salz** und **Pfeffer** würzen und aus der Masse zwei flache, längliche Steaks formen. ● Das zweite **Ei** gut verquirlen. Die Hacksteaks zuerst im Ei und dann im **Mehl** wenden. Restliches **Öl** und **Butter** in einer Pfanne aufschäumen und die Hacksteaks darin von beiden Seiten je 5–8 Minuten knusprig ausbacken. ● Währenddessen für die Pilze die **Pfifferlinge** putzen und je nach Größe halbieren oder vierteln. **Zwiebel** und **Knoblauchzehe** schälen und fein würfeln. **Butter** in einer Pfanne aufschäumen, Pfifferlinge, Zwiebeln und Knoblauch darin anbraten. **Tomatenmark** unterrühren und kurz mitrösten. Mit dem **Portwein** ablöschen und etwas einköcheln lassen. Dann **Sahne** zugießen und sämig einkochen. Mit **Salz, Pfeffer** und etwas **Zitronensaft** abschmecken. ● Pfifferlinge auf zwei Teller verteilen und darauf je ein knuspriges Hacksteak anrichten.

Nährwerte pro Portion: 630 kcal
37 g F, 60 g EW, 8 g KH, 7 g B

Schweinesteak BBQ-Style mit Pilzen

Nährwerte pro Portion: 482 kcal
25 g F, 53 g EW, 9 g KH, 7 g B

glutenfrei

Zubereitungszeit 25 Minuten
Für 2 Personen

2 Schweinerückensteaks (à 180 g)
Meersalz
schwarzer Pfeffer aus der Mühle
2 EL neutrales Pflanzenöl (20 ml)
200 g gemischte Pilze (z. B. Austernpilze, Shiitake-Pilze, Kräuterseitlinge)
1 mittelgroße weiße Zwiebel
2 Knoblauchzehen
1 TL mildes geräuchertes Paprikapulver (alternativ rosenscharfes Paprikapulver)
1 Msp. Curry-Gewürzmischung
50 ml glutenfreie Sojasauce (z. B. Tamari)
2 EL Tomatenketchup (20 g)
3-cm-Stück Ingwer (10 g)
40 g Parmesan am Stück

Den Backofen auf 80 °C Ober-/Unterhitze vorheizen. • **Steaks** beidseitig mit **Salz** und **Pfeffer** würzen. **Öl** in einer Pfanne erhitzen und das Fleisch darin von jeder Seite 1 ½–2 Minuten scharf anbraten. Auf einen Teller legen und im vorgeheizten Ofen 20 Minuten nachgaren lassen. • Währenddessen die **Pilze** putzen und grob zerteilen. **Zwiebel** schälen und in feine Streifen schneiden. **Knoblauchzehen** schälen und hacken. Die Pfanne mit dem Bratansatz erneut erhitzen und die Pilze darin anbraten. Zwiebeln und Knoblauch zugeben und 4–5 Minuten mitbraten. **Paprikapulver** und **Gewürzmischung** darüberstäuben, kurz anrösten und mit **Sojasauce** ablöschen. **Ketchup** zugeben. **Ingwer** schälen, fein reiben und hinzufügen. Mit **Salz** und **Pfeffer** abschmecken. • Pilze auf zwei Teller verteilen. Steaks quer in Scheiben schneiden und auf den Pilzen anrichten. Zum Schluss den **Parmesan** darüberhobeln.

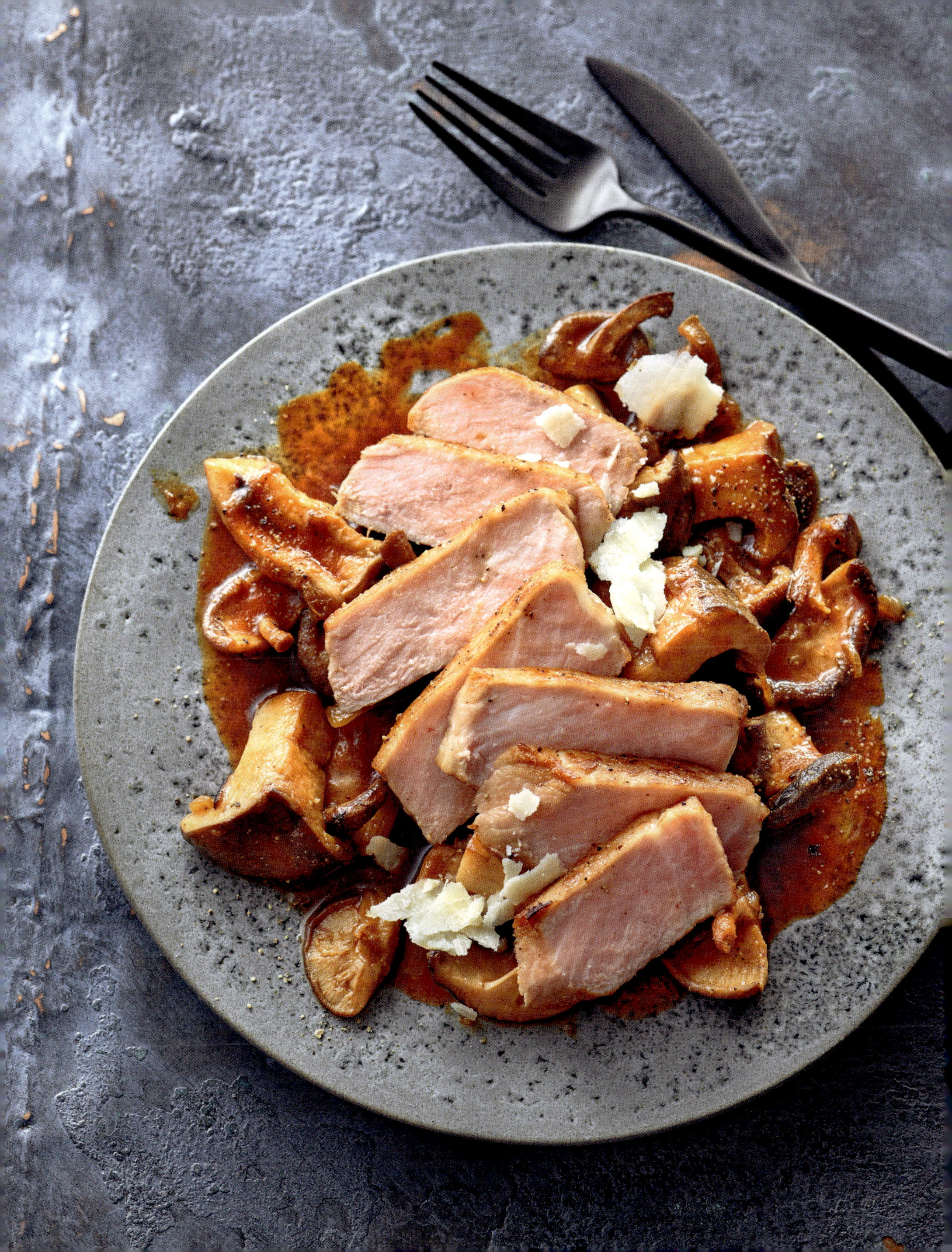

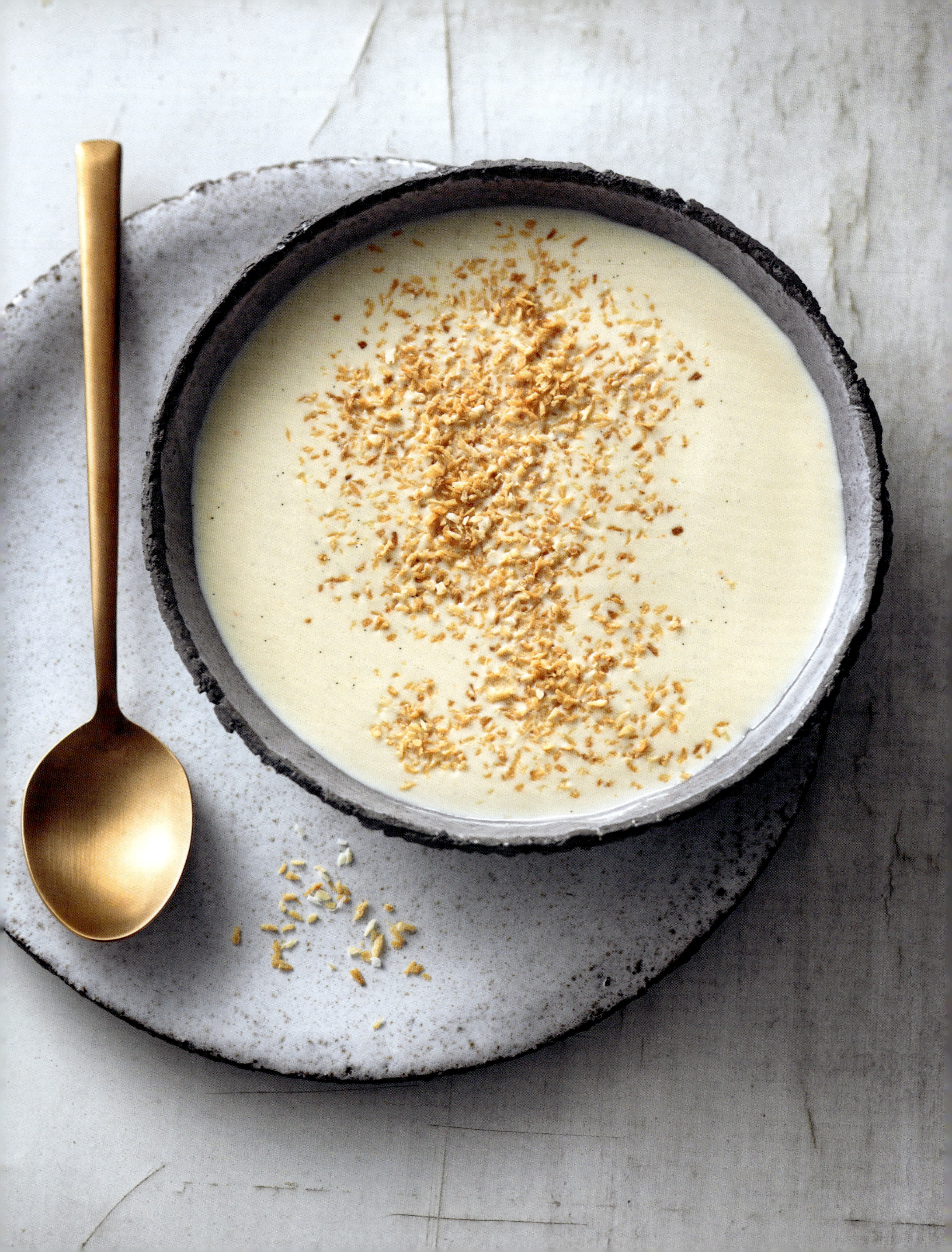

Kokossuppe mit roten Linsen und Vanille

vegetarisch, glutenfrei

Zubereitungszeit 20 Minuten plus 10–15 Minuten Garzeit
Für 2 Personen

1 mittelgroße weiße Zwiebel
1 Knoblauchzehe
20 g Butter
50 g Kokosraspel
200 ml fettarme Kokosmilch
200 ml Gemüsebrühe
80 g Sahne (30 % Fett)
30 g rote Linsen
1 Vanilleschote
¼ rote Chilischote
1 ½ EL süße Chilisauce (15 ml)
Meersalz
schwarzer Pfeffer aus der Mühle

Zwiebel schälen und fein würfeln. **Knoblauchzehe** schälen und hacken. **Butter** in einem Topf aufschäumen lassen, Zwiebeln, Knoblauch und 30 g **Kokosraspel** zugeben und farblos anschwitzen. ● **Kokosmilch, Brühe** und **Sahne** angießen und aufkochen. **Linsen** zugeben. **Vanilleschote** längs halbieren, das Mark herauskratzen und hinzufügen. **Chili** putzen, waschen, fein hacken und ebenfalls zugeben. 10–15 Minuten sanft köcheln lassen, bis Zwiebeln und Linsen weich gegart sind. ● Inzwischen restliche **Kokosraspel** in einer kleinen Pfanne ohne Fettzugabe rösten. ● **Chilisauce** zugeben und mit dem Stabmixer fein pürieren. Mit **Salz** und **Pfeffer** abschmecken. ● Kokossuppe in zwei große Schalen oder tiefe Teller füllen und mit den gerösteten Kokosraspeln bestreuen.

Nährwerte pro Portion: 557 kcal
48 g F, 9 g EW, 20 g KH, 6 g B

Ceviche mit Nussbutter und scharfen Bohnen

Nährwerte pro Portion: 511 kcal
18 g F, 52 g EW, 24 g KH, 22 g B

glutenfrei, frei von raffiniertem Zucker

Zubereitungszeit 30 Minuten
Für 2 Personen

150 g enthülste frische Dicke Bohnen (Saubohnen; alternativ gefrorene TK-Bohnenkerne)
Meersalz
2 EL glutenfreie Sojasauce (20 ml; z. B. Tamari)
2 EL scharfe Chilisauce (20 ml)
300 g sehr frischer Fisch (z. B. Zander, Lachs, Loup de mer, Lachsforelle)
Saft von 1 saftigen Limette
30 g Butter
20 g Pistazienkerne
1 Stängel Estragon
1 kleine Frühlingszwiebel

Bohnenkerne kurz in sprudelnd kochendem **Salzwasser** blanchieren und abgießen. (Falls gefrorene Bohnenkerne verwendet werden, diese vor dem Blanchieren nicht auftauen.) Mit zwei Fingern die Bohnenkerne aus den weißen Häutchen drücken. • **Sojasauce** und **Chilisauce** verrühren und die lauwarmen Bohnen darin marinieren, dabei leicht lauwarm halten. • **Fisch** säubern und trocken tupfen. Dann quer in sehr dünne Scheiben schneiden und leicht überlappend auf zwei großen Tellern anrichten. Rohen Fisch mit **Salz** bestreuen und mit **Limettensaft** beträufeln (siehe Tipp). • **Butter** in einem kleinen Topf langsam bräunen und vom Herd nehmen. **Pistazien** hacken und zugeben. **Estragon** fein hacken. **Frühlingszwiebel** putzen und in feinste Röllchen schneiden. Beides unter die Pistazienbutter rühren. • Die heiße Pistazienbutter gleichmäßig über den Fisch träufeln und die lauwarmen scharfen Bohnen mittig auf die Ceviche geben.

Tipp Durch die Limettensäure denaturiert das Fischeiweiß, ähnlich wie beim Garprozess. Der Fisch ist deshalb nicht mehr komplett roh, sondern wie leicht gegart.

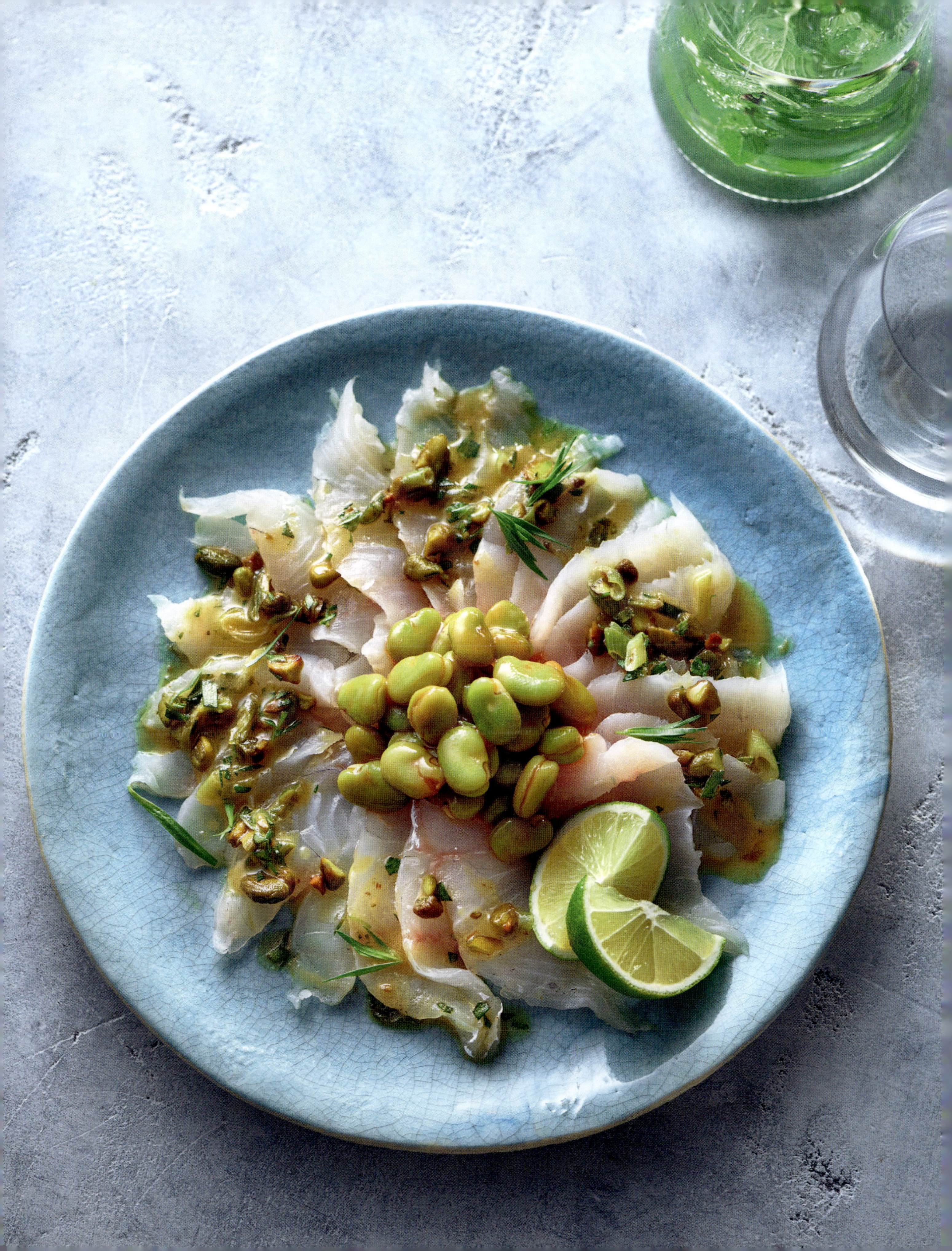

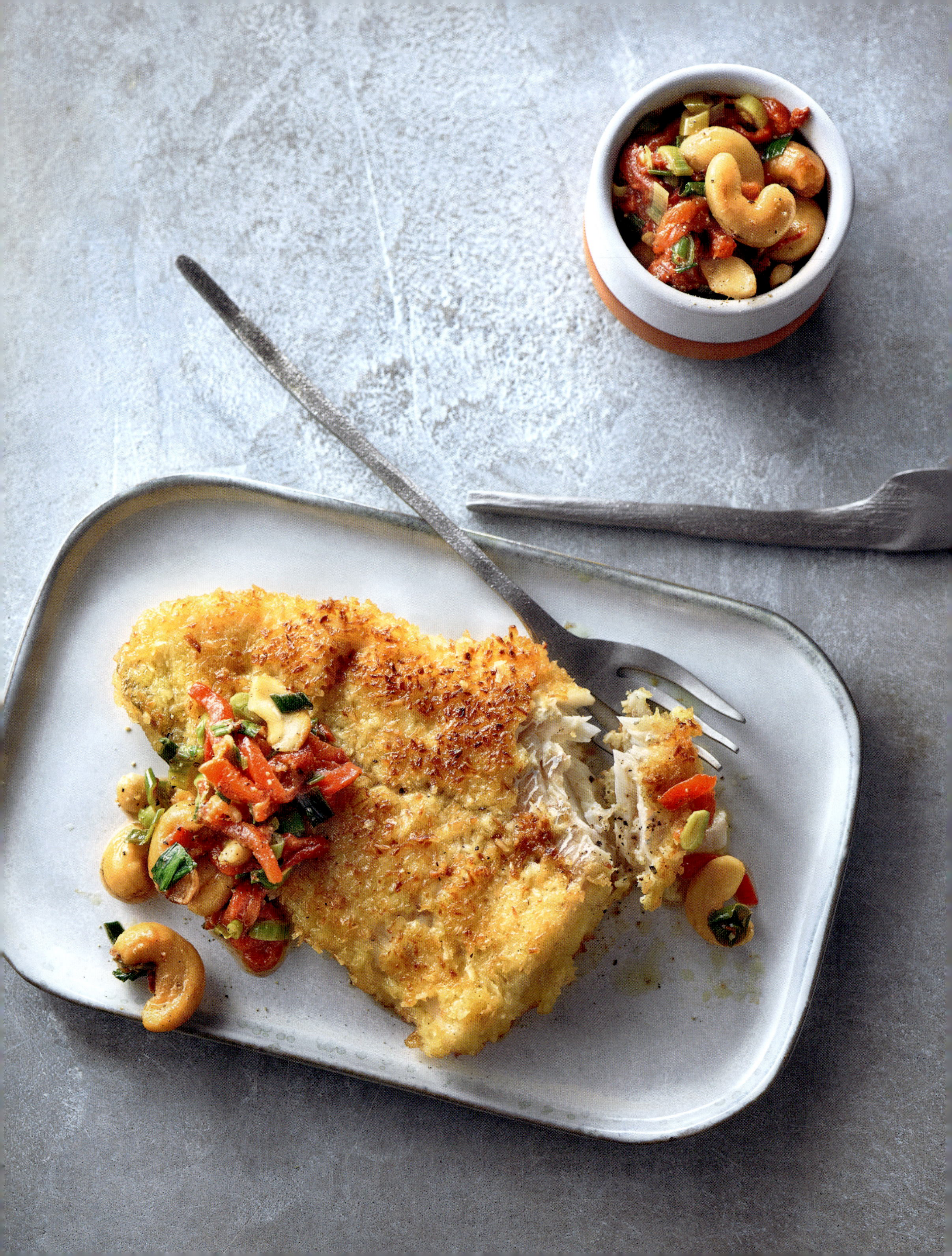

Fischfilet im Knusper-Kokosmantel mit Paprikasalsa

Nährwerte pro Portion: 584 kcal
48 g F, 21 g EW, 26 g KH, 5 g B

glutenfrei, frei von raffiniertem Zucker

Zubereitungszeit 35 Minuten plus 10–15 Minuten Grillzeit
Für 2 Personen

Salsa
1 rote Paprikaschote (200 g)
2 Frühlingszwiebeln
30 g Cashewkerne
Saft von ½ Limette
Meersalz
schwarzer Pfeffer aus der Mühle

Fisch
375 g frisches Fischfilet ohne Haut (z. B. Zander, Kabeljau, Lachs)
Meersalz
1 Bioei (Größe M)
60 g Kokosraspel
1 EL geröstetes Sesamöl (10 ml)
10 g Butter

Den Backofen auf Grillstufe vorheizen. ● Für die Salsa **Paprika** vierteln, entkernen und waschen. Dann mit der Hautseite nach oben auf ein Backblech legen und im vorgeheizten Ofen 10–15 Minuten auf der obersten Schiene rösten. Sobald sich die Paprikahaut wölbt und diese fast verbrennt, herausnehmen und mit einem feuchten Küchentuch bedecken. Die Backofentür einige Minuten öffnen und den Backofen auf 80 °C Ober-/Unterhitze umstellen. Paprika etwas abkühlen lassen, dann die Haut abziehen und Paprika in Streifen schneiden. ● Für den Fisch die **Fischfilets** säubern und trocken tupfen. Von beiden Seiten mit **Salz** würzen und zuerst in verquirltem **Ei** und dann in **Kokosraspeln** wenden. **Sesamöl** und **Butter** in einer Pfanne erhitzen. Die panierten Fischfilets darin von beiden Seiten je 3 Minuten goldbraun und knusprig braten. Fischfilets auf ein mit Backpapier ausgelegtes Backblech legen und im Ofen warm halten. ● **Frühlingszwiebeln** putzen und in Röllchen schneiden. Dann die Fischpfanne erneut erhitzen und die **Cashewkerne** darin anrösten. Frühlingszwiebeln zugeben und anschwitzen, dann Paprikastreifen zugeben. Die Salsa mit **Limettensaft, Salz** und **Pfeffer** abschmecken. ● Die knusprigen Fischfilets auf zwei Teller setzen und dazu die Paprikasalsa reichen.

Blumenkohlpüree mit Tandoori-Lachs

Nährwerte pro Portion: 584 kcal
41 g F, 43 g EW, 12 g KH, 5 g B

glutenfrei

Zubereitungszeit 30 Minuten
Für 2 Personen

1 kleiner Blumenkohl (400 g)
200 ml Gemüsebrühe
40 g Cashewkerne
50 g Butter
1 große Prise mild geräuchertes Paprikapulver (alternativ rosenscharfes Paprikapulver)
2 Lachstranchen ohne Haut (à 170 g)
2 EL Naturjoghurt (3,5 % Fett; 20 g)
1 EL Tandoori-Paste (10 g; alternativ z. B. rote milde Currypaste)
Meersalz
20 g Parmesan am Stück

Den Backofen auf 200 °C Ober-/Unterhitze vorheizen. ● Den **Blumenkohl** putzen, in kleine Röschen teilen und diese grob zerkleinern. Mit der **Brühe** in einen Topf geben, aufkochen und bei hoher Hitze ohne Deckel sehr weich kochen – die Flüssigkeit sollte zum Schluss eingekocht sein. In einem Sieb kurz abtropfen lassen und warm halten. ● Während der Kochzeit die **Cashewkerne** grob hacken und in einer kleinen Pfanne kurz rösten. 10 g **Butter** und **Paprikapulver** zugeben, gut durchschwenken und aus der Pfanne nehmen. ● Den **Lachs** säubern und trocken tupfen. **Joghurt** und **Tandoori-Paste** glatt rühren und mit **Salz** würzen. Den Lachs rundherum mit der Joghurt-Marinade bepinseln, in eine Kokotte oder in eine kleine Auflaufform setzen und im vorgeheizten Ofen etwa 5 Minuten garen. ● Inzwischen **Parmesan** reiben. Restliche **Butter** in einem kleinen Topf langsam bräunen. Den weichen Blumenkohl in einen Mixbecher füllen. Parmesan und braune Butter zugeben, mit dem Stabmixer sehr fein pürieren und mit **Salz** würzen. ● Das Blumenkohlpüree mittig auf zwei Teller setzen und je eine Lachstranche darauf anrichten. Zum Schluss mit den Cashewkernen bestreuen.

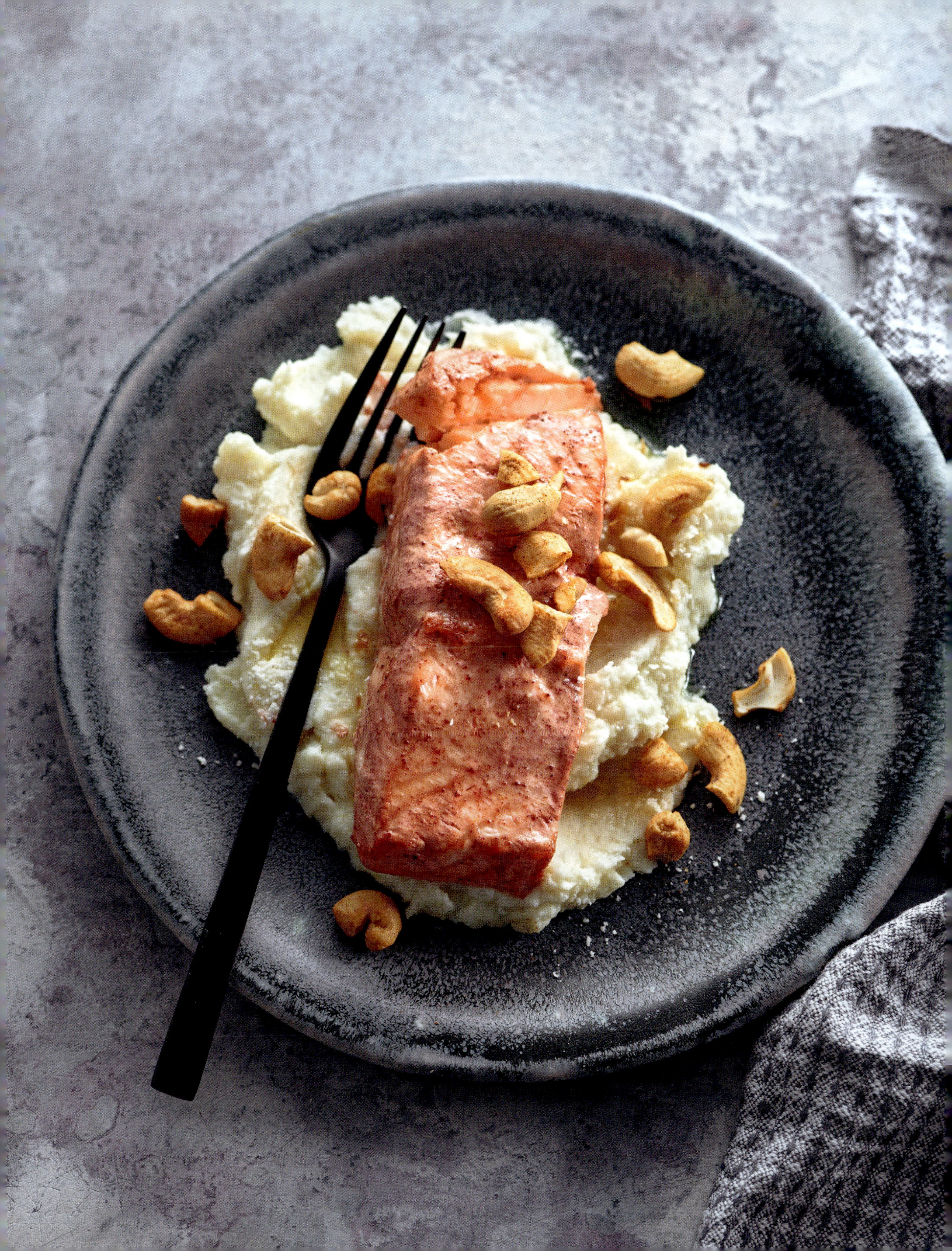

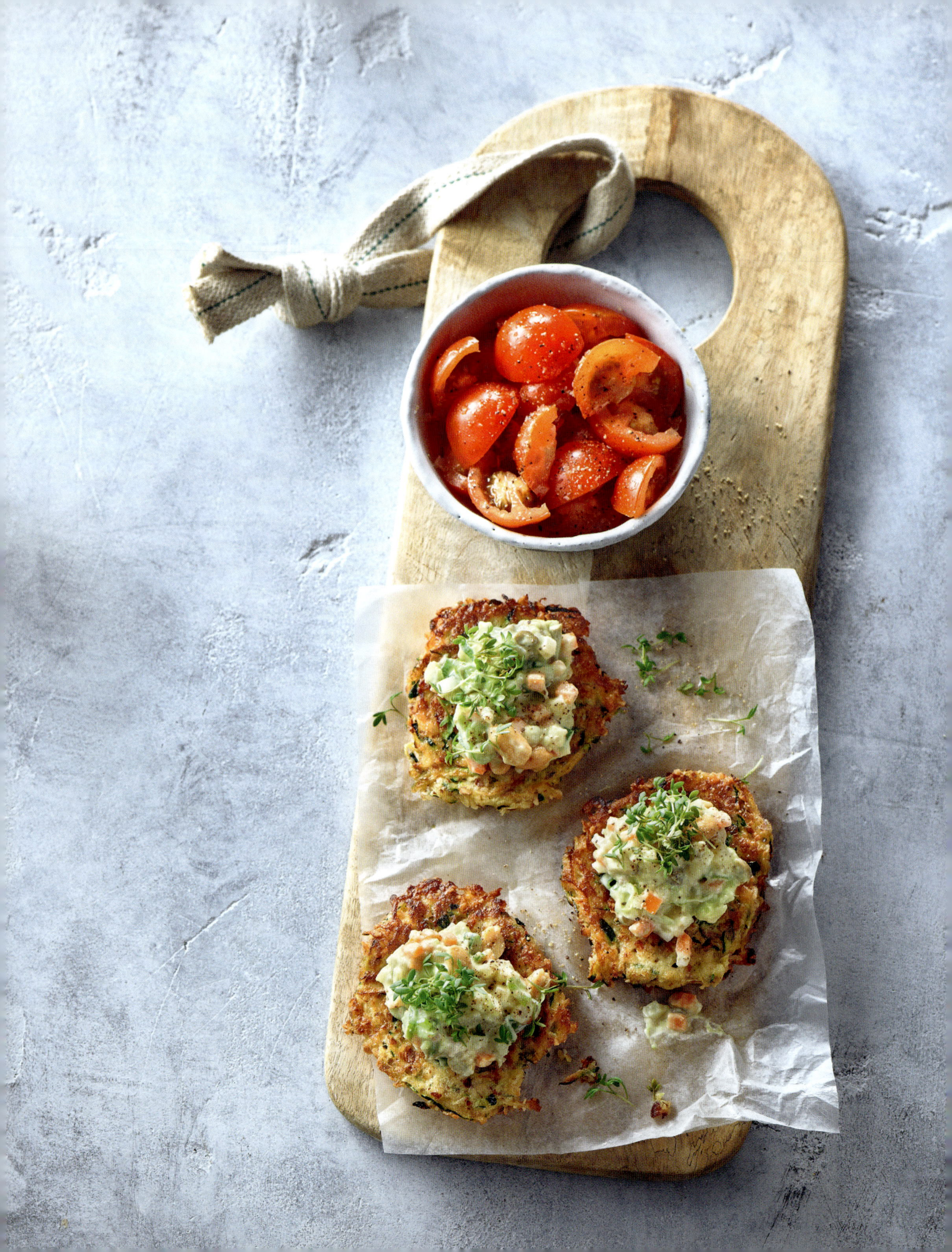

Zucchinirösti mit Gemüsetatar und Tomatensalat

glutenfrei

Zubereitungszeit 35 Minuten
Für 2 Personen

Rösti
350 g Zucchini
3 g Meersalz
30 g gemahlene Mandelkerne
1 Bioei (Größe M)
20 g Butter
Gemüsetatar
1 Karotte (100 g)
100 g Knollensellerie
Meersalz
100 g reifes Avocadofruchtfleisch
2 EL heller Balsamico-Essig (20 ml)
2 EL Mayonnaise (80 % Fett; 20 g)
1 EL griechischer Naturjoghurt (10 % Fett; 10 g)
5 g Sardellenfilets in Lake aus dem Glas
10 g Kapern aus dem Glas
2–3 Frühlingszwiebeln
½ rote Chilischote
30 g geröstete Erdnusskerne
schwarzer Pfeffer aus der Mühle
½ Kästchen Gartenkresse
Tomatensalat
150 g reife Kirschtomaten
1 EL weißer Balsamico-Essig (10 ml)
1 EL gutes Olivenöl (10 ml)
Meersalz
schwarzer Pfeffer aus der Mühle

Für die Rösti die **Zucchini** grob raspeln, mit **Salz** vermischen und 15 Minuten ziehen lassen. • Währenddessen für das Gemüsetatar **Karotte** und **Sellerie** schälen, in feine Würfel schneiden und in sprudelndem **Salzwasser** bissfest blanchieren. In kaltem Wasser abschrecken und abtropfen lassen. • **Avocadofruchtfleisch** mit einer Gabel zerdrücken und mit **Essig, Mayonnaise** und **Joghurt** vermengen. **Sardellen** und **Kapern** fein hacken und untermengen. **Frühlingszwiebeln** putzen, in feine Röllchen schneiden und einrühren. **Chili** entkernen, waschen, fein hacken und mit **Erdnusskernen** und dem blanchierten Gemüse untermengen. Das Tatar mit **Salz** und **Pfeffer** abschmecken. • Zucchiniraspel gut auspressen, dann **Mandeln** und **Ei** untermischen. Die **Butter** in einer großen Pfanne erhitzen. Esslöffelgroße Teigportionen in die Pfanne geben und die Rösti von jeder Seite 3 Minuten bei mittlerer Hitze ausbacken. • Inzwischen für den Tomatensalat die **Tomaten** waschen und je nach Größe halbieren oder vierteln. Aus **Essig, Öl,** etwas **Salz** und **Pfeffer** eine Vinaigrette rühren und die Tomaten untermengen. • Zucchinirösti auf zwei Teller verteilen, je einen Klecks Gemüsetatar darauf anrichten und mit **Gartenkresse** garnieren. Dazu den Tomatensalat reichen.

Nährwerte pro Portion: 630 kcal
52 g F, 19 g EW, 19 g KH, 14 g B

Zitronen-Meerrettich-Hähnchen auf Rucola

Nährwerte pro Portion: 614 kcal
41 g F, 51 g EW, 8 g KH, 2 g B

glutenfrei

Zubereitungszeit 25 Minuten
Für 2 Personen

Salat
200 g Rucola
2 EL dunkler Balsamico-Essig (20 ml)
3 EL gutes Olivenöl (30 ml)
Meersalz
1 Prise Zucker
1 EL gehacktes Basilikum

Hähnchen
2 Biohähnchenbrustfilets ohne Haut (à 170 g)
Meersalz
30 g Sahnemeerrettich aus dem Glas
abgeriebene Schale und Saft von 1 Biozitrone
4 Salbeiblätter
2 EL gutes Olivenöl (20 ml)
100 g Frühstücksbacon in Scheiben

Den Backofen auf 180 °C Ober-/Unterhitze vorheizen. • Für den Salat den **Rucola** waschen, trocken schütteln und abtropfen lassen. • Für das Hähnchen die **Brustfilets** abbrausen, trocken tupfen, dann horizontal halbieren, aber nicht ganz durchschneiden. Das Fleisch aufklappen, mit **Salz** würzen, **Sahnemeerrettich** aufstreichen und mit **Zitronenschale** bestreuen. Je zwei **Salbeiblätter** auflegen, das Fleisch wieder zusammenklappen und außen mit **Salz** würzen. • **Öl** in einer ofenfesten Pfanne erhitzen und gefüllte Hähnchenbrustfilets darin von jeder Seite 2 Minuten anbraten. Die Pfanne in den vorgeheizten Ofen schieben und 5 Minuten fertig garen. • Währenddessen den **Frühstücksbacon** in Streifen schneiden und in einer Pfanne ohne Fettzugabe langsam kross braten. Herausnehmen und kurz auf Küchenpapier abtropfen lassen. • Inzwischen aus **Essig, Öl,** etwas **Salz, Zucker** und **Basilikum** eine Vinaigrette rühren und mit dem Rucola vermengen. • Den Rucolasalat mittig auf zwei Tellern anrichten. Das Zitronen-Meerrettich-Hähnchen quer in je drei dicke Tranchen schneiden, mit **Zitronensaft** beträufeln und auf dem Salat anrichten. Zum Schluss den Bacon darüberstreuen.

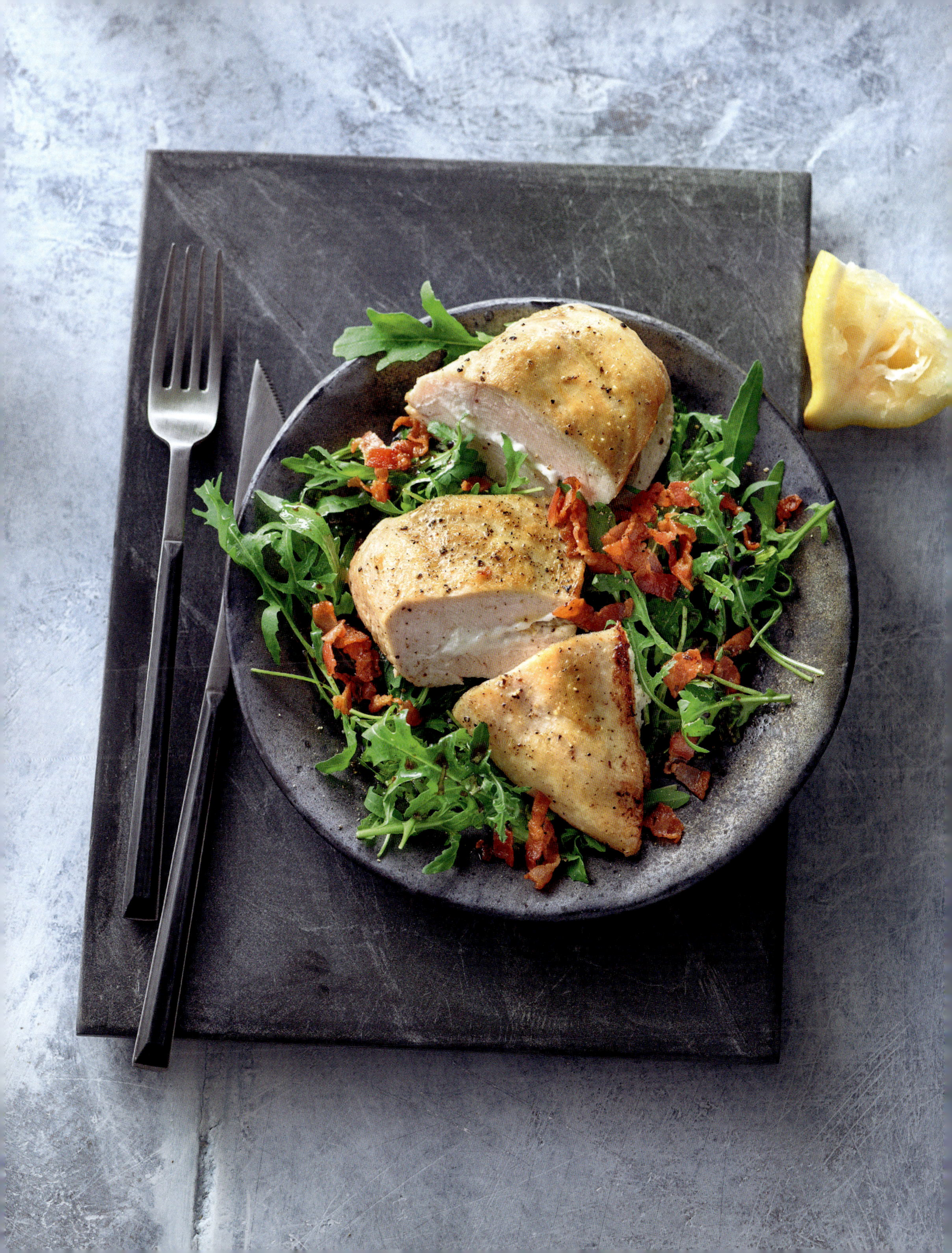

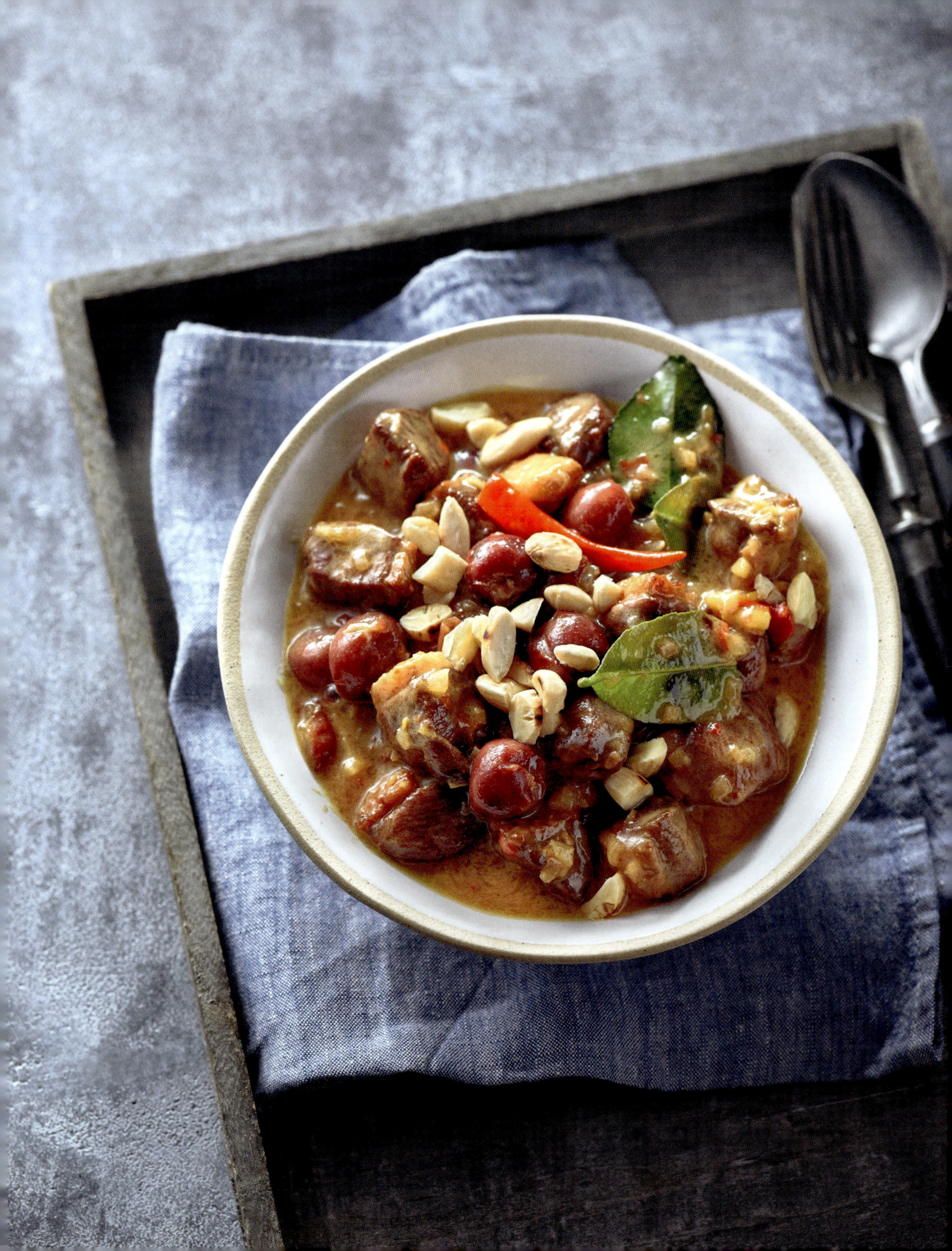

Entencurry mit Sauerkirschen und Mandeln

laktosefrei, glutenfrei

Zubereitungszeit 35–40 Minuten
Für 2 Personen

2 Entenbrüste mit Haut (à ca. 180 g)
2 EL neutrales Pflanzenöl (20 ml)
Meersalz
schwarzer Pfeffer aus der Mühle
1 mittelgroße Zwiebel
1 kleine rote Chilischote
3,5-cm-Stück Ingwer (12 g)
400 ml fettarme Kokosmilch
40 g entsteinte Sauerkirschen aus dem Glas oder aufgetaute TK-Sauerkirschen
1 EL Mango-Chutney (10 g)
1 TL milde Curry-Gewürzmischung
2 EL süße Chilisauce (20 ml)
3 frische oder TK-Kaffir-Limettenblätter (nach Belieben; alternativ Limettenabrieb)
20 g Mandelkerne

Den Backofen auf 80 °C Ober-/Unterhitze vorheizen. • **Entenbrüste** mit Haut in etwa 2,5 cm große Würfel schneiden. 1 EL **Öl** in einer Pfanne erhitzen und die Fleischwürfel darin rundum kräftig anbraten. Dann **salzen** und **pfeffern** und in den vorgeheizten Ofen stellen. • **Zwiebel** schälen und hacken. **Chili** entkernen und waschen. **Ingwer** schälen und fein würfeln. Restliches **Öl** in der Pfanne erhitzen. Zwiebeln, Chili und Ingwer zugeben und anbraten. Dann mit der **Kokosmilch** ablöschen. • Die Entenwürfel aus dem Ofen nehmen und zugeben. **Sauerkirschen, Mango-Chutney, Gewürzmischung, Chilisauce** und, falls gewünscht, **Limettenblätter** einrühren und 10 Minuten sanft köcheln lassen. Dann nochmals abschmecken. • Inzwischen **Mandeln** hacken und in einer kleinen Pfanne oder einem Topf ohne Fettzugabe rösten. • Das Entencurry auf zwei Schalen verteilen und mit den gerösteten Mandeln bestreuen.

Nährwerte pro Portion: 603 kcal
42 g F, 41 g EW, 15 g KH, 2 g B

Nudeln mit zweierlei Parmesan und Safrantomaten

Nährwerte pro Portion: 584 kcal
28 g F, 42 g EW, 39 g KH, 16 g B

vegetarisch, glutenfrei, frei von raffiniertem Zucker

Zubereitungszeit 35–40 Minuten
Für 2 Personen

60 g Parmesan am Stück
150 g Strauch- oder Kirschtomaten
2 Knoblauchzehen
20 g Butter
2 Msp. Safranpulver (0,5 g)
1 getrocknetes Lorbeerblatt
2 EL heller Balsamico-Essig (20 ml)
100 g passierte Tomaten
1 EL flüssiger Honig (10 g)
Meersalz
schwarzer Pfeffer aus der Mühle
½ kleine Zwiebel
70 g Sahne (30 % Fett)
100 ml Gemüsebrühe
140 g Low-Carb-Nudeln (z. B. aus Kichererbsen oder Sojabohnen)

Den Backofen auf 170 °C Ober-/Unterhitze vorheizen. • 30 g **Parmesan** reiben, mittig auf einem mit Backpapier ausgelegten Backblech verteilen und im vorgeheizten Ofen etwa 10 Minuten goldbraun backen – dabei immer wieder kontrollieren, denn der Parmesan verbrennt schnell. Herausnehmen, abkühlen lassen und grob in Stücke brechen. • Während der Backzeit die **Tomaten** waschen und halbieren. **Knoblauchzehen** schälen und fein hacken. 10 g **Butter** in einer Pfanne aufschäumen lassen, Tomaten und eine gehackte Knoblauchzehe zugeben und kurz anrösten. **Safranpulver** und **Lorbeerblatt** einrühren und mit **Essig** ablöschen. **Passierte Tomaten** und **Honig** hinzufügen, gut vermengen und 5–8 Minuten dickflüssig einkochen. Mit **Salz** und **Pfeffer** abschmecken. • Inzwischen die **Zwiebel** schälen und hacken. Restliche **Butter** in einem kleinen Topf aufschäumen lassen, Zwiebeln und restlichen gehackten Knoblauch zugeben und farblos anschwitzen. **Sahne** und **Gemüsebrühe** zugießen und 3–4 Minuten köcheln lassen. Restlichen **Parmesan** reiben, zugeben und mit dem Stabmixer fein mixen. Parmesansauce mit **Salz** und **Pfeffer** würzen. • Während Safrantomaten und Parmesansauce zubereitet werden, die **Nudeln** in reichlich sprudelnd kochendem **Salzwasser** nach Packungsangaben bissfest garen. Abgießen und mit der Parmesansauce vermengen. • Die Nudeln in zwei tiefe Teller füllen und die Safrantomaten darauf verteilen. Zum Schluss mit den Parmesanchips bestreuen.

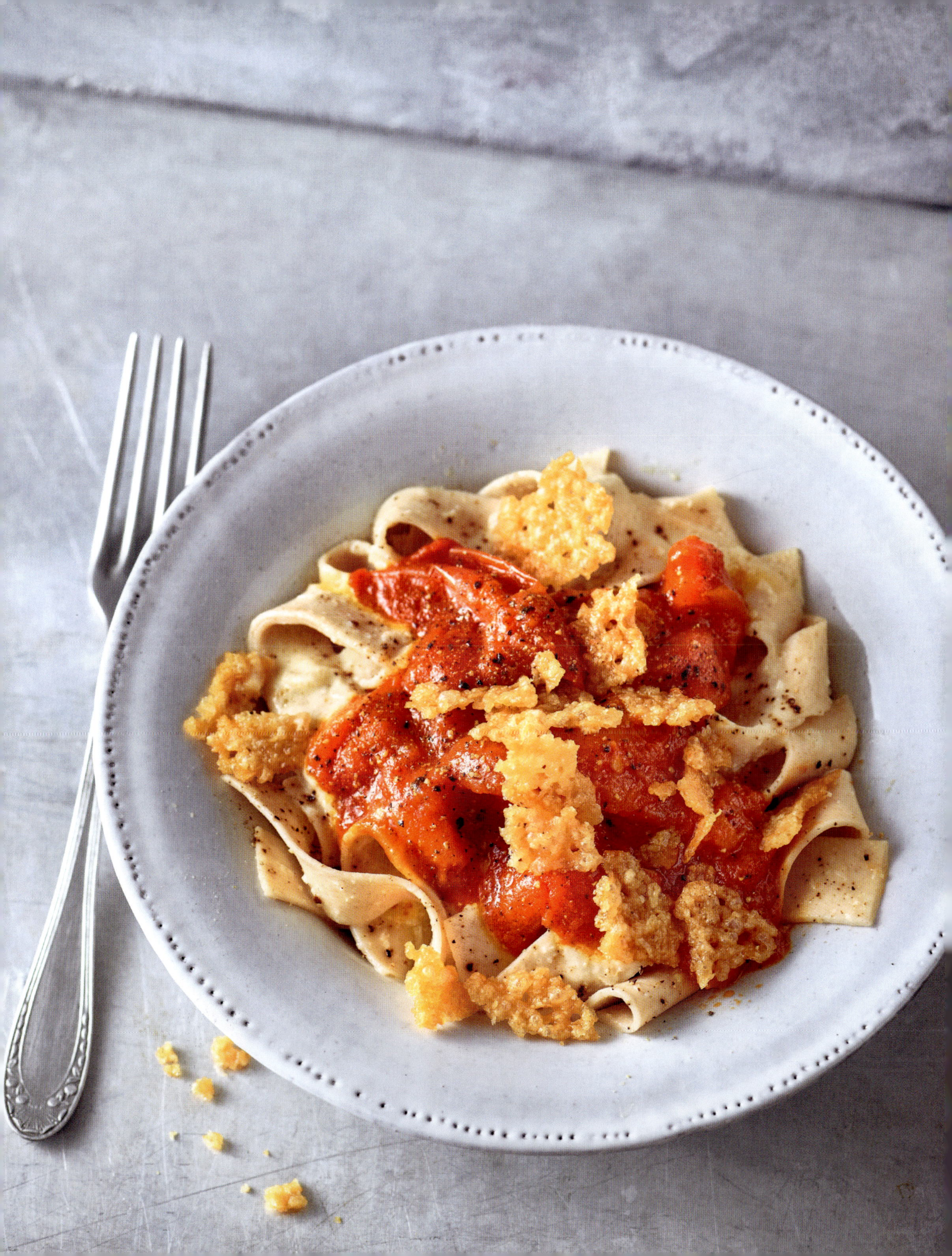

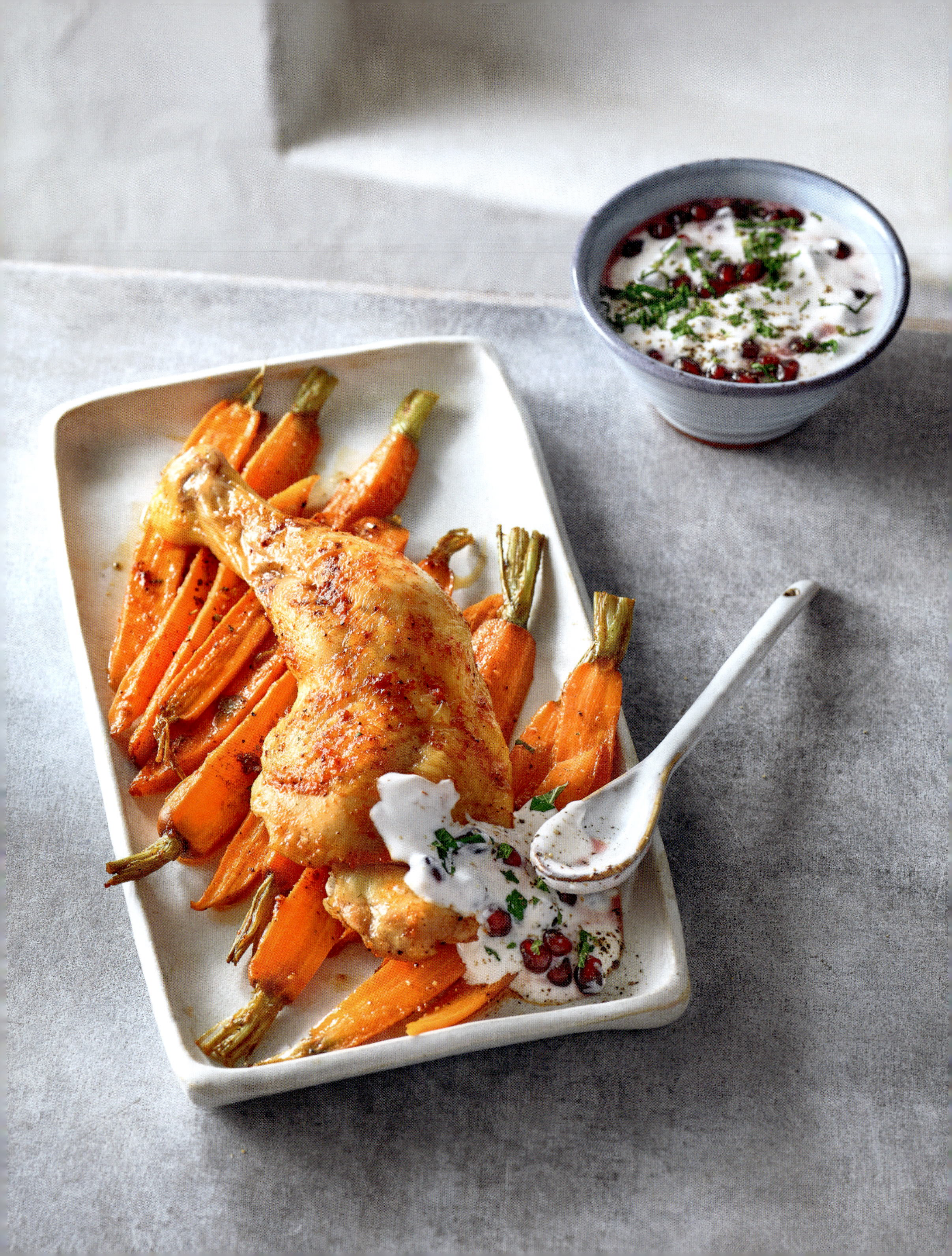

Ofenhähnchen mit Harissa-Karotten und Granatapfelcreme

Nährwerte pro Portion: 589 kcal
40 g F, 33 g EW, 21 g KH, 6 g B

glutenfrei, frei von raffiniertem Zucker

Zubereitungszeit 20 Minuten plus 60–70 Minuten Backzeit
Für 2 Personen

Hähnchen
2 große Biohähnchenkeulen (à 220 g)
300 g Bundkarotten oder junge Karotten
20 g Butter
2 EL gutes Olivenöl (20 ml)
1 EL milde Harissa (10 g; alternativ z. B. Sambal Oelek)
Meersalz
schwarzer Pfeffer aus der Mühle

Creme
½ kleiner Granatapfel (60 g Granatapfelkerne)
2 EL Crème fraîche (30 % Fett; 20 g)
50 g Naturjoghurt (3,5 % Fett)
1 ½ TL flüssiger Honig (8 g)
Meersalz
schwarzer Pfeffer aus der Mühle
5 Minzeblätter

Den Backofen auf 180 °C Ober-/Unterhitze vorheizen. ● Für das Hähnchen die **Keulen** abbrausen und gut trocken tupfen. **Karotten** schälen und längs halbieren. **Butter** schmelzen und in eine Schüssel geben. **Öl** und **Harissa** einrühren und kräftig mit **Salz** und **Pfeffer** würzen. Hähnchenkeulen darin wenden, die Karotten zugeben und nochmals gut vermengen. Die Mischung in einen Bräter geben und im vorgeheizten Ofen 60–70 Minuten garen. ● Für die Creme die Kerne aus dem **Granatapfel** lösen – es sollten 60 g sein. **Crème fraîche, Joghurt, Honig,** etwas **Salz** und **Pfeffer** verrühren. Die **Minze** fein hacken und mit den Granatapfelkernen unterrühren. ● Das Blech aus dem Ofen nehmen. Harissa-Karotten auf zwei Teller verteilen und das Ofenhähnchen darauf anrichten. Dazu die Granatapfelcreme reichen.

Gebratene Salsiccia mit Ofengemüse und brauner Butter

Nährwerte pro Portion: 588 kcal
46 g F, 28 g EW, 14 g KH, 6 g B

glutenfrei, frei von raffiniertem Zucker

Zubereitungszeit 20 Minuten
plus 20–30 Minuten Backzeit
Für 2 Personen

Gemüse
1 kleine Zucchini (160 g)
1 kleine rote Paprikaschote (180 g)
100 g rote Zwiebeln
5 Knoblauchzehen
20 g Haselnusskerne
10 g Butter
Meersalz
schwarzer Pfeffer aus der Mühle
30 g Rucola
abgeriebene Schale und Saft von ½ Biozitrone
1 TL gehackter Thymian

Wurst
200 g Salsiccia oder rohe Bratwürste
50 g roh geräucherter Bauchspeck
1 EL gutes Olivenöl (10 ml)
1 TL gehackte Rosmarinnadeln

Den Backofen auf 220 °C Ober-/Unterhitze vorheizen. ● Für das Gemüse **Zucchini** putzen, waschen und grob in Stücke schneiden. **Paprika** entkernen, waschen und ebenfalls grob in Stücke schneiden. **Zwiebeln** schälen und in Spalten schneiden. Alles in einer Schüssel vermengen. ● **Knoblauchzehen** schälen und hacken. **Nüsse** grob hacken. **Butter** mit Knoblauch und Nüssen in einer Pfanne schmelzen und mit **Salz** und **Pfeffer** würzen. Gut mit dem Gemüse vermengen und auf einem mit Backpapier ausgelegten Backblech verteilen. Im vorgeheizten Ofen 20–30 Minuten rösten. ● Inzwischen für die Wurst **Salsiccia** mit Daumen und Zeigefinger in groben Stücken aus der Wurstpelle lösen. Den **Bauchspeck** würfeln. **Öl** mit dem **Rosmarin** in einer Pfanne erhitzen. Salsicciastücke und Bauchspeck darin rundum 4–5 Minuten scharf anbraten. ● **Rucola** waschen, trocken schütteln und in Streifen schneiden. Das Gemüse aus dem Ofen nehmen, mit **Zitronenschale** und **Thymian** bestreuen und mit **Zitronensaft** beträufeln. ● Das Ofengemüse auf zwei Tellern anrichten und mit dem Rucola bestreuen. Zum Schluss gebratene Salsiccia und Bauchspeck darüber verteilen.

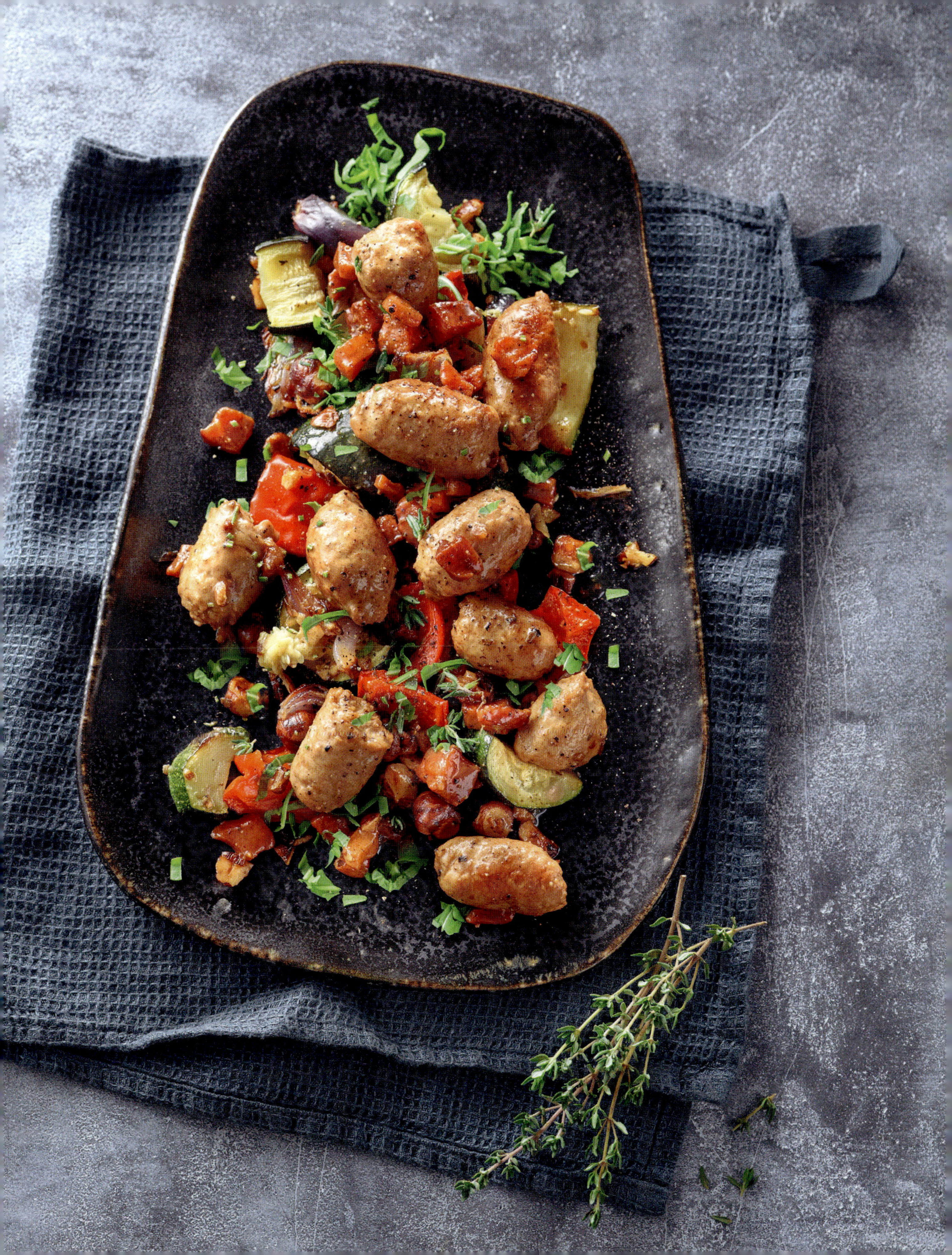

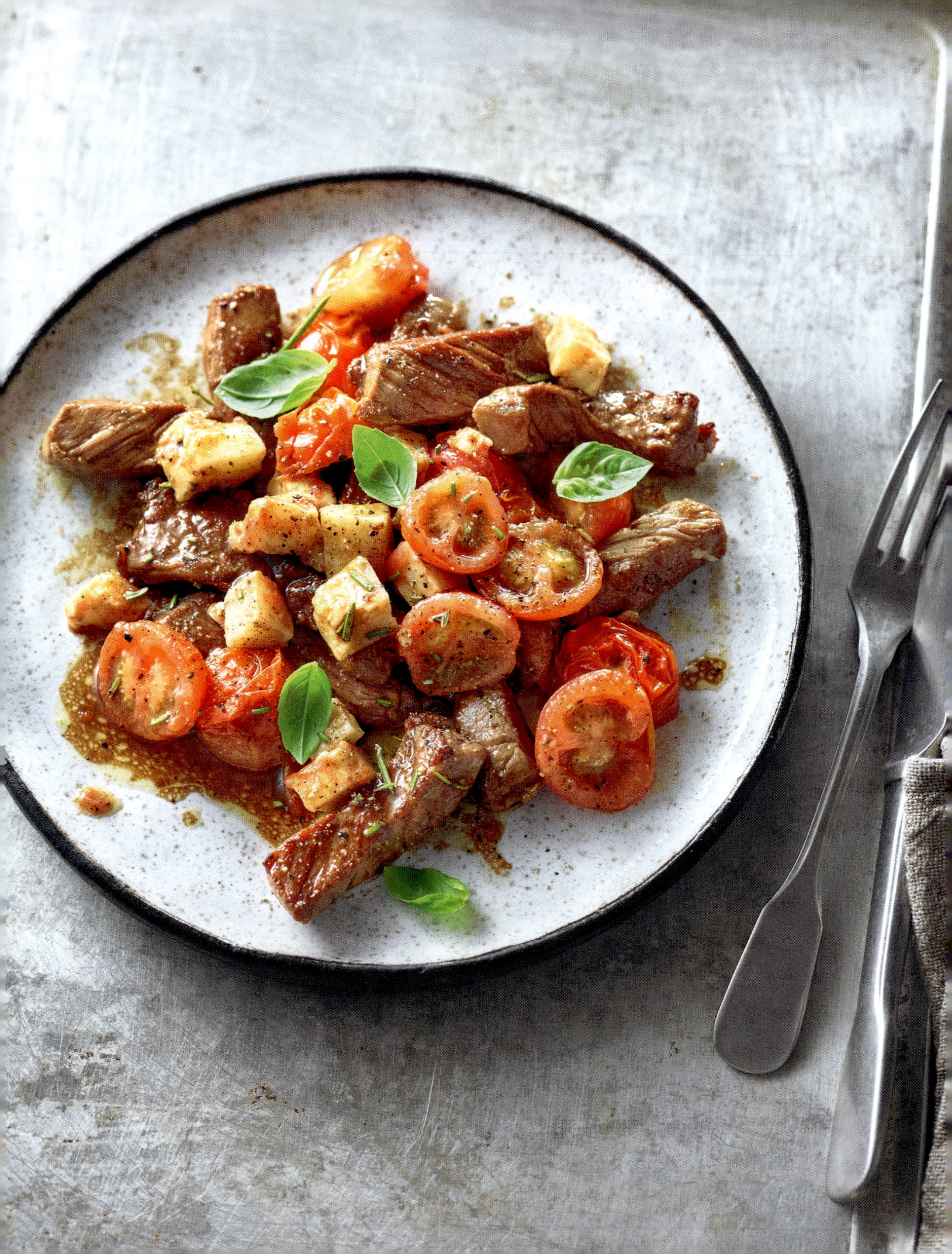

Roastbeefstreifen mit marinierten Tomaten und Parmesan

glutenfrei, frei von raffiniertem Zucker

Zubereitungszeit 15 Minuten
Für 2 Personen

400 g Rumpsteak
Meersalz
schwarzer Pfeffer aus der Mühle
1 EL neutrales Pflanzenöl (10 ml)
150 g Kirschtomaten
3 Knoblauchzehen
90 g Parmesan am Stück
2 EL gutes Olivenöl (20 ml)
1 TL gehackte Rosmarinnadeln
3 EL dunkler Balsamico-Essig (30 ml)
2 Stängel Basilikum

Den Backofen auf 80 °C Ober-/Unterhitze vorheizen. ● **Rumpsteak** in fingerdicke Streifen schneiden und mit **Salz** und **Pfeffer** würzen. **Pflanzenöl** in einer Pfanne stark erhitzen und das Fleisch darin rundum kurz und sehr scharf anbraten. Aus der Pfanne nehmen, auf ein mit Backpapier ausgelegtes Backblech legen und im vorgeheizten Ofen warm halten. Die Pfanne beiseitestellen. ● **Kirschtomaten** waschen und halbieren. **Knoblauchzehen** schälen und fein würfeln. Den **Parmesan** in olivengroße Stücke brechen. Die Pfanne mit dem Bratansatz erhitzen und das **Olivenöl** zugeben. Kirschtomaten, Knoblauch und **Rosmarin** zugeben und kurz und scharf anbraten. Parmesanstücke zugeben und 15 Sekunden braten, dann mit **Essig** ablöschen und gut durchschwenken. Der Käse darf nur warm werden – nicht schmelzen. ● Roastbeefstreifen auf zwei Tellern anrichten und die marinierten Tomaten mit Parmesan sofort darauf verteilen. **Basilikumblätter** abzupfen, darüberstreuen, dann mit **Pfeffer** und je nach Geschmack mit **Salz** bestreuen.

Nährwerte pro Portion: 586 kcal
34 g F, 61 g EW, 8 g KH, 1 g B

Deftiges Hacksteak mit Gouda und Bacon

glutenfrei

Zubereitungszeit 20 Minuten plus Abkühlzeit
Für 2 Personen

80 g Bacon
2–3 Stängel glatte Petersilie
50 g fettarmer Gouda
300 g mageres Rinderhackfleisch
1 EL scharfer Senf (10 g)
1 EL Tomatenketchup (10 g)
2 Bioeier (Größe M)
30 g gemahlene Mandelkerne
1 Msp. Salz
1 Msp. schwarzer Pfeffer aus der Mühle
3 EL Pflanzenöl (30 ml)

Den **Bacon** würfeln, ohne Fettzugabe in einer Pfanne braten und erkalten lassen. ● **Petersilie** hacken, **Gouda** fein würfeln und mit den Baconwürfeln in eine Schüssel geben. **Hackfleisch, Senf, Ketchup, Eier** und **Mandeln** mit **Salz** und **Pfeffer** zugeben, kneten und die Masse zu zwei Hacksteaks formen. ● **Öl** in einer Pfanne erhitzen und die Hacksteaks darin bei mittlerer Hitze von beiden Seiten langsam braten. – Die Hacksteaks schmecken sowohl warm als auch kalt sehr gut.

Tipp Als Beilage passt ein Salat oder gebratenes Gemüse.

Nährwerte pro Portion: 637 kcal
42 g F, 53 g EW, 3 g KH, 2 g B

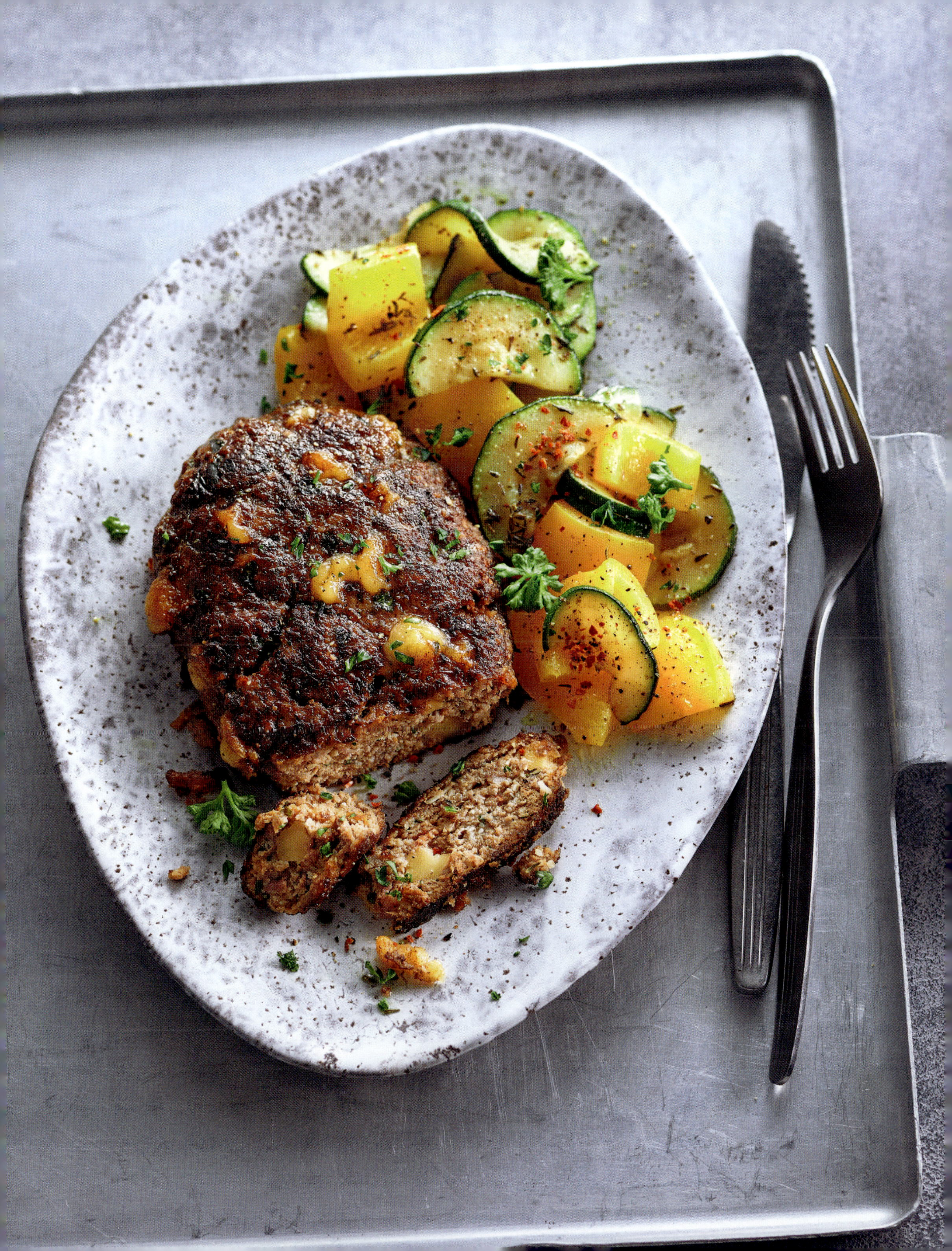

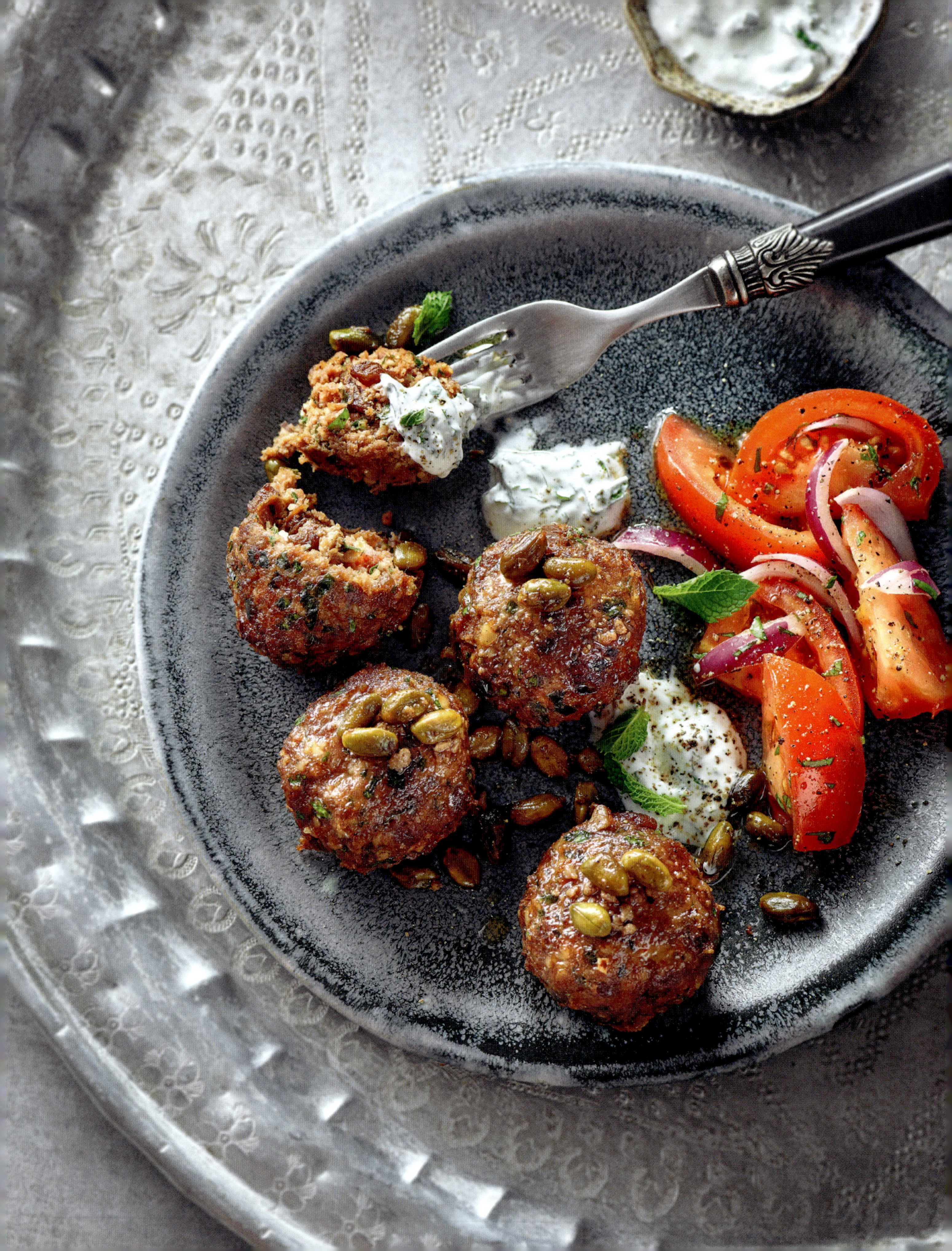

Orientalische Hackbällchen mit Pistazien und Minzejoghurt

Nährwerte pro Portion: 595 kcal
35 g F, 55 g EW, 15 g KH, 7 g B

glutenfrei, frei von raffiniertem Zucker

Zubereitungszeit 25 Minuten
Für 2 Personen

Hackbällchen
2 Knoblauchzehen
20 g Rosinen
300 g mageres Rinderhackfleisch
2 EL Harissa (20 g; alternativ z. B. Sambal Oelek)
50 g entöltes Mandelmehl
1 Bioei (Größe M)
1 EL gehackte glatte Petersilie
1 EL gehackte Minze
1 Msp. gemahlener Kreuzkümmel (Cumin)
Meersalz
schwarzer Pfeffer aus der Mühle
2 EL gutes Olivenöl (20 ml)
20 g Butter
30 g grüne Pistazienkerne

Minzejoghurt
10 Minzeblätter
100 g Naturjoghurt (3,5 % Fett)
Meersalz
schwarzer Pfeffer aus der Mühle

Für die Hackbällchen **Knoblauchzehen** schälen und in eine Schüssel pressen. **Rosinen** fein hacken und zufügen. **Hackfleisch, Harissa, Mandelmehl, Ei, Kräuter** und **Kreuzkümmel** zugeben, kräftig mit **Salz** und **Pfeffer** würzen und alles gut zu einem gebundenen Fleischteig vermengen. Daraus mit nassen Händen golfballgroße Bällchen formen. ● **Öl** und **Butter** in einer Pfanne erhitzen und die Hackbällchen darin rundum insgesamt etwa 10 Minuten durchbraten. Nach der Hälfte der Bratzeit die **Pistazien** zugeben und mitrösten. ● Inzwischen für den Minzejoghurt die **Minzeblätter** in sehr feine Streifen schneiden und mit dem **Joghurt** verrühren. Mit **Salz** und **Pfeffer** würzen. ● Hackbällchen mit den Pistazien auf zwei Teller verteilen und den Minzejoghurt als Dip dazu reichen.

Tipp Servieren Sie hierzu einen Tomatensalat mit roten Zwiebeln.

Schweinegeschnetzeltes mit Senf-Pilz-Sauce

glutenfrei

Zubereitungszeit 15 Minuten plus 5 Minuten Garzeit
Für 2 Personen

300 g Schweinerückensteak
80 g Zwiebeln
2–3 Knoblauchzehen
80 g Champignons
1 Stängel glatte Petersilie
2 EL Pflanzenöl (20 ml)
50 ml Weißwein
50 g Sahne (30 % Fett)
1 ½ EL scharfer Senf (15 g)
1 ½ EL süßer Senf (15 g)
1–2 EL Zitronensaft
Salz
schwarzer Pfeffer aus der Mühle

Das **Fleisch** in Streifen schneiden. **Zwiebeln** und **Knoblauchzehen** schälen und fein würfeln. **Champignons** putzen und in dicke Würfel oder Scheiben schneiden. **Petersilie** hacken. • **Öl** in einer Pfanne erhitzen. Das Fleisch darin bei mittlerer bis hoher Hitze anbraten, dann Zwiebeln, Knoblauch und Pilze dazugeben und unter Wenden etwa 2 Minuten mitbraten. • Mit **Wein** und **Sahne** ablöschen, beide **Senfsorten, Zitronensaft** und Petersilie einrühren, mit **Salz** und **Pfeffer** würzen und 5 Minuten bei reduzierter Hitze leise köcheln lassen. • Das Geschnetzelte noch mal abschmecken und servieren.

Tipp Dazu passt ein grüner Blattsalat, angemacht mit einem Essig-Öl-Dressing.

Nährwerte pro Portion: 443 kcal
27 g F, 37 g EW, 9 g KH, 2 g B

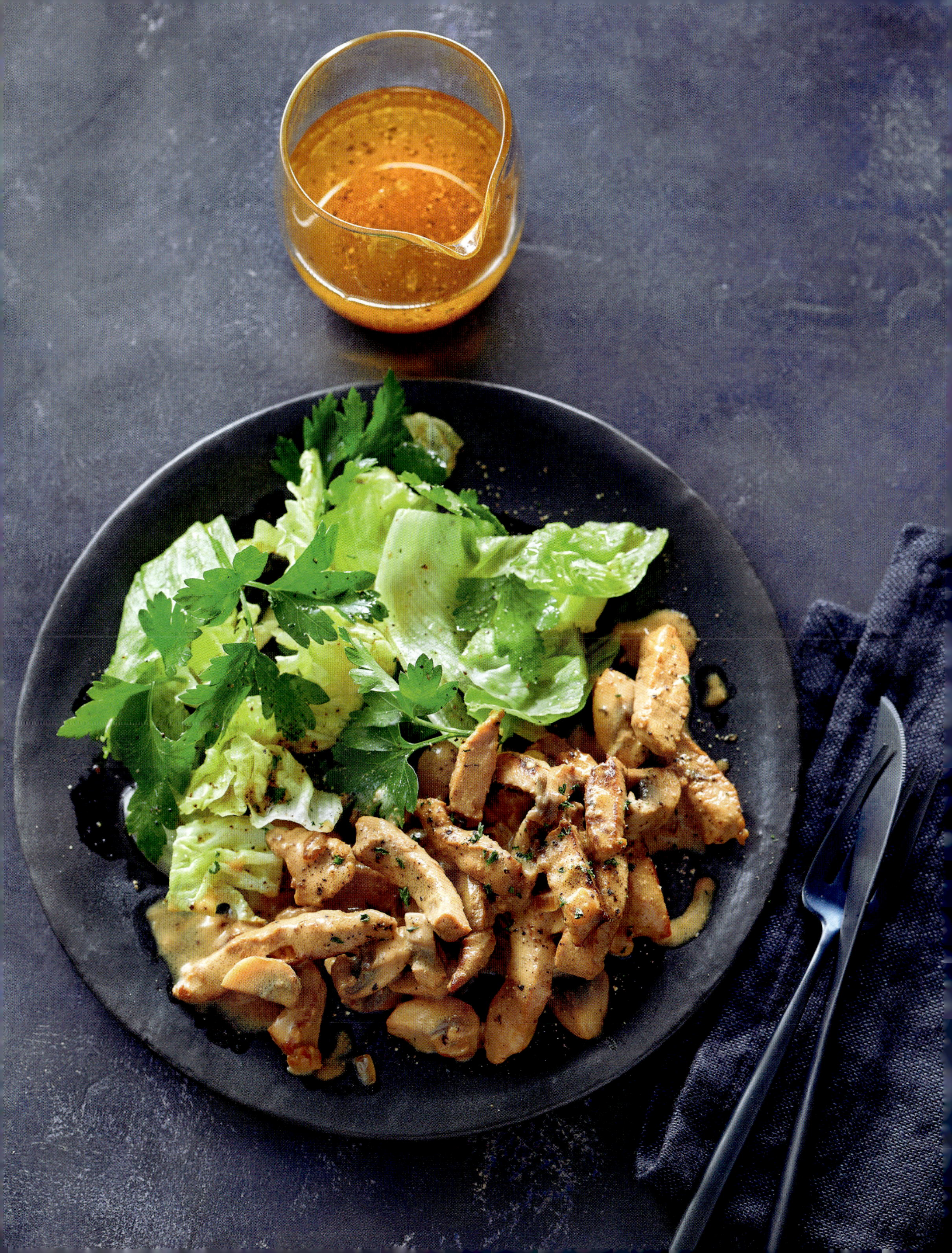

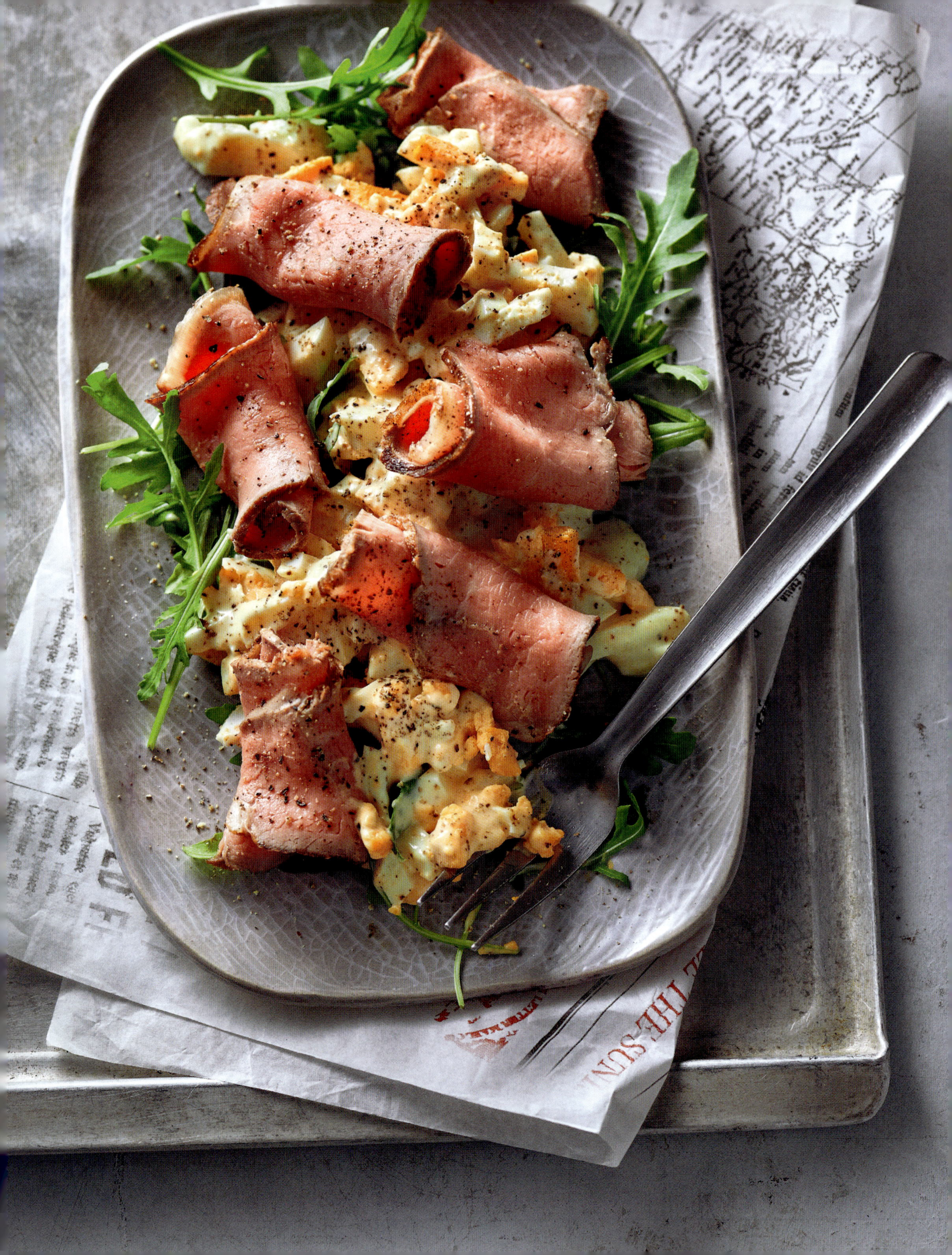

Leckeres Roastbeef mit Eiersalat und Rucola

Nährwerte pro Portion: 550 kcal
39 g F, 44 g EW, 4 g KH, 0 g B

glutenfrei

Zubereitungszeit 15 Minuten plus 30 Minuten Backzeit und ca. 10 Minuten Garzeit
Für 2 Personen

Fleisch
2 EL Pflanzenöl (20 ml)
250 g Roastbeef oder Rumpsteak am Stück
Salz
schwarzer Pfeffer aus der Mühle

Salat
4 Bioeier (Größe M)
½ Handvoll Rucola
40 g Mayonnaise (80 % Fett)
80 g Naturjoghurt (1,5 % Fett)
2 Msp. Currypulver
2 Msp. Paprikapulver
1 EL Essig (10 ml; z. B. Weißwein- oder Obstessig)
Salz
schwarzer Pfeffer aus der Mühle

Den Backofen auf 90 °C Ober-/Unterhitze vorheizen. ● Für das Fleisch **Öl** in einer ofenfesten Pfanne erhitzen. **Roastbeef** mit **Salz** und **Pfeffer** würzen und bei hoher Hitze von beiden Seiten 2 Minuten anbraten. Die Pfanne in den vorgeheizten Ofen geben und 30 Minuten garen. Herausnehmen und das Fleisch erkalten lassen. ● Inzwischen für den Salat die **Eier** hart kochen, abgießen, kalt abschrecken und schälen. ● **Rucola** waschen und trocken schütteln. ● **Mayonnaise, Joghurt, Currypulver, Paprikapulver** und **Essig** mit etwas **Salz** und **Pfeffer** in einer Schüssel mischen. Eier hacken, unterheben und abschmecken. ● Rucola auf zwei Teller geben und den Eiersalat darauf verteilen. Das Fleisch sehr dünn aufschneiden, auf dem Salat anrichten und mit **Pfeffer** bestreuen.

Süßsaure Wasabigurken mit scharfem Hähnchen

laktosefrei, glutenfrei,
frei von raffiniertem Zucker

Zubereitungszeit 30 Minuten
Für 2 Personen

Wasabigurken
1 Salatgurke (250 g)
5 g Salz
5 Korianderblätter
1 TL glutenfreie Wasabipaste
3 EL Obst- oder Weißweinessig (30 ml)
1 ½ TL flüssiger Honig (8 g)

Hähnchen
300 g Hähnchenbrustfilet ohne Haut
½ rote Chilischote
3 EL gutes Olivenöl (30 ml)
1 TL mildes geräuchertes Paprikapulver (alternativ rosenscharfes Paprikapulver)
Meersalz

Für die Wasabigurken die **Salatgurke** waschen, die Enden abschneiden, Gurke ungeschält längs halbieren und mit einem Löffel entkernen. In etwa 5 mm große Würfel schneiden, mit dem **Salz** vermengen und in einem Durchschlag 10 Minuten ziehen lassen. ● **Koriander** hacken und in einer Schüssel mit **Wasabipaste, Essig** und **Honig** glatt rühren. Gurkenwürfel ausdrücken, unter die Wasabimarinade rühren und 10 Minuten ziehen lassen. ● Inzwischen für das Hähnchen das **Brustfilet** abbrausen, trocken tupfen und schräg in 1 cm dicke Scheiben schneiden. **Chili** entkernen, fein hacken und mit **Öl, Paprikapulver** und zwei Prisen **Salz** in einer Schüssel verrühren. Das Hähnchenfleisch zugeben und vermengen. Eine beschichtete Pfanne erhitzen und die Fleischscheiben darin von jeder Seite 3 Minuten braten. ● Von den Wasabigurken die Flüssigkeit abgießen und auf zwei Schalen verteilen. Das Hähnchen darauf anrichten und servieren.

Nährwerte pro Portion: 311 kcal
15 g F, 35 g EW, 15 g KH, 1 g B

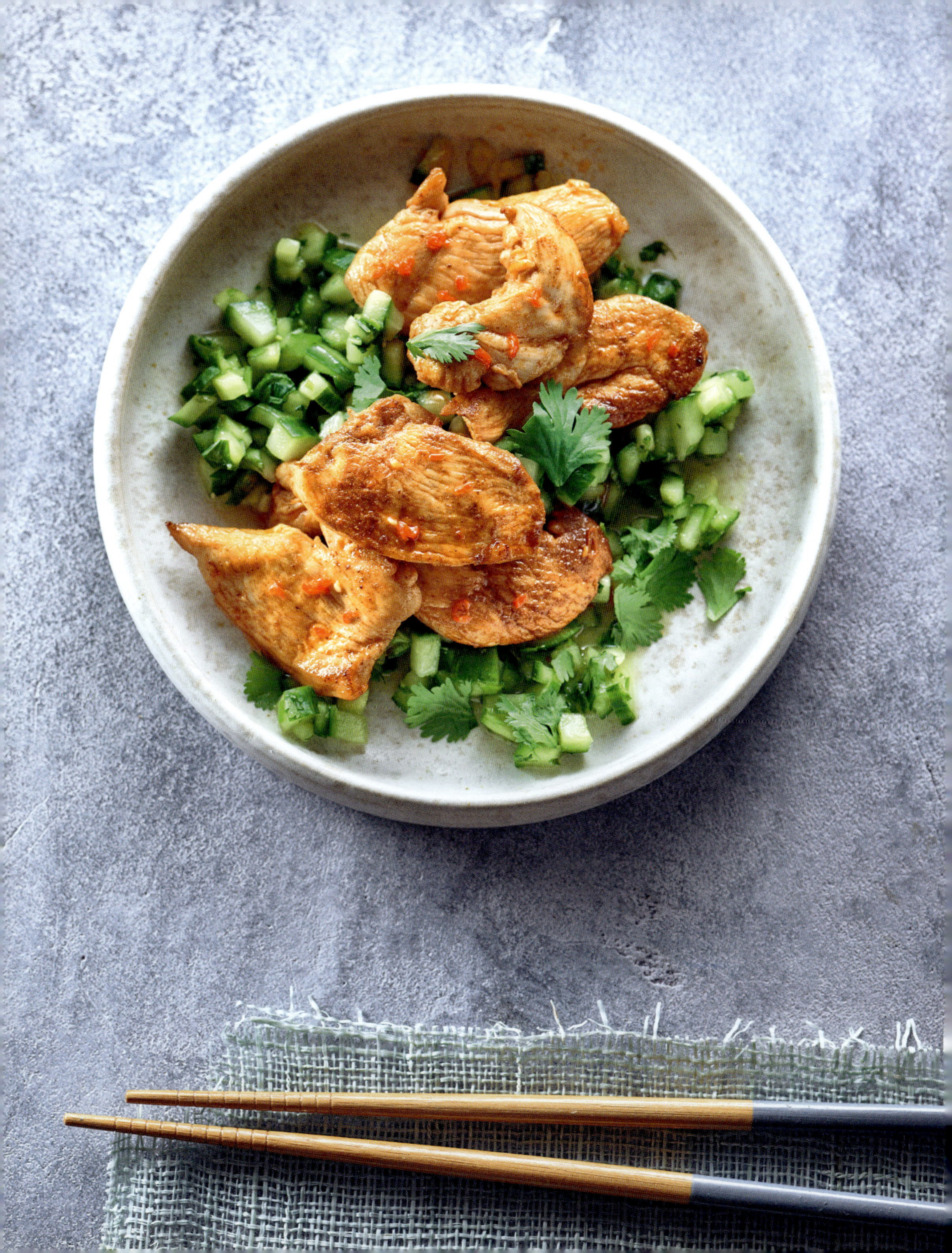

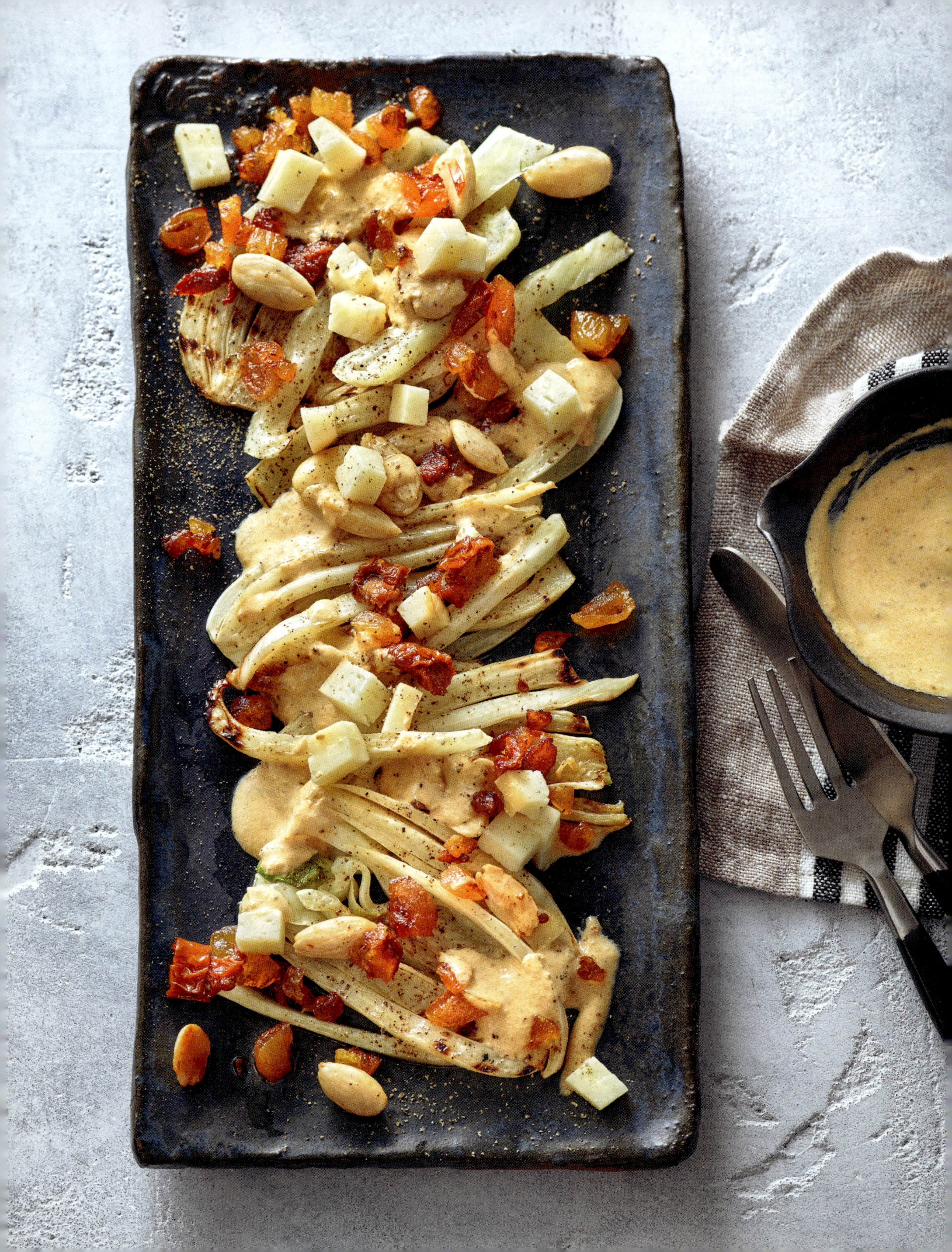

Gegrillter Fenchel mit Aprikosen und Scamorza

Nährwerte pro Portion: 527 kcal
36 g F, 21 g EW, 24 g KH, 9 g B

vegetarisch, glutenfrei, frei von raffiniertem Zucker

Zubereitungszeit 25 Minuten
Für 2 Personen

Fenchel
2 Fenchelknollen (à 250 g)
Meersalz
schwarzer Pfeffer aus der Mühle
2 Knoblauchzehen
3 EL gutes Olivenöl (30 ml)
20 g getrocknete Soft-Aprikosen
30 g eingelegte getrocknete Tomaten in Öl
30 g geschälte Mandelkerne
3 EL heller Balsamico-Essig (30 ml)
80 g Scamorza (alternativ Mozzarella)

Dip
80 g griechischer Naturjoghurt (10 % Fett)
2 EL rotes Pesto aus dem Glas (20 g)
1 EL heller Balsamico-Essig (10 ml)
Meersalz

Für den Fenchel die **Knollen** putzen, längs in dünne Scheiben schneiden und mit **Salz** und **Pfeffer** würzen. **Knoblauchzehen** schälen und in feine Scheiben schneiden. **Öl** auf einer Grillplatte erhitzen und den Fenchel zusammen mit dem Knoblauch grillen – alternativ eine Pfanne verwenden. **Soft-Aprikosen** klein würfeln, zugeben und braten, bis der Fenchel bissfest gegart ist. ● **Tomaten** in Streifen schneiden, mit **Mandeln** zugeben und gut braten. Mit **Essig** ablöschen und abschmecken. Den **Scamorza** klein würfeln. ● Für den Dip **Joghurt, Pesto** und **Essig** glatt rühren und mit **Salz** würzen. ● Das Fenchelgemüse in zwei große Salatgläser oder Schalen füllen und den Dip darüberträufeln. Mit dem Scamorza toppen.

Chorizo mit Parmesan-Tomaten

glutenfrei

Zubereitungszeit 12 Minuten
Für 2 Personen

80 g schnittfeste Chorizo
150 g Kirschtomaten
1 Knoblauchzehe
150 g Parmesan am Stück
5 Basilikumblätter
2 EL gutes Olivenöl (20 ml)
1 TL heller Rohrohrzucker (5 g)
3 EL dunkler Balsamico-Essig oder Balsamico-Creme (30 ml)
schwarzer Pfeffer aus der Mühle

Chorizo in Scheiben schneiden. **Kirschtomaten** abbrausen und halbieren. **Knoblauchzehe** schälen und fein hacken. **Parmesan** in kleine Stücke brechen und **Basilikumblätter** in Streifen schneiden. ● **Öl** in einer Pfanne erhitzen. Chorizo, Kirschtomaten und Knoblauch zugeben. Den **Zucker** darüberstreuen, alles kurz und scharf anbraten und karamellisieren. Mit dem **Essig** ablöschen. ● Etwas **Pfeffer** und Basilikum unterrühren. Parmesan zugeben und kurz durchschwenken. Sobald der Parmesan glasig wird und anfängt zu zerlaufen, die Pfanne vom Herd nehmen und das Gericht sofort servieren.

Nährwerte pro Portion: 543 kcal
40 g F, 35 g EW, 9 g KH, 1 g B

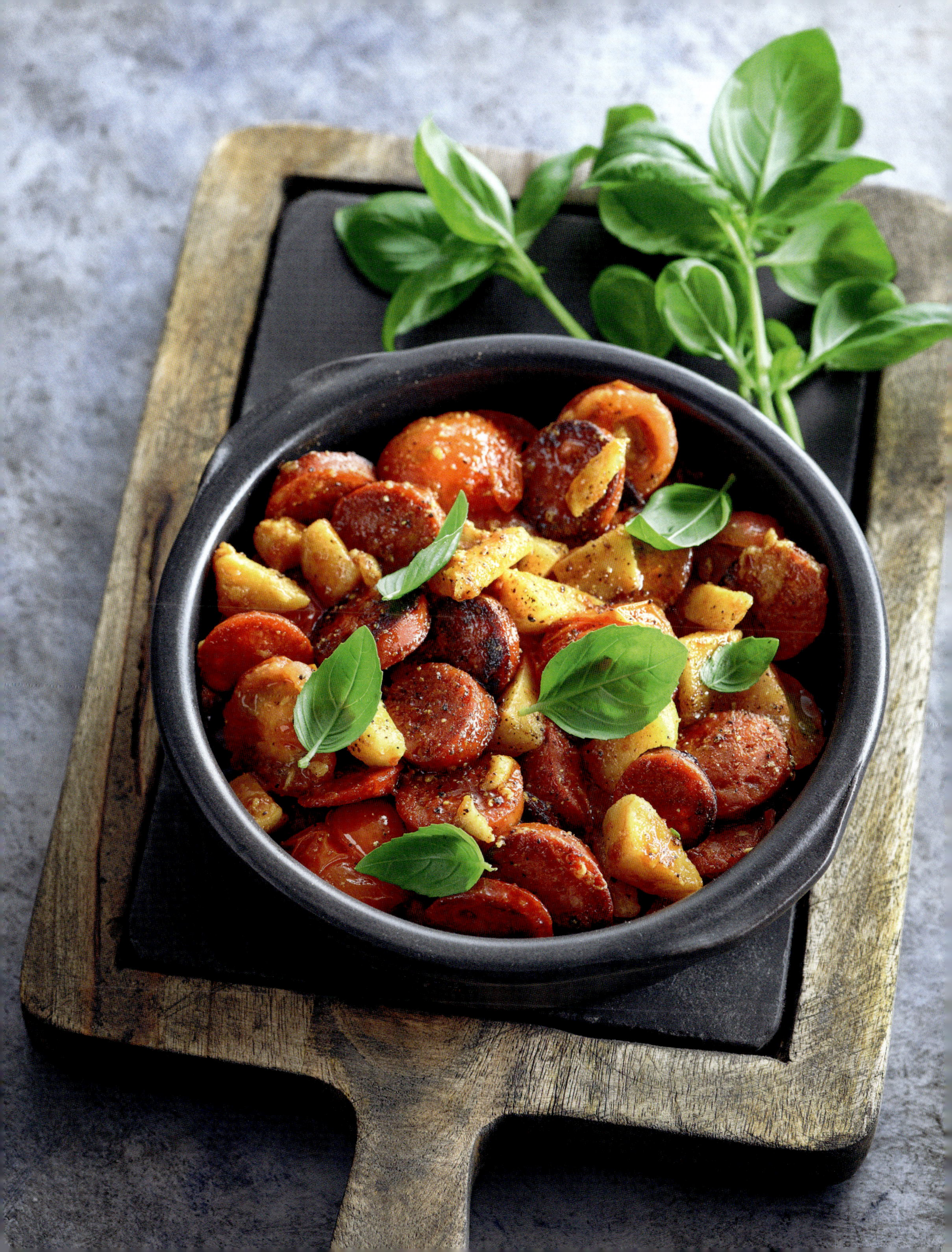

ABSPANN

WWW.MENGENRECHNER.DE – UNSER KOSTENLOSER SERVICE FÜR SIE

Der Einkaufs- und Ernährungsassistent für unsere Kochbücher

Abschreiben oder Abfotografieren war gestern
Rezepte aus unseren Kochbüchern lassen sich kostenlos auf **www.mengenrechner.de** an die Personenzahl und individuelle Portionsgrößen anpassen und als E-Mail auf euer Smartphone schicken oder gleich dort aufrufen. Zutaten lassen sich streichen, neue Zutaten ergänzen.

Rezept- und Zutatenfilter
Sucht zum Beispiel nach veganen, vegetarischen, glutenfreien, laktosefreien oder nach Rezepten mit Zutaten, die ihr noch vorrätig habt. Speichert eure Lieblingsrezepte sowie eure Einkaufslisten.

Persönlicher Ernährungsassistent
Sortiert Rezepte nach Kalorien, Kohlenhydraten, Fett- oder Eiweißgehalt. Berechnet wissenschaftlich euren täglichen Kalorienbedarf und -verbrauch. Legt Maximalwerte für Kalorien- oder Kohlenhydrataufnahme fest. Führt Tagesprotokolle mit Nährwertbilanz.

Zutatenregister

Rezeptregister

Dank

Danke an die hoch motivierten **First Challenger** der „Schlank geht auch anders"-Facebook-Testgruppe. Nur für eine kleine Auswahl war Platz im Buch, doch auch alle anderen haben mich mit ihrer Begeisterung, ihrem Feedback und ihren großartigen Abnehmerfolgen beeindruckt. Ihr seid großartig, macht weiter so!

Ein großes Dankeschön an den **MDR** für die erfolgreiche Zusammenarbeit und jahrelange Unterstützung. **Andreas Fritsch** und Team, ihr seid die Besten! Danke an **Jana Dehmel, Karoline Makosch, Tina Sawetzki, Ulf Kneschke, Ingmar Davies, Jochen Kneitel** und **Andreas Horn.**

Jens Trocha, Danke dafür, dass du nicht nur mein Redakteur, sondern auch ein echter Freund und guter Berater und so ein gastronomisches Naturtalent bist.

Ralf Joest, für deinen kreativen Input, deine Offenheit und die Begeisterung für das Thema ganz herzlichen Dank! Es war mir erneut eine sehr große Freude, mit dir und deinem Team zusammenzuarbeiten.

Stefan Pielow, die People-Fotos für dieses Buch sind wieder toll geworden. Danke für deinen Einsatz zusammen mit **Silke Pielow!** Der lange Shooting-Tag hat sich absolut gelohnt.

Hubertus Schüler, wie immer bin ich begeistert, wenn ich meine Rezepte durch deine Augen sehe. Danke für die herrlichen Food-Fotos!

Danke für die perfekte Begleitung des gesamten Projekts, insbesondere der Challenger-Gruppe, und die Hintergrundorganisation an **Annika Steinacker** und das restliche Team vom Verlag. **Anne Krause,** vielen Dank für das Layout und das grafische Gesicht, das du diesem Buch verliehen hast.

Danke an **Şebnem Yavuz** für die kompetente fachliche Prüfung meiner Rezepte und die unkomplizierte Zusammenarbeit. Kulinarisch sind wir auf einer Wellenlänge.

Ein ganz herzliches „Danke!" an **Nadja Scholder** – fürs Rückenfreihalten, fürs Alles-im-Blick-Behalten und für die tägliche reibungslose Koordination. Danke, dass ich mich auf dich und deinen Rat immer verlassen kann.

Danke, **Irmi Rumberger,** für die Verwandlung meiner Rezeptideen und meiner handschriftlichen Notizen in lesbare Rezepte.

Vielen Dank an jede(n) Einzelne(n) aus **meinem super Team** für den Zusammenhalt und die tatkräftige Unterstützung. Es ist toll zu sehen, was entsteht, wenn alle an einem Strang ziehen.

Meine Familie ist für mich das Allerwichtigste. Der größte Dank geht an **meine Frau Pia,** auf die ich mich blind verlassen und auf deren Rat ich immer vertrauen kann. Dass du mir immer den Rücken stärkst, ist mir enorm wichtig. Ein besonderer Dank gilt auch **meiner Mutter** – dass du mich immer unterstützt und an mich glaubst, ist ganz viel wert. **Meine Familie** erlebt jedes Buchprojekt hautnah mit, wenn ich wochenlang am Esstisch neue Rezepte entwickle und es diese dann natürlich auch zu probieren gibt. Ganz lieben Dank für euer Verständnis und eure Unterstützung!

Herzlichen Dank an Christian Henze für die intensive Zusammenarbeit und die wieder mal herausragenden Rezepte. Wir danken dem MDR-Team rund um Andreas Fritsch für die gute Kooperation. Vielen Dank an Dörthe Pankowski und Jens Puppe für die angenehme Zusammenarbeit. Stefan Pielow, Danke für die wunderbaren People-Fotos. Danke für die herrlichen Food-Fotos an Hubertus Schüler sowie an Benedikt Obermeier für die Fotoassistenz und an Stefan Mungenast für das Foodstyling. Philine Anastasopoulos, Danke für die umfangreichen Nährwertrecherchen. Danke an Şebnem Yavuz für das Rezeptlektorat und an Doreen Köstler für das Schlusslektorat.

Für ihre unermüdlichen Bemühungen um die außerordentliche Qualität danken wir unseren Mitarbeiterinnen Anne Krause, Maja Sauvant, Annika Steinacker, Caroline Mohr, Ellen Schlüter, Valerie Mayer und Katerina Stegemann.

Impressum

Originalausgabe
Becker Joest Volk Verlag GmbH & Co. KG
Bahnhofsallee 5, 40721 Hilden, Deutschland

3. Auflage Januar 2021

ISBN 978-3-95453-188-2

Autor: Christian Henze
Food-Fotografie: Hubertus Schüler
Rezeptfoto-Assistenz: Benedikt Obermeier
Foodstyling: Stefan Mungenast
Porträts: Stefan Pielow, Kay Johannsen (Cover)
Projektleitung: Johanna Hänichen
Layout und Buchgestaltung: Dipl.-Des. Anne Krause
Buchsatz: Dipl.-Des. Anne Krause, Maja Sauvant
Covergestaltung: Dipl.-Des. Caroline Mohr
Bildbearbeitung: Ellen Schlüter und Makro Chroma Joest & Volk GmbH & Co. KG, Werbeagentur, Benedikt Obermeier
Fachlektorat Rezepte: Şebnem Yavuz
Koordination Fachlektorat: Valerie Mayer
Nährwertberechnung: Philine Anastasopoulos
Lektorat: Doreen Köstler
Druck: Firmengruppe Appl, aprinta druck GmbH

Bildcredits: Seite 9: ©Zoja – stock.adobe.com;
Seite 13: ©robertdering – stock.adobe.com

WWW.MENGENRECHNER.DE
UNSER KOSTENLOSER SERVICE FÜR SIE

Ausführliche Infos
Seite 208

www.mdr.de

BECKER
JOEST
VOLK
VERLAG
www.bjvv.de